MEDICAL
PSYCHOLOGY

医学心理学

王颖丽　著

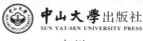

中山大学出版社
SUN YAT-SEN UNIVERSITY PRESS

·广州·

图书在版编目（CIP）数据

医学心理学/王颖丽著. —广州：中山大学出版社，2019.12
ISBN 978 - 7 - 306 - 06759 - 3

I. ①医… II. ①王… III. ①医学心理学—医学院校—教材　IV. ①R395.1

中国版本图书馆 CIP 数据核字（2019）第 248593 号

出　版　人：王天琪
策划编辑：金继伟
责任编辑：麦晓慧
封面设计：曾　斌
责任校对：井思源
责任技编：何雅涛
出版发行：中山大学出版社
电　　话：编辑部 020 - 84110283，84111997，84110779，84113349
　　　　　发行部 020 - 84111998，84111981，84111160
地　　址：广州市新港西路 135 号
邮　　编：510275　　　　传　真：020 - 84036565
网　　址：http://www.zsup.com.cn　　E-mail:zdcbs@mail.sysu.edu.cn
印　刷　者：广州一龙印刷有限公司
规　　格：787mm×1092mm　1/16　20 印张　380 千字
版次印次：2019 年 12 月第 1 版　　2019 年 12 月第 1 次印刷
定　　价：48.00 元

目　　录

第一章　绪　论

第一节　医学心理学概述

一、医学心理学概念

医学心理学（medical psychology）是心理学和医学相结合的学科，这门学科是将心理学的理论和技术应用于医学领域，研究心理因素在人体健康和疾病及其相互转化过程中的作用及规律的一门学科。医学心理学也是根据我国医学教育发展的需要而建立起来的新型交叉学科，它既关注心理社会因素在健康和疾病中的作用，也重视解决医学领域中有关健康和疾病的心理或行为问题。

心理学是研究心理现象和心理规律的一门学科；医学是研究人体健康和疾病及其相互转化规律的学科总称。医学心理学不仅研究心理因素在人体健康与疾病及其相互转化过程中的作用规律，还研究如何防止心理危险因素导致疾病及利用心理保护因素促进健康的策略和措施。

【知识链接】

What is medical psychology? Medical psychology is a branch of applied psychology devoted to psychological problems arising in the practice of medicine. Medical psychology is an emerging discipline that combines medicine with psychology. It studies psychological problems in medical field, that is, studying the roles and rules of psychological factors in health, disease and their mutual transformation, and applying psychological theories techniques to clinical practice.

医学心理学是一门既古老又年轻的学科。追溯其思想根源，早在中国先秦儒家和古希腊哲学家的著作中，就已有丰富的医学心理学思想，但作为一门独立的学科，它是近代心理学与医学结合发展的产物。1852 年，德国的洛采（R. H. Lotze）出版了第一本医学心理学的著作，成为医学心理学诞生的标志。我国医学心理学思想虽然源远流长，但现代医学心理学也只有 80 多年的历史。

学习医学心理学不仅具有重要的理论意义，而且有着更大的实践意义。运用心理学的理论与方法去探索心理因素对健康与疾病的影响，能够更全面地阐明人类躯体疾病与心理疾病的本质，揭示人类维护健康、战胜疾病的规律。

二、医学心理学的研究任务和范围

医学心理学的研究范围介于医学与心理学之间，内容广泛。从医学的分支学科来看，医学心理学研究医学中的心理或行为问题；从心理学的分支学科来看，医学心理学研究如何把心理学的系统知识和技术应用于医学各个方面。其研究范围非常广泛，几乎涉及医学所有领域，归纳起来，包括 4 个方面。

（一）研究心理因素对疾病的发生、发展和转归的作用规律

在疾病的发展过程中，心理因素有时是主要的致病因素，如神经症、应激障碍等；有时则为诱发因素，如精神分裂症、某些脑器质性精神病；有时则影响着疾病的进程，例如，在心身疾病中，心理因素对疾病的康复起着重要作用。

（二）研究心理因素特别是情绪因素对身体各器官生理、生化功能的影响

心理因素作用于人体时，会引起中枢神经系统、躯体器官广泛的心理反应和生理、生化反应，这些反应同时又调节着机体生理、生化反应的强弱。

（三）研究如何将心理学的理论和技术应用于医学领域

医学心理学能够将心理学的理论知识和技术应用于医学领域，主要有 6 个方面的因素：①心理社会因素往往是重要的致病因素；②与心理社会因素有关的疾病日趋增多；③全面了解患者的心理状态，可为诊治疾病提供重要依据；④心理状态的改变可以为人体康复提供早期信息；⑤心理治疗与心理护理的应用，能够提高医疗质量；⑥良好的医患关系，可提高治疗效果。

由此可见，将医学心理学的知识和技术应用于医学其他领域，如心理病因学、心理诊断学、心理咨询和治疗学、心理卫生学等，增加了治疗和康复手段，提高了疾病的治疗和康复效果，从而为增进人类的心身健康服务。

（四）研究应激事件对个体心理和生理的影响

不同的文化背景、恶劣的生活条件、负性的生活事件都可使人产生焦虑、烦躁、愤怒、失望等负性情绪，从而影响和损害人的心身健康。由于个体每经

历一次生活事件，都会给其带来压力，都要付出精力去调整、适应，如果在一段时间内发生的不幸事件太多或性质较严重，个体的心身健康就很容易受到影响。

三、医学心理学的基本观点

我国医学心理学工作者根据多年的工作实践和科学研究，在健康和疾病的问题上建立了自己的理论体系。概括起来有 7 个基本观点。

（一）整体观点

医学心理学认为，人是一个完整的系统，大脑通过神经系统使个体保持全身各系统、器官、组织和细胞功能的完整统一。

（二）心身统一的观点

医学心理学认为，在人的健康问题上，必须坚持心身统一的观点。一个完整的个体应包括心理、生理两个部分，两者相互影响。心理行为活动通过心身中介机制影响生理功能，同样，生理活动也影响个体的心理功能。对于外界环境的刺激，心身是作为一个整体来反应的。

（三）人与社会保持和谐的观点

医学心理学认为，人和环境是密切联系的，人不仅是自然的人，而且也是社会的人。人生活在特定的社会环境之中，生活在不同层次的人际关系网之内，生活在一个多层次、多等级的社会系统中，社会环境和自然环境的细微变化都会对人的心身健康产生剧烈的影响。一个健康人的心理生理活动与外界环境必须保持和谐统一，才会于心身健康有益。

（四）主动调节和适应的观点

医学心理学认为，心理因素在人类调节和适应的功能活动中具有能动作用。人在与外界环境接触中，心理的自我调节和主动适应是人与环境保持相对和谐一致的主要因素，也是个体保持健康和抵御疾病的重要力量。人作为一个整体，会对经常变化的社会因素、自然环境和个体的内环境随时做出一些主动的适应性调整，以保持自身的健康水平。

（五）认知评价的观点

心理社会因素是否影响健康或导致疾病，不完全取决于该因素的性质和意义，还取决于个体对外界刺激怎样认知和评价，有时后者占主导地位。

（六）情绪作用的观点

情绪与健康有着十分密切的关系。良好的情绪是健康的基础，不良的情绪是疾病的起因。在临床心理学中，情绪是十分重要的研究课题。

（七）个性特征的观点

面对同样的社会应激，有些人患病，难以适应，有的人则"游刃有余"，很快渡过"难关"，这与个性特征有着十分密切的关系。

上述 7 个观点贯穿医学心理学研究的各个领域，指导医学心理学在临床各个方面的工作和研究。

四、医学心理学的学科性质

医学心理学是一门涉及多学科知识的交叉学科或边缘学科，具有自然科学和社会科学双重属性。医学心理学本身既是医学的一门基础学科，同时也是一门临床应用学科。

（一）交叉学科

第一，医学心理学是自然科学和社会科学相结合的交叉学科。因为学习、研究医学心理学不仅要有自然科学的基础知识，还要有社会科学的基础知识。第二，医学心理学与许多基础医学课程有密切的联系和交叉，如生物学、神经生理学、神经生物化学、神经内分泌学、神经免疫学、病理生理学，以及人类学、社会学、普通心理学和实验心理学等。第三，医学心理学与临床医学的内、外、妇、儿、耳鼻喉、眼、皮肤、神经、精神等科也有密切联系。第四，医学心理学与预防医学和康复医学也有广泛的联系，如心理健康指导与预防医学、危机干预与康复医学等。

由于医学心理学具有交叉学科的性质，因此我们在学习过程中，一方面必须自觉地将医学心理学有关知识与相关课程知识联系起来，加强医学心理学与这些课程之间的沟通；另一方面，医学心理学也只有与各交叉学科密切结合，开展协同研究，其本身才会得到深入的发展。值得指出的是，近十几年来，我国在医学心理学与临床医学的结合方面已取得了一些可喜的成绩，已有一批临床医学工作者先后加入了这一工作领域。随着今后新一代医学生的成长，将会有更多的医务工作者对这些交叉的科学领域感兴趣。

（二）基础学科

医学心理学揭示人类心理或行为的生物学和社会学基础、心理活动和生物活动的相互作用，以及它们对疾病的发生、发展、转归、预防的作用规律，寻求人类战胜疾病、保持健康的基本心理途径，为整个医学事业提出心身相关的辩证观点和科学方法，因而是医学生的一门基础理论课程。

医学生应该掌握医学心理学知识，扩大自己的知识面，从心理学和生物学两个角度全面地认识健康和疾病，以便在今后的医疗工作中自觉地遵循心理行为科学规律，更好地为患者服务。

（三）应用学科

医学心理学具有解决医学与心理学问题的知识和技术，因而是一门临床应用学科。作为应用学科，医学心理学将心理行为科学的理论和技术与医学实践相结合，应用到医学的各个部门，包括医院、疗养院、康复中心、防疫机构、健康服务中心、企事业单位和学校的保健部门及某些特殊群体等，以帮助人们解决与健康有关的心理问题，增进人们的心身健康。

医学生掌握的医学心理学的知识和各种技能，不论他们将来从事何种专业，都将会在实际工作中得到应用，成为生物医学防治手段的补充，就像我们掌握的生物医学课程中的放射学、病理学、临床药理学、急救医学等临床应用课程的知识和技能一样。除此以外，目前在我国各大医院逐步开展的医学心理学咨询门诊，则是为重点解决人们日益增多的心身问题而专设的医学心理学应用场所。

五、医学心理学分支和相关学科

医学心理学是根据我国医学教育的需要而逐渐形成的新型交叉学科，其虽与多门学科存在一定的联系，但又不尽相同，无法用某单一学科来替代。有些学科的出发点、理论依据、应用侧重点等均与医学心理学存在一定的联系，但又不一致；有的与医学心理学属于交叉学科，有的是医学心理学的分支学科，有的是相似学科，还有的则属于独立学科。

（一）临床心理学（clinical psychology）

临床心理学，是指根据心理学原理、知识和技术，解决人们心理问题的应用心理学科。该学科包括心理评估、心理诊断和心理治疗，以及咨询、会谈等具体工作。由于临床心理学涉及心理学知识和技术在防治疾病中的应用问题，一般将其看作医学心理学最大的临床分支学科。

（二）咨询心理学（counseling psychology）

咨询心理学，既对正常人在处理婚姻、家庭、教育、职业及生活习惯等方面的心理学问题给予帮助，也对心身疾病、神经症和恢复期精神患者及其亲属就疾病的诊断、护理、康复问题进行指导。临床心理学和咨询心理学的工作有许多共同之处，主要区别是后者更倾向于解决个人的烦恼和职业咨询。咨询心理学与医学心理学有很大的重叠和交叉，可将其看作医学心理学的应用学科或者交叉学科。

（三）异常心理学（abnormal psychology）

异常心理学，又称病理心理学（pathological psychology），研究的是行为的不正常偏离，揭示异常心理现象的种类、原因、规律及机制。异常心理学的研究成果是医学心理学某些理论和证据的重要来源。一般认为，异常心理学是医学心理学的基础分支学科，其范围几乎遍及或超出医学心理学的许多领域。因此，异常心理学又是与医学心理学交叉的学科。

（四）健康心理学（health psychology）

健康心理学是心理学的一门分支学科，创建于美国。它是医学心理学在预防医学中的分支，涉及良好心理状态的保持和心理疾病的预防等问题，也涉及心身疾病、行为医学和心理生理学等学科的内容，将心理学的专业知识应用于预防医学，以保持和增进心身健康、预防和治疗疾病为目的。

（五）行为医学（behavioral medicine）

行为医学，是综合行为科学和生物医学知识的交叉学科，研究的是有关健康和疾病的行为科学与生物医学的知识和技术，并被应用于疾病的预防、诊断、治疗和康复。行为医学的研究内容显然超过医学心理学的范围，它将行为治疗方法应用于医学临床，并对常见的不良行为进行研究。

（六）心身医学（psychosomatic medicine）

心身医学的概念已被泛化为心理生理医学，它研究心身疾病的发生、发病机制、诊断、治疗和预防，研究生理、心理和社会因素相互作用及其对人类健康的影响。不论上述何种情况，都可将心身医学看作医学心理学的一个分支。另外，心身医学的内容几乎涉及整个医学心理学领域。

（七）神经心理学（neuropsychology）

神经心理学研究大脑与心理活动的具体关系，如心理活动的大脑机制问题。它可分为实验神经心理学和临床神经心理学。神经心理学为医学心理学提供了许多基础理论知识。

（八）护理心理学（nursing psychology）

护理心理学研究护理工作中的心理学问题，在护理工作中应用了医学心理学的基本理论和基本方法。

第二节 医学模式的转变

医学心理学的发展与医学模式的转变有着紧密的实质联系。如何简单地回答医学生为什么要学习医学心理学，医学心理学理论知识和技能对一个医师有何意义，答案就是要适应医学模式转变的需要。

所谓医学模式，就是通过医学的主导思想（包括疾病观、健康观等），影响医学工作的思维及行为方式、习惯化了的风格和特征，使之带有一定倾向性，也会影响医学工作的结果。

一、生物医学模式

现代西方医学的医疗活动也往往反映出明显的生物科学属性。生物医学模式（biomedical model）的主要观点是：每一种疾病都有确定的生物学或理化方面的特定原因；都可以在器官、细胞或生物大分子上找到某些形态学或病理性的变化；都能找到相应的治疗手段。

生物医学模式极大地推进了医学科学的发展，至今它仍是医学研究的基础。医学家在这种医学模式的指导下，探明了许多疾病的病原，以及它们引起人体生理、生化变化和障碍、导致疾病产生的过程，发明了许多诊断这些疾病的技术，寻找到促使机体康复的药物和治疗方法。

随着社会的发展、科学技术的进步，人们逐渐发现生物医学模式存在一定缺陷，给人们的思维活动带来一些消极影响。其主要缺陷体现在4个方面。

（1）生物医学模式只注重生物医学方面的诊治，在其结构内没有给心理的社会行为方面留下诊治、思维空间，这是主要缺陷。

（2）在近300年中，生物医学模式已深入医务人员的思维习惯中，使他们在医疗实践活动中总是从人的自然属性——生物学特性上进行思考、认识健康和疾病及疾病的防治，难以改变。

（3）生物医学模式用静态的观点考察人体，把人体看成一架精密的"机器"，常常不符合人体实际。近代医学采用分门别类的研究方法，促进了医学科学向更深更广的方向发展，但妨碍了对实际过程中多因素综合变化的全面认识。

（4）生物医学模式只从生物学的角度和还原方法来分析、研究人，而忽视了人的心理和社会因素，淡漠了关心患者、了解患者的伦理观念，导致医患关系疏远。

二、生物－心理－社会医学模式

生物－心理－社会医学模式（bio-psycho-social medical model）是一种系统论和整体观的医学模式，是指从生物、心理、社会三轴系统综合看待健康与疾病的模式。对任何一种疾病的诊断、治疗、预防、康复和护理都应当从三轴系统加以全面考虑，即不仅从个体的局部，而且将人的整体及群体、生态系统综合起来研究健康与疾病。它要求医学把人看成一个多层次的、完整的连续体，也就是在健康和疾病的问题上，要同时考虑生物的、心理和行为的，以及社会的各种因素的综合作用。

【知识链接】

The biopsychosocial model is a comprehensive and integrative model. It provides a scientific orientation in modern medical practice, and allows clinicians and psychologists to comprehensively understand relationships between patients, diseases, and their environment. In the past three decades, many basic and applied studies have affirmed the value of the biopsychosocial model and demonstrated how biological, psychological, and social processes operate together to affect physical health outcomes. As a guiding framework, the biopsychosocial model has proven considerably successful. More and more practitioners make efforts to examine the relationship between health and illness by using a multilevel, multisystem approach.

三、医学心理学与医学模式转变

现代医学模式的转变，有着医学发展与社会经济发展的内在要求与现实原因，主要涉及5个方面。

（1）生物因素相关的疾病、人类死亡谱的结构已发生根本变化。

（2）心理社会因素已经成为各种疾病的直接或间接原因。

（3）社会因素包括生活节奏加快、知识更新迅速、社会竞争加剧、应激与压力更大。

（4）人们对心理社会因素与健康和疾病的关系已有较深入的了解，心理活动的自我调节对维持健康具有不可忽视的作用。

（5）人们对心身舒适的要求不断提高，迫切需要医务工作者转变观念。

我国传统医学——中医对中国人的健康水平起到至关重要的作用，中医坚持的就是整体论，强调"阴阳平衡""天人合一""辨证施治"的系统论。

19世纪末，西医作为一门现代科学传入我国，在相当长的一个时期内，对人们威胁最大的疾病谱序列决定了生物医学模式在我国医学界的统治地位。

20世纪80年代初开始，国内医学院校已陆续设置医学心理学课程，医学生和医学工作者通过各种途径系统地学习医学心理学有关知识，将有助于推动我国医学模式的转变。

医学模式的转变涉及整个医学体系和全体医学工作者，而且还涉及整个社会群体的思维意识的转变，但就现状来看，我国的社会经济发展水平、特定的历史和文化背景、医疗体制等因素，决定了我国医学模式的转变需要经历较长的时间。

第三节 医学心理学的研究原则与方法

一、医学心理学的研究原则

（一）理论依据确凿

医学心理学的研究方法以特定的理论为基础，例如，精神分析方法依据动力心理学理论，行为治疗依据行为学习理论，认知治疗依据认知理论，等等。

（二）科学性强

医学心理学的研究必须要有科学性，首先要有科学的、客观的态度，实事求是；其次是实践，在实践中总结经验和教训，要有敏锐的观察力和科学思路。

医学心理学是一门既有理论又有实践的学科，需要亲自实践，投身于实际工作中，将理论与实践结合起来，才能解决实际问题。

二、医学心理学的研究方法

（一）观察法（observational method）

观察法，是指通过对研究对象的科学观察和分析，研究其心理行为规律的一种方法。在临床工作中，医师有目的、有计划地通过对患者仪表、行为、言谈、举止的观察，研究其心理活动规律。观察法所得的资料较接近生活实际，但应注意偶然因素和主观因素的影响。

（二）调查法（survey method）

调查法，是指通过晤谈、访问、座谈或问卷等方式获得资料，并加以分析研究的方法。

调查法，包括晤谈法和问卷法，根据不同的研究内容，以提问的方式要求被调查者针对具体问题进行陈述或选择，可以对本人做调查，也可以对其亲属或知情人做调查。其形式常常有书面调查和口头调查。

（三）心理测量法（psychological measurement）

心理测量法，是对心理进行客观的、标准化的定量测定的方法，常应用于高信度、高效度、有常模、标准化的量表进行操作。心理测量法作为一种有效的定量手段，在医学心理学工作中被普遍使用。

（四）实验法（experimental method）

实验法是在控制条件下观察、测量和记录个体行为的一种研究方法，是科学研究中因果研究的最主要的方法。实验法是有目的地严格控制自变量以影响因变量，并借助仪器和计算工具进行研究的方法。实验法是最严谨的科学研究方法，具有指标客观、数据精确的特点。但是，人的社会心理活动过于复杂，许多条件难以控制，且实验要求的仪器精密度高，不太接近现实生活。

（五）个案研究法（case study method）

个案研究法，也称案例研究法，是指对某一个体、某一群体或某一组织在较长时间内连续进行调查，从而研究其行为发展变化的全过程的方法。它包括观察、面谈、个案资料的收集、描述统计、录像等方法。

尽管在大多数情况下，个案研究以某个或多个样本为对象，但也可将研究结果推广到一般情况，个案研究的任务就是将研究结果进行整理，总结为经验报告并加以推广和应用。

【知识链接】

How is the function of the brain associated with certain behavior? Why do people remember certain things, while forget others? Why do some people tend to be aggressive while others are less so? We certainly have numerous questions relevant to psychology. Research often begins with a question. In order to find the answers of our questions, we should conduct a scientific research. If we want to study something scientifically, we should define precisely what we are studying, which is called a research method. As Pavlov said, the achievements of science can not be separated from the scientific research methods. To a large extent, the achievements of science rely on the development of research methods.

As science, any research in psychology must rely on the scientific research method in order to find reliable answers. The scientific research method is a standardized way of designing the study, making observations, gathering datas, testing predictions, interpreting results, and forming theories. Research plays an extremely important role in psychology, and has an enormous impact on all facets of our lives. It helps us understand what makes people think, feel, and act in certain ways, and develops effective treatments for psychological disorders. The findings from researches can broaden our knowledge base, perfect theoretical systems, and improve the quality of life of individuals.

In order to truly understand how psychologists conduct research and draw scientific conclusions, it is necessary for us to know the basic research process and some issues relevant to conducting research, such as ethic considerations.

The technical research methods of medical psychology are mainly clinical approach (observation, case research, investigation, and interview), experimental approach, psychological test and rating scales.

第四节　医学心理学的产生与发展

一、医学心理学的产生

(一) 国外医学心理学的发展简况

在西方国家，德国学者洛采于 1852 年首先采用 "医学心理学" 一词命名其著作。以后近 100 年里，与医学心理学相关的大事件不断出现，其中，各种心理诊断和心理治疗方法的诞生，奠定了医学心理学工作的基础。

医学心理学的产生与发展过程，就是心理学与医学结合并逐步形成一个独立分支的过程。从 17 世纪至 19 世纪中叶，西欧的心理学还未形成一门独立的学科，仍属哲学心理学范畴，19 世纪 50 年代以后才逐渐成为一门新型学科。医学心理学的产生与发展过程大致分为 3 个阶段。

1. **第一阶段：从 19 世纪 80 年代到 20 世纪 20 年代**

医学心理学的诞生应追溯到 1852 年德国的洛采出版了第一本医学心理学的著作，书中提出了心理现象与健康和疾病的关系。1883 年，美国的魏特曼（L. Witmer）建立了第一个研究儿童心理学的实验室；1890 年，美国心理学家

11

卡特尔（J. M. Cattel）首先提出了"心理测验"这一术语；此后的几十年，临床心理学的主要工作是从事心理测验；1908 年，美国出现了世界上第一个心理卫生协会。

19 世纪末 20 世纪初，还出现了一些与医学心理学的发展关系密切的研究工作，例如，奥地利精神科医师弗洛伊德（Freud）提出心理冲突与某些疾病（特别是精神疾病）的发生有关，并创立了精神分析疗法。另有一批心理学家，如坎农（Cannon）、巴甫洛夫（Pavlov）和塞里（Selye）等，开始研究情绪的心理生理学问题、皮层内脏相关和心理应激机制等。这些研究成果为探讨心身相关和治疗精神疾病提供了有力的帮助。

2. 第二阶段：从 20 世纪 20 年代到 50 年代

20 世纪 20 年代初期，美国心理学家华生（J. B. Watson）创立的行为主义学派通过对外显行为的实验研究，促成了许多关于外部惩罚和奖励对人类行为影响的重要发现，成为行为治疗的重要理论依据。20 世纪 30 年代，美国成立的心身医学会和其创办的《心身医学》杂志，为医学心理学的发展做出了积极的贡献。在第二次世界大战期间，由于战时需要，西方出现了许多从事临床心理测验和心理治疗的专业人员。"二战"后，临床心理学的工作得到了较快的发展，并逐步走向职业化的道路。

3. 第三阶段：从 20 世纪 50 年代至今

20 世纪 50 年代以来，医学心理学有了长足的进步。精神生物学，是这一时期影响较大的研究学说之一。1976 年，在美国耶鲁大学举行的一次由著名行为学家和生物医学家共同参加的行为医学会议上，首次提出了行为医学的概念；1977 年，美国成立了"行为医学研究组"；1978 年，《行为医学》杂志正式出版，同年，还出现了另一门新的学科——"健康心理学"。

近年来，随着学科建设的不断发展，从事医学心理学的专业机构越来越多，专业分工也越来越细，各项基础研究取得了很大的进展，并形成许多既独立又相互联系的理论体系，共同推动医学心理学向纵深发展。在应用方面也取得了许多成果，目前，世界上不少国家的综合性医院都配备有专门的临床心理学家。许多国家在医学院校开设医学心理学课程。自 1970 年以来，一些西方国家，如美国、加拿大等，十分重视医学教育中有关社会科学和人文科学的教育，多数院校将与医学心理学有关的各类心理、行为学课程列为必修课，教学时数达几十到上百学时不等，并占有相当大比重的学分。有的国家还规定，医学毕业生须获得医学心理学学分才准予执业。

（二）国内医学心理学的发展简况

心理学在中国的传播，始于明末耶稣会传教士利马窦著《西国记法》、艾儒略著《性学觕述》等书。1840 年鸦片战争以后，留美学者颜永京（1838—

1898）出任上海圣约翰书院院长，开设了心理学课程，并于 1889 年出版了译著《心灵哲学》一书。1907 年，王国维的译著《心理学》出版，原著作者是丹麦心理学家霍普夫丁。在这个时期，一批留美和留日的中国学者对传播心理学起了重要的桥梁作用。

1917 年，北京大学首次建立心理学实验室，标志着我国现代心理学的开始；1920 年，南京高师（南京高等师范学校，东南大学前身）建立了中国第一个心理学系；1921 年，中华心理学会在南京正式成立；1922 年，中国第一种心理学杂志——《心理》由张耀翔编辑出版。这一切都标志着中国有了自己的心理学组织，并开始培养心理学人才。

医学心理学在我国总体上还处于初步发展阶段。

近几十年来，医学心理学在我国得到了较多的重视与发展。中国心理学会于 1979 年成立了医学心理学委员会，同时，卫生部提出，有条件的医学院校应开设医学心理学课程。自此，一些医学院校先后成立了医学心理学教研室，有的医学院校陆续开始招收医学心理学研究生。1985 年，中国心理卫生协会成立。1987 年，《中国心理卫生》杂志创刊；卫生部组织编写《医学心理学》规划教材，将医学心理学纳入高等学校医学生必修课。1993 年，《中国临床心理学》杂志创刊。

目前，全国医学心理学相关的专业刊物有几十种，我国医学心理学科学研究工作已打下良好的开端。自 1999 年起，国家开始实施执业医师资格考试，把医学心理学作为 16 门考试科目之一，大大促进了医学心理学的学科发展。国家劳动和社会保障部制定的《心理咨询师职业标准》于 2002 年开始试行，但于 2017 年年底此项培训考试已停止，并转向职业化的学历教育，标志着医学心理学的教育培训和职业制度正在逐步完善。

近年来，我国医学心理学工作已逐渐扩大到基础医学、临床医学及预防医学各个领域，全国三级医疗机构都建立了医学心理咨询门诊，以解决临床的各种心理问题，可见，我国医学心理学的应用有着广阔的前景。

二、医学心理学发展趋势与展望

我国医学心理学将继续以生物－心理－社会医学模式为指导思想，并将之贯穿于理论与实践之中，而加强医学心理学的课程建设、提高医学工作者专业素养及专业水平、争取更多高水平的科研成果、扩大应用领域及提高临床服务的能力，均是我国医学心理学面临的主要挑战。可喜的是，医学心理学的发展呈现出如下趋势。

（1）该学科队伍人数将快速增长，学历层次会进一步提高，教育结构会有相当大的变化。围绕着医学心理学国家精品课程建设，教材将进一步优化，课程逐步规范化，教学质量进一步得到提高。

（2）具有我国自主知识产权的适应临床的心理测验和计算机辅助的心理测验数据大幅增加，具有某种法律效应的测验管理法规有可能产生，从而为我国心理测验的研究和开发提供基本的保证。

（3）利用我国病理心理研究对象资源的巨大优势，在心理障碍、脑损伤的病因和发展机制方面取得了巨大成果。目前，医学心理学家通过基因、大脑、行为及环境多层面的研究，极有可能阐明常见心理障碍的病因及发病机制，也有可能澄清心理应激和与生活方式相关的躯体疾病的相互作用关系。

（4）通过对危险人群进行多方位的、有针对性的早期干预，非传染性慢性疾病和与人类生活方式密切相关的艾滋病、成瘾行为等发生率将大幅度地降低。

（5）医学心理学将广泛地参与健康领域的工作，减少损害健康的心理社会危险因素，提高人们生活质量。医学心理学的工作范围将扩大到基础医学、预防医学和内、外、妇、儿各临床学科，以及老年医学和康复医学各个领域。

我国医学心理学工作者的培养，需要在医学、心理学及相关的人文社科领域进行正规的、长期的学习和训练。目前，我国职业的医学心理学工作者工作场所很广，大多数在大专院校，尤其是医学院校从事教学、科研和临床等方面工作，少数人在医院、卫生保健机构从事临床和科研工作。不管在什么场所从事何种工作，职业的医学心理工作者都需要接受正规训练，取得一定的资质，才能从事专业性工作。医学心理学工作者的培养途径和方式甚多，其中短期培训与进修班、本科及研究生培养方式最为常见。

【知识链接】

In recent decades, with economic development and social progress, medical psychology plays a more important role in social life. In the context of the improvement of material life, folks pay more attention to life quality and pursuing psychological health. As a result, the development trend of medical psychology is as follows:

First, further expansion of discipline spectrum. The rise of community medicine, family medicine and preventive medicine, as well as the development of concept and practice from disease to health expand the scope of medical psychology. It not only offers service to people who suffer from psychological disorders, but also offers service to healthy folks; it not only devotes to treating psychological disorders and keeping healthy personality, but also devotes to referring education and profession which are related to psychological health.

Second, further coorperation with other subjects. As one of the to edge disciplines, medical psychology itself has the overall thinking pattern of system theory, and shows a good trend that conduct research and solve problems through multidisciplinary collaboration. In future, medical psychology will be further integrated with biology, education, sociology and behavioral science to work on issues of common interest.

Third, further application of modern research highlight. The development of medical psychology relies on the development of theories of medicine and psychology and the progress of science and technology. Medical psychology is in urgent need of applying modern science and technology to improve its theory technology and research methods. At the same time, medical psychology encounters more with challenges.

第五节 主要的心理学理论

一、精神分析理论

精神分析理论属于心理动力学理论，是奥地利精神科医师弗洛伊德于 19 世纪末 20 世纪初创立。弗洛伊德以一种"心理地形学"（psychical topography）的观点，将人的心理活动分成意识、前意识和潜意识 3 个层次，并指出病人形成症状的病因主要存于潜意识层面。精神分析理论是现代心理学的奠基石，它的影响远不只限于临床心理学领域，其对整个心理科学乃至西方人文科学的各个领域均有深远的影响，它的影响可与达尔文的进化论相提并论。它包括 5 种基本理论。

（一）意识层次理论

意识层次理论阐述人的精神活动，包括欲望、冲动、思维、幻想、判断、决定、情感等，认为它们会在不同的意识层次里发生和进行。弗洛伊德将人的心理活动分为 3 个层次：意识、前意识和潜意识（无意识）。

1. **意识**（conscious）

意识，是指一切能够觉察到的、由外界刺激引起的、符合社会规范和道德标准的，并能通过语言交流表达的心理活动内容。例如，人们合乎道德的感知觉、情绪、思维、意志等；把人的心理活动比作浮在海中的冰山，意识便是冰浮在海面上的部分。

2. 前意识（preconscious）

前意识，是指存在于无意识之中，能够被召回到意识中的那部分内容，是在无意识中可以回忆再现的记忆经验。行为中失言、人名地名的遗忘及物品放错地方等，都是前意识行为。它是意识和潜意识之间的过渡领域，是冰山介于海平面处的狭窄地带。潜意识的心理活动要到达意识领域，是意识和潜意识之间的缓冲地带，首先要经过前意识的审查，认可后才能进入意识领域，是意识和潜意识之间的缓冲地带。前意识按照外界现实、个体道德标准来控制人的欲望和本能的需求。

3. 潜意识（unconscious）

潜意识，亦称无意识，特指那些被压抑或被驱逐出意识领域之外的，不能为人意识到也不被社会规范所接受的原始冲动、本能、欲望等，尤以性本能为主，但它可以在不自觉中支配和影响人的某些行为。弗洛伊德认为，人的大部分心理活动是在潜意识中进行的，人经常产生不为社会道德、理智所允许的欲望和盲目的冲动，又往往将之压抑到潜意识领域。由于潜意识不能进入意识，得不到满足，久而久之便会成为心理障碍和心身疾病的根源。

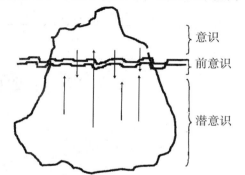

【知识链接】

Psychoanalytic theory was created by Sigmund Freud. He was an Austrian neurologist graduating from Medical University of Vienna where he received a Doctor's degree of medicine. In psychology yearbook, no man will like Freud who were widely touted and vilified, as considered to be a great scientist, school leader, as reprimanded for false scientific fraud. But his admirers and critics both agree that his influence on psychology, his impact on the psychological treatment and his influence for westerners to treat themselves are much bigger than anyone else in the history of science.

The system of psychoanalysis is the first formal theory of medical psychology which is still best known. It does not develop from the traditional psychology theory, but from the medical practice. It has its unique feature on the research purpose, object and method. So far, the psychoanalytic academic thought is still one of the most important parts of the theoretical system of psychology.

（二）人格结构理论

弗洛伊德将人格结构分为本我、自我和超我。当三者关系协调，人格表现出健康状况；当三者关系冲突，就会产生心理疾病。

1. 本我（id）

本我，即原我，是指原始的自己，包含生存所需的基本欲望、冲动和生命力。本我是一切心理能量之源，按快乐原则行事，求个人舒适、生存及繁殖，不遵守社会道德和行为规范。它唯一的要求是获得快乐、避免痛苦，它是完全无意识的，不被个体所觉察的。本我在于体现自我的生存、追求本能欲望的满足，是必要的原动力。

2. 自我（ego）

自我，其德文原意即指"自己"，是自己可意识到的执行思考、感觉、判断或记忆的部分。自我的功能是帮助本我冲动得以满足，而同时保护整个机体不受伤害，它遵循的是"现实原则"，为本我服务。自我对上要符合超我的要求，对下要吸取本我的力量，并处理、调整本我的欲望；对外要适应现实环境，对内要保持心理平衡。

3. 超我（superego）

超我，是人格结构中代表理想的部分，在个体成长过程中通过道德规范和价值观念而形成，其功能主要在监督、批判及管束自己的行为。超我的特点是追求完美，所以它与本我一样是非现实的。超我大部分是无意识的，要求自我按社会可接受的方式去满足本我的要求，它所遵循的是"道德原则"。超我在于监督、控制和约束自己的行为，不至于违反社会道德标准，以维持正常的人际关系和社会秩序。

（三）心理发展阶段理论

弗洛伊德把人的心理发展分为 5 个阶段，在本能内驱力的推动下，各个发展阶段将经历不同的心理冲突，并形成心理结构及其特征。如果性心理发展停留在某个阶段或由于遇到挫折从高级阶段倒退到低级阶段，就可能造成心理和行为的异常。

$$
\text{心理发展 5 个阶段}
\begin{cases}
\text{口欲期（oral stage，0～1 岁）}\\
\text{肛门期（anal stage，2～3 岁）}\\
\text{性器期（phallic stage，4～6 岁）}\\
\text{潜伏期（latency stage，6～13 岁）}\\
\text{两性期（genital stage，青春期以后）}
\end{cases}
$$

（四）自我防御机制理论

常见的自我心理防御机制有压抑、否认、退行、投射、反向形成、置换、合理化、认同、理智化、升华等。

（五）释梦理论

弗洛伊德认为，超我的监督检查机制在睡眠时变得松懈，潜意识中的本能冲动以伪装的形式乘机闯入意识而得到表现，构成了梦境。可见，梦是清醒时被压抑到潜意识中的欲望的表达，是通往潜意识的一条捷径。借助对梦的分析和解释，可以窥见潜意识中的欲望和冲突，并可以用来治疗心理疾病。

弗洛伊德是一个心理决定论者，他认为，人类的心理活动有着严格的因果关系，没有一件事是偶然的，梦也不例外，绝不是偶然形成的联想，而是欲望的满足。在睡眠时，超我的检查松懈，潜意识中的欲望绕过抵抗，并以伪装的方式，乘机闯入意识而形成梦。可见梦是对清醒时被压抑到潜意识中的欲望的一种委婉表达。梦是通向潜意识的一条秘密通道。通过对梦的分析，可以窥见人的内部心理，探究其潜意识中的欲望和冲突。

二、行为学习理论

行为主义者认为，行为是个体内在和外在的各种形式的运动，包括主观体验、意识等心理活动和内脏活动。行为，是指个体活动中可以直接观察到的部分；行为就是人们所说和所做的；行为具有一种以上的测量尺度；行为可以观察和记录；行为对外界环境产生影响；行为是受自然规律支配的。

行为学习的理论来自经典条件反射理论、操作性条件反射理论、社会学习理论。这3种理论的一个共同点就是学习，它们都是关于有机体学习的发生机制和条件的理论，其中，每种理论各说明一种学习形式。因此，学习概念是行为疗法的核心。

（一）经典条件反射（classic conditioning）

俄国生理学家巴甫洛夫（I. P. Pavlov，1849—1936）在20世纪初发现了经典条件反射，它是以无条件反射为基础而形成的。它指的是某一中性刺激通过反复与非条件刺激（unconditioned stimulus，UCS）多次联结，最终成为条件刺激（conditioned stimulus，CS），引起原本只有非条件刺激才能引起的行为反应（conditioned reflex，CR）的过程。

经典条件反射最著名的例子是巴甫洛夫的狗的唾液条件反射。他把食物作为非条件刺激，用铃声作为条件刺激，铃声与食物反复结合，最终条件刺激（铃声）也使狗产生唾液分泌反应。

（1）注意因素：①UCS 与 CS 的性质，越强的刺激，其效果越显著；②UCS与 CS 之间的时间关系，CS 必须先于 UCS 或与 UCS 同时发生；③UCS与 CS 共同作用的次数越多，条件反射越强。

（2）经典条件反射的特点：①强化（reinforcement）：环境刺激对个体行为产生促进的过程。UCS 与 CS 反复结合的过程就是一种强化，如果两者结合的次数越多，条件反射形成就越巩固。②泛化（generalization）：在条件反射形成过程中，不仅条件刺激本身能够引起条件反射，某些与条件刺激相近似的刺激也可引起条件反射的效果。③消退（extinction）：当非条件刺激长期不与条件刺激结合时，已经建立起来的条件反射便消失的现象。

（二）操作性条件反射（operant conditioning）

美国心理学家斯金纳（B. F. Skinner，1904—1990）通过实验创立了操作性条件反射理论。斯金纳的典型实验如下：在实验箱内安装杠杆，按压杠杆可以从旁边盒子里掉出食物。在实验中，饥饿的老鼠在箱子里会产生一系列反应（如乱跑、乱窜、乱咬、按压杠杆等），但其中只有一种行为反应即按压杠杆的动作出现时，才会立即获得食物（结果），这一结果对老鼠按压杠杆的行为起一种强化作用。经过反复多次训练之后，形成了条件反射，老鼠逐渐学会一到箱子里就主动按压杠杆这一获取食物的行为。行为的结果对行为本身产生强化作用。

在回避操作条件作用的研究中，如果动物受到电击，就会产生一系列反应，但只有回避动作这种行为反应出现时，才可获得取消电击的结果。经过反复多次训练，取消电击的结果对回避行为产生了强化作用，使动物学会了回避行为。在实验中，行为反应后的结果刺激既可是积极的、愉快的，也可是消极的、痛苦的。这些刺激可以从无到有，逐渐增强；也可以从有到无，逐渐减弱。

常见的操作条件反射有 4 种类型：①正强化（positive reinforcement）：个体行为的结果导致积极刺激的增加，从而使该行为增强；②负强化（negative reinforcement）：个体行为的结果导致消极刺激的减少，从而使该行为增强；③消退（extinction）：行为的结果导致积极刺激减少，从而使行为反应减弱；④惩罚（punishment）：行为的结果导致消极刺激增加，从而使行为反应减弱。

（三）社会学习理论（social learning theory）

社会学习理论源于行为主义。20 世纪五六十年代，米勒、多拉德等学者用学习的原则研究人的社会行为，1963 年，美国的心理学家艾伯特·班杜拉提出了社会学习论。

学习的机制有联想、强化与模仿。①联想。联想是经典条件反射。巴甫洛夫在铃声—唾液分泌实验中提出了联想的概念。人类也可以通过联想学习人生态度和行为方式。②强化。个体为什么能学会某种行为，或者避免另一种行为？原因是行为后的奖赏与惩罚作为强化物，使某种行为固定下来并反复出现，不同的强化可塑造不同的行为。③模仿。人的言语习得过程是通过模仿进行社会学习的典型事例。个体之所以学会某种态度或行为，往往是模仿榜样的结果。

三、人本主义理论

马斯洛（A. Maslow，1908—1970）作为人本主义心理学的创始人，充分肯定人的尊严和价值，积极倡导人的潜能的实现。另一位重要代表人物罗杰斯（C. R. Rogers，1902—1987），同样强调人的自我表现、情感与主体性接纳。罗杰斯认为，教育的目标是培养健全的人格，实现目标必须创造出一个积极的成长环境。人本主义强调爱、创造性、自我表现、自主性、责任心等心理品质和人格特征的培育，对现代教育产生了深刻的影响。

（一）马斯洛的自我实现论

马斯洛认为，人类行为的心理驱力不是性本能，而是人的需要。需要好像一座金字塔，由下而上依次是生理需要、安全需要、归属与爱的需要、尊重的需要和自我实现需要。人在满足高一层次的需要之前，至少必须先部分满足低一层次的需要。

【知识链接】

Abraham Maslow（1908—1970）is one of the most influential humanistic psychologists. He discussed the needs, nature instinct and so on of human from the perspective of the human motivation. Malsow's hierarchy of needs refer to physiological needs, safety needs, belongingness and love needs, esteem needs, self-actualization needs.

（二）罗杰斯的自我理论

刚出生的婴儿并没有自我的概念，随着他与他人、环境的相互作用，他开始慢慢地把自己与非自己区分开来。当最初的自我概念形成之后，人的自我实现趋向开始被激活，在自我实现这种动力的驱动下，儿童在环境中进行各种尝试活动并产生出大量的经验。通过机体自动的估价过程，有些经验会使他感到满足、愉快，有些则相反。满足、愉快的经验会使儿童寻求保持、再现；不满足、不愉快的经验会使儿童尽力回避。罗杰斯的以人为中心的治疗目标是将原本不属于他自己的，经内化而成的自我部分去除，找回属于他自己的思想情感和行为模式。只有这样，人才能充分发挥个人的功能。人本主义的实质就是让人领悟自己的本性，不再依附外来的价值观念，让人重新信赖、依靠机体本身的评价来处理经验，消除外界环境通过内化而强加给他的价值观，让人可以自由地表达自己的思想和感情，从而健康发展。

【知识链接】

Carl Rogers（1902—1987）was born in Chicago, he grew up in a strict and rigid conservative family. He received a Master's degree of clinical and education psychology later. In 1972, he was awarded the outstanding contribution award and outstanding scientific contributions prize by psychological association in American history.

四、认知理论

认知理论（cognitive theory），是 20 世纪 50 年代中期在西方兴起的一种心理学思潮，它研究人的高级心理过程，主要是认知过程，如注意、知觉、表象、记忆、思维和语言等。与行为主义心理学家相反，认知心理学家研究那些不能观察的内部机制和过程，如记忆的加工、存储、提取和记忆力的改变。

认知理论将人看作一个信息加工的系统，认为认知就是信息加工，包括感觉输入的编码、贮存和提取的全过程。按照这一观点，认知可以分解为一系列阶段，每个阶段都是一个对输入的信息进行某些特定操作的单元，而反应则是这一系列阶段和操作后的产物。信息加工系统的各个组成部分之间都以某种方式相互联系着。

认知理论的一个基本观点是可以用计算机来类比人的内部心理过程。计算机接受符号输入，进行编码，对编码输入加以决策、存储，并给出符号输出。这可以类比于人如何接受信息，如何编码和记忆，如何决策，如何变换内部认知状态，如何把这种状态编译成行为输出。在临床工作中，认知理论强调认知对人的整个心理活动的重要作用，患者对事件的解释和思考方式决定了他们的情感和行为反应，各种心理障碍与认知曲解有关。因此，矫正不良认知是治疗各种心理障碍的关键。与心理治疗有关的认知理论主要有艾利斯的 ABC 理论和贝克的认知行为治疗假说（详见第五章）。

现代认知理论的发展即正念治疗理论。

正念治疗是目前欧美最流行的心理治疗，被广泛应用于各种心理障碍。正念，是佛教的一种修行方式，它强调有意识、不带评判地觉察当下。自 1979 年卡巴金在马萨诸塞州医学院开设减压诊所，设计了一系列"正念减压"课程后，西方的心理学家和医学家将正念的概念和方法从佛教中提炼出来，发展出多种以正念为基础的心理疗法。正念强调对此时此刻内外部刺激的持续注意和不评判接纳。在这个过程中，个体的感知觉的敏感性和注意、记忆能力及情绪状态、情绪调节能力等也将发生显著变化，这些变化改变了个体心身状态，这也可能是正念治疗达到各种临床功效的重要原因。

五、心理生物学理论

心理生物学，是目前心身相关研究中最前沿的部分，也是今后医学心理学研究的一个重要方向。心理生物学研究的本质是心理行为变量与生物学变量之间的关系。这一学科的研究主要集中在神经系统的有关结构和功能，内分泌系统的作用，感知、思维、情感、记忆、学习、睡眠、本能、动机等心理活动和行为的生理机制。该学派有几个代表人物。

（1）沃尔夫（H. G. Wolff）的心理应激理论认为，心理应激使机体发生生理和病理变化，是心身疾病结构性改变的前驱。他认为，支持不同的心理刺激能激发全身性非特异性心理应激反应。他以精心设计的科学实验去研究心理因素和情绪对健康和疾病的影响，并应用数据表征研究中所观察到的变化。

（2）巴甫洛夫的情绪理论认为，情绪激动是在皮质控制力减弱条件下极其复杂的无条件反射的结果。机体的情绪与大脑皮质的神经活动联系在一起，周围环境的某种变化，对人们而言所具有的意义愈大，情感体验就愈深刻。

巴甫洛夫认为，人和动物的心理活动，包括人的一切智慧、行为和随意运动，都是在无条件反射基础上形成的条件反射。他把条件反射视为机体与外部世界相互作用的要素，主张采用条件反射这一客观的实验方法来科学地研究主观心理现象，强调一切主观活动都是由客观外界所决定的，坚持机体与环境、心理与生理、主观与客观的辩证统一。

复习思考题
一、名词解释
医学心理学　医学模式
二、简答与论述题
1. 医学心理学的研究方法有哪些？
2. 简述医学模式转变的需要。

第二章　人的正常心理与异常心理

第一节　心理学基础

一、心理现象

心理学是研究心理现象（mental phenomena）发生和发展规律的科学。心理现象即心理活动，是人脑对客观现实的反映。它具有生物和社会的双重属性，包括心理过程、个性心理两个方面（见图 2 - 1）。

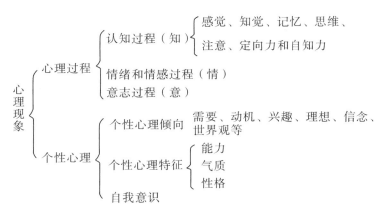

图 2 - 1　心理现象

（一）心理过程（mental process）

心理过程，是指人的心理活动发生和发展的过程，包括人的认知过程（cognitive process）、情绪和情感过程与意志过程。认知过程是人对客观世界的认识和察觉，包括感觉、知觉、记忆、思维、注意、定向力和自知力等过程，其中，注意是伴随心理过程的一种心理特征。人在认识客观事物的时候，由于客观事物的不同特点和客观事物与人之间的不同关系，使人对客观事物采取一定的态度并产生某种主观体验，如满意或不满意、愉快或不愉快等，这种主观体验过程就是情绪和情感过程。在认识和改造世界的活动中，人不仅能认识事物并产生一定的情绪情感，而且还能有意识地、自觉地确定目的，并根据目的调节、支配自身的行动，克服困难去实现预定目标，这个过程就是意志过程。人的认知过程、情绪和情感过程、意志过程是既有区别又有联系的心理活动过程的 3 个组成部分。人的认知过程和意志过程往往伴随一定的情绪、情感活动；意志过程以一定的认知活动为前提；而人的情绪和情感过程与意志活动又促进了人的认知发展。

（二）个性心理（individual mind）

个性心理包含 3 个方面的内容：一是个性心理倾向，即人的需要、动机、兴趣、理想、信念、世界观等，是人对客观世界的态度和行为的积极性的特征，是人进行活动的基本动力。二是个性心理特征，包括能力、气质、性格，是一个人稳定的典型心理特征和行为方式。三是自我意识，是一个人对自己本身的一种意识，由自我认识、自我体验和自我调控等构成。自我意识的产生和发展是个体不断社会化的过程，也是个性特征形成的过程。

心理过程与个性心理是个体心理现象的两个方面，两者都是在社会实践中发展形成的，是心理学研究的具体内容。心理过程从心理现象的组成部分来研究个体心理现象的共性，它是个性形成的基础，没有对客观世界的认识，就不可能产生情感；没有积极的意志行动，也就不可能形成个体的性格、气质、能力、理想、信念、世界观等。个性心理从个体心理现象的表现来分析个体心理的差异性，是在完成一般心理过程后发展起来的，没有一般心理过程的发生、发展，就不可能有个性心理的发生、发展。

二、心理的实质

（一）心理是脑的功能

人脑是产生心理的器官，是一切心理活动的物质基础。从生物进化的过程可以看出，神经系统的出现使人类有了心理活动，而且脑越发达，个体的心理活动就越复杂。人脑的形成大约经历了 10 亿年，大脑皮质特别是新皮层在人脑得到了高度的发展。此外，神经元突起的数量、胶质细胞的密度和脑沟的深浅等也可能与心理和智能水平有一定的关系，使人能更好地适应各种复杂的自然环境。另外，与其他动物相比，由于人类具有更高的智力和更细微、敏感的情感体验，人的心理活动更为微妙，因此，人较其他动物而言更容易发生心理障碍。

（二）心理是客观现实的反映

1. 客观现实是心理的源泉和内容

客观现实指人的心理以外的一切客观存在，包括自然环境和社会环境。在社会环境中，尤其是社会实践中的人际交往对人的心理发展具有决定性意义。社会实践是人的心理发生、发展的基础。许多事实证明，人从小脱离人类的社会生活环境是不能产生正常的心理活动的。印度狼孩的故事就是有力的例证。

2. 心理是人脑对客观现实的主观能动的反映

人脑对客观现实的反映不是复印、摄影等对事物的翻版，不仅不同的人对同一事物反映不同，即使是同一个人，在不同时期、不同条件下，对同一事物的反映也不相同。人对客观现实的反映总是受个人经验、个性特征和自我意识等因素的影响，因此，人的心理具有主观性。

心理的能动性表现在人脑，不仅反映客观现实的外部特性，并且经过抽象与概括，揭示其本质和规律。只有掌握了事物的本质规律，才能使人的行动成为自觉行动，进而产生巨大的能动作用，使人不仅能反映客观世界，并且能改造客观世界。

第二节　正常心理与异常心理

一、异常心理的判断标准

由于人的异常心理活动和正常心理活动之间没有明显的分界线，因此判断一个人是否有心理障碍是很不容易的事。心理障碍的判断标准存在多层次、多侧面、多标准的多元化格局。其中，经验标准、客观检查标准、统计学标准、社会适应标准的影响较为广泛。

（一）经验标准

经验标准，包括两方面。一方面是指个体的主观体验，即个体自己觉得有焦虑、抑郁，或感到存在没有明显原因的不舒适感，或自己不能适当地控制自己的情绪或行为。另一方面，是观察者根据自己的经验观察他人，做出正常与异常心理的判断。这种判断具有很大的主观性，其标准因人而异，即不同的观察者有各自评定行为的标准。但是，接受过专业训练和临床实践的观察者，如精神科医师，能形成大致相近的评判标准，故对大多数心理异常仍可取得一致的看法。

（二）统计学标准

对普通人群的心理特征进行测量的结果常常显示常态分布，居中的大多数人居于心理正常，而远离中间的两端被视为"异常"。因此，统计学确定一个人的心理正常或异常，是以其心理特征偏离平均值的程度来判断的，偏离平均值的程度越大，则越不正常。以统计数据为基础的正常与异常的界限比较客观，便于比较，操作简便易行，因此，受到很多人欢迎。但这种标准也存在一些明显的缺陷，例如，智力超常或有非凡创造力的人处于正态分布曲线的两端，不能被认为是病态；再者，有些心理特征和行为也不一定呈常态分布，而且心理测量的内容同样受社会文化制约。所以，统计学标准也不是普遍适用的。

（三）客观检查标准

客观检查标准，又称症状和病因学标准，它将症状数量化，以数字来表示，是较客观可靠的指标。主要包括生理和组织的检查标准和心理检查标准。如果个体表现的某种心理现象或行为可以找到病理解剖或病理生理变化的依据，则认为此人有精神疾病，其表现被视为疾病的症状，产生原因归结为脑功能失调。客观检查标准认为，心理障碍患者的内部应有病理过程存在，有些目前未能发现明显病理改变的心理障碍，可能将来会发现更精细的分子水平上的变化，这种病理变化的存在才是心理正常与异常的可靠划分根据。客观检查标准把心理障碍纳入了医学范畴，重视物理、化学检查和心理生理测定，但也有不足。

（四）社会适应标准

人总是在特定的社会文化环境中生活，社会对个体的行为具有规范的要求。人要适应社会环境，其行为就必须符合这些社会规范，必须根据社会要求和道德准则行事。因此，心理和行为异常是相对社会常态而言的。通过考察一个人对人对己的态度、与他人交往的方式、人际关系情况、社会适应和社会功能情况，可以对其是否心理异常做出评价。使用社会适应标准判断心理是否异常需考虑国家、民族、风俗与文化等方面的影响。因为，同一种心理与行为，所处环境不同，其评价结论也不同。

以上每一种标准都有其根据，对于判断心理正常或异常都有一定的使用价值，但又都不能单独用来判断所有心理问题。故应互相补充，并通过大量的临床实践，对各种心理现象进行科学分析。

二、认知过程和认知过程障碍

认知过程，是指人对客观世界的认识和察觉，包括感觉、知觉、记忆、思维、注意、想象等心理活动。现代信息论认为，认知过程是人脑对客观世界变化信息的加工过程。

（一）感觉与感觉障碍

1. 感觉的定义

感觉（sensation），是人脑对当前直接作用于感觉器官的客观事物个别属性的反映。例如，物体的大小、形状、颜色、声音、气味等个别属性，通过人的眼、耳、鼻、舌、身等相应的感觉器官产生感觉。感觉虽是最简单的心理现象，但它是一切心理现象的开端和门户，也是人的正常心理活动的必要条件。20世纪50年代，McGill大学进行的感觉剥夺实验就充分说明了感觉的重要性。

2. 感觉的特征

（1）感受性和感觉阈限。感觉器官对适宜刺激的感觉能力叫感受性；能引起感觉的最小刺激量叫感觉阈限。感受性是用感觉阈限的大小来度量的，二者成反比关系。阈限值低，感受性高；阈限值高，感受性低。

（2）感觉的适应。感觉随环境和条件变化而变化的特点，称为感觉的适应。例如，刚入暗室，眼睛什么都看不见，过一会儿后又能看清东西了，这就是视觉的暗适应，反之则为明适应。还有皮肤觉的适应、嗅觉的适应等。在各种感觉中，嗅觉的适应性最强，而听觉和痛觉的适应现象较少见。

（3）感觉的相互作用。当某种感官受到刺激时，对其他器官的感受性升高或降低的现象称为感觉的相互作用，包括感觉后像和联觉。在一定条件下，各种不同的感觉可能发生相互作用，使感受性发生变化。例如，红光可降低听觉的感受性；绿光能提高听觉的感受性；等等。

当刺激作用停止后，感觉印象的暂时存留现象，称为感觉后像，分为正后像和负后像。在视觉上有明显的感觉后像（见图2-2）。

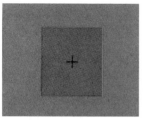

正后像　　　　　　　　　　　　负后像

图2-2　注视30秒钟后看周围白色背景出现的感觉后像

一种感官受到刺激产生一种特定感觉的同时，又产生另外一种不同感觉的现象称为联觉（synesthesia）。例如，红、橙、黄色引起温暖感、接近感、沉重感；而绿、蓝、紫色引起凉爽感、深远感和轻快感。同样大小的房间，由于墙壁、地板、家具等颜色不同，会产生大小、冷暖乃至兴奋、压抑等不同的感觉。

（4）感觉对比（sensory contrast）。同一感官由于不同刺激背景而引起感受性程度变化的现象称为感觉对比，包括感觉在强度和性质上的变化。例如，同样的白色在黑色背景上比在灰色背景上显得更白；轻松的音乐可缓解焦虑情绪等。感觉对比包括同时对比和继时对比（见图2-3）。

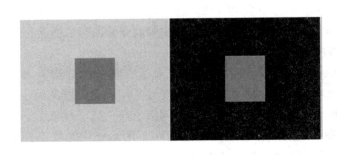

同时对比　　　　　　　　　继时对比

图2-3　感觉对比：同样的小方块在黑色背景上比在灰色背景上显得更白

（5）感觉的发展与补偿。人生来就具有各种感觉能力，但由于实践活动的不同，感觉能力的发展水平也存在差异。例如，音乐指挥家具有高度精准的听觉，能听出上百人的乐队中某个人演奏错了的一个音符。当人的某种感觉受损或缺失后，其他的感觉得到高度发展以弥补缺失的感觉的现象称为感觉的补偿现象。例如，盲人的听觉和触觉、聋哑人的视觉都格外灵敏等。这都说明人的感受性有巨大的潜力，通过实践训练，人的感受性可以得到充分的发展。

3. 感觉障碍的定义

感觉障碍（abnormal sensation），也称为感觉异常，是指机体感受系统对外界刺激不能产生正常的感觉反应。当外界刺激作用于感觉器官后，经过传入神经通路到达大脑感觉中枢产生感觉。当这一通路的任一部位出现异常时，都会产生感觉障碍。由感觉细胞及传入神经损害产生的感觉障碍属神经症状，常见于神经系统的疾病。由中枢神经功能异常产生的感觉障碍则主要见于精神疾病。在精神疾病中，常见的感觉障碍有感觉过敏、感觉减退、感觉倒错和内感性不适。

（1）感觉过敏（hyperesthesia）：是指感觉阈值降低，对平常强度的刺激感受性增强，临床上多出现令患者不适或难以忍受的痛苦感觉，例如，感到阳光特别刺眼、声音特别刺耳，轻微的触摸也会使皮肤感到疼痛难忍，等等。感觉过敏多见于神经症、更年期综合征等。

（2）感觉减退（hypoesthesia）：是对外界一般刺激的感受性减低，感觉阈值增高，患者对强烈的刺激感觉轻微或完全不能感知（后者称为感觉缺失，anesthesia）。见于抑郁状态、木僵状态和意识障碍。感觉缺失见于癔症，又称转换性症状（conversion symptoms），如失明、失聪等。

（3）感觉倒错（paraesthesia）：是指对外界刺激产生与正常感觉相反的感觉。在临床上少见，而且仅限于浅层感觉。例如，对凉水感到烫手；用棉球轻触皮肤时，患者产生麻木感或疼痛感。临床见于转换型障碍。酒精性周围神经病的足部烧灼感和糖尿病性肌萎缩时大腿的自发疼痛，也属于感觉倒错。

（4）内感性不适（senestopathia）：也称体感异常，是指躯体内部（如肠道、关节、皮下）产生的各种不舒适或难以忍受的异样感觉，如牵拉感、挤压感、游走感、蚁爬感、不明原因的疼痛等，性质难以描述，没有明确的局部定位，可继发疑病观念。多见于神经症、精神分裂症、抑郁状态和躯体化障碍。

（二）知觉与知觉障碍

1. 知觉的定义

知觉（perception），是指当前直接作用于感觉器官的客观事物的整体及其外部相互关系在人脑中的反映。人们通过感觉可以认识事物个别部分或个别属性，而通过知觉能够把由各种感觉通道所获得的感觉信息进行整合，以获得对事物整体的认识。

2. 知觉的基本特性

（1）知觉的选择性：是指根据当前的需要，有选择地对外来的刺激物作为知觉对象进行组织加工的过程。知觉对象的选择，受知觉者的动机、需要和受刺激物的变化、位置、运动等主、客观因素的影响（见图 2 - 4、图 2 - 5、图 2 - 6）。

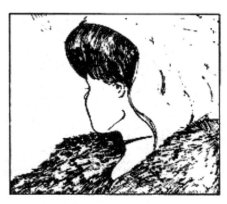

图 2 - 4　是年轻少女还是老妇人？（测试知觉的选择性）

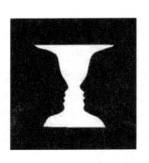 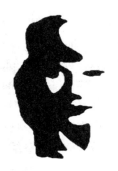

图 2 - 5　是投影还是剪影？　　　　图 2 - 6　是男还是女？
（测试知觉的选择性）　　　　　　　（测试知觉的选择性）

（2）知觉的整体性：是指我们不是将事物的各种属性、各个组成部分感知为个别孤立的部分，而是把它感知为一个有组织的整体（见图 2 - 7）。

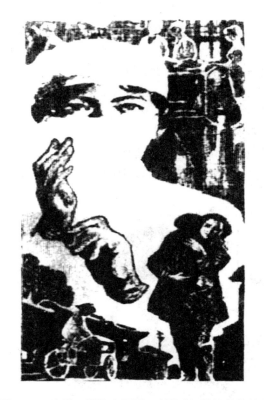

图 2 - 7　这是一幅什么图形？（测试知觉的整体性）

（3）知觉的理解性：是指人以知识经验为基础，对感知的事物加工处理，并用词语加以概括说明的组织加工过程。知觉的理解性主要受个人的知识经验、言语指导、实践活动及个人兴趣爱好等多种因素的影响。人们对知觉对象的理解，是以自己已有的知识经验为前提的。人们知识经验越丰富，对事物的知觉就越深刻、越精确、越迅速（见图2-8）。例如，医师对患者的观察要比一般人全面而深刻。

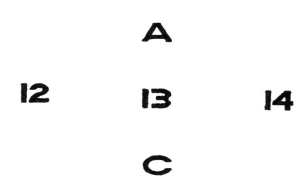

图2-8 图片的中间是字母还是数字？（测试知觉的理解性）

（4）知觉的恒常性：是指当知觉的客观条件在一定范围内改变时，知觉的映像仍然保持不变。例如，在有色光的照明下，绿色的树叶看起来颜色发生了改变，但是我们还是知道树叶是绿色的。

3. 知觉障碍的定义

知觉障碍（disturbance of perception），也称为知觉异常，是指因大脑皮质的病理性损害和中枢神经功能障碍产生的异常知觉，其临床诊断意义要大于感觉障碍。知觉障碍分为错觉、幻觉和感知综合障碍等。

（1）错觉（illusion）：在客观事物刺激作用下产生的对刺激的主观歪曲的知觉，是不正确的知觉。正常人在光线暗淡、恐惧、紧张和期待等心理状态下可产生错觉，经验证后可以纠正。例如，人在夜晚独经旷野，心中恐惧，会把树木当成人形，把自己的脚步声误认为是有人在追赶。病理性错觉常见于意识障碍状态，患者坚信不疑，不能纠正，例如，患者将门上挂的衣衫视为鬼怪。多见于癔症、情感性精神病、精神分裂症、器质性精神障碍等疾病。

（2）幻觉（hallucination）：无相应客观刺激作用于感觉器官而产生的知觉体验，是一种虚幻的知觉体验。幻觉是临床上最常见的重要的精神病性症状，常与妄想合并存在，具有较高的临床诊断意义。幻觉主要包括幻听、幻视、幻嗅、幻味、幻触和内脏性幻觉等。

1）幻听（auditory hallucination）：临床最常见的幻觉，表现形式多样。临床最多见的是言语性幻听。幻听的内容通常是对患者的议论、辱骂、威胁、命令和赞美等，幻听的声音多来自外部或说不清方位，以人数不等的陌生声音较多，有些患者听到亲友、同事或其他熟人的声音。幻听常影响人的思维、情感和行为，可能会出现与幻听相应的侧耳倾听、掩耳或对空谩骂等行为；或出现拒食、打人、毁物、自伤或自杀，甚至产生危害社会的行为。常见于精神分裂症、颞叶癫痫等。

2）幻视（visual hallucination）：外界不存在相应的客观事物而能看见无意义的色彩、闪光或形象，内容较丰富多样，形象清晰、鲜明和具体。常见于精神分裂症、癔症等。

3）幻嗅（olfactory hallucination）：患者闻到一些难闻的气味，常以手掩鼻或以物塞鼻。例如，腐败的尸体气味、化学物品烧焦味、浓烈刺鼻的药物气味及体内发生的气味等，往往使患者产生不愉快的情绪体验，常与其他幻觉和妄想结合在一起。患者常坚信他所闻到的气味是坏人故意放的，从而强化了被害妄想，可表现为捏鼻动作或拒食，多见于精神分裂症。

4）幻味（gustatory hallucination）：患者尝到食物中有某种特殊的、令人不愉快的，甚至难以忍受的怪味，以致拒食。患者常继发被害妄想，主要见于精神分裂症。幻嗅与幻味常常同时存在，多见于精神分裂症、颞叶癫痫等。

5）幻触（tactile hallucination）：也称皮肤与黏膜幻觉，患者感到皮肤或黏膜上有某种异常的感觉，可表现为触摸感、虫爬感、针刺感、触电感或性接触感，多见于精神分裂症、癔症或器质性精神病等。

6）内脏幻觉（visceral hallucination）：患者对躯体内部某一部位或某一脏器的一种异常知觉体验。例如，感到肠扭转、肺扇动、肝破裂、心脏穿孔、腹腔内有虫爬行等，常与疑病妄想、虚无妄想或被害妄想伴随出现，多见于精神分裂症。

（3）感知综合障碍（psychosensory disturbance）：患者对客观事物整体的感知是正确的，但对该事物的某些个别属性，如大小、形状、颜色、空间位置、距离等产生错误的感知。

1）视物变形症（metamorphopsia）：患者感知到周围的人或物体的形象、形状、体积等属性发生了改变。看到物体的形象比实际增大，称作视物显大症（macropsia），例如，看到他的父亲变成了巨人，头顶着房顶；比实际缩小，称为视物显小症（micropsia），例如，患者感到自己家的门很矮小，自己的身体根本就不可能通过。患者认为自己的模样发生了变化，一日多次窥镜的现象，临床上称为窥镜症。可见于精神分裂症和脑器质性精神障碍。

2）空间知觉障碍（disturbance of space perception）：患者感到周围事物的距离发生改变，不能准确判断自己和周围空间的距离，例如，候车时汽车已驶进站台，而患者仍感觉汽车离自己很远。

3）时间感知综合障碍（psychosensory disturbance）：患者对时间的快慢出

现不正确的知觉体验。例如，感到时间在飞逝，似乎身处"时空隧道"之中，外界事物的变化异乎寻常的快；或者感到时间凝固了，岁月不再流逝，外界事物停滞不前。

4）非真实感（derealization）：患者感到周围的事物和环境发生了变化，似乎是不鲜明的，模糊不清，缺乏真实感，感到"好像都是假的"。可见于精神分裂症、抑郁症、神经症、中毒性或颅脑创伤性精神病等。

（三）记忆与记忆障碍

1. 记忆的定义

记忆（memory），是人脑对经历过的事物的识记、保持、再认和再现（记忆的3个基本过程）的心理过程。信息加工论认为，记忆是人脑对外界信息的编码、存贮和提取的过程。记忆可分为感觉记忆、短时记忆和长时记忆（记忆的基本类型及特点见表2-1）。记忆与感知觉不同，感知觉是人们对当前直接作用于感官的事物的反映，而记忆是对过去经历过的事物的反映。例如，多年不见的好友，我们仍能回想起他的音容笑貌。

表2-1 记忆的基本类型及其特点

记忆的类型	记忆保持时间	记忆容量	记忆编码
感觉（瞬时）记忆	<2秒钟	无限	物理特性（形象）
短时（初级）记忆	<1分钟	7±2个记忆组块	语音及物理特性
长时（二级）记忆	>1分钟	无限	意义或联想组合

2. 记忆障碍的定义

记忆障碍（dysmnesia），是指不能记住或回忆信息的状态，有可能是基于病理生理性或情境性的原因引起的暂时性或永久性的记忆障碍。记忆障碍分3种。

（1）记忆增强（hypermnesia）：患者对病前不能够并且不重要的事都能回忆起来。临床常见轻躁狂患者联想加速，"过目不忘"，而且对平时不能回忆的往事细节也能回忆起来。临床上主要见于躁狂症和偏执状态患者。

（2）记忆减退（hypomnesia）：记忆过程的功能全面减退。最常见于脑器质性精神障碍如痴呆患者，也可见于正常老年人。

（3）遗忘（amnesia）：对已识记的内容不能再认或回忆的现象，称为遗忘。遗忘也就是指患者对某一段经历或重大事件的记忆缺失，主要表现为回忆的障碍。记忆的3个基本过程之一或全部受损时均会产生遗忘，临床上分为心因性遗忘和器质性遗忘两类。

（四）思维与思维障碍

1. 思维的定义

思维（thinking），是人脑对客观事物概括的、间接的反映。间接性和概括性是思维的主要特征。思维活动借助媒介和一定的知识经验对客观事物进行间接的反映，就是思维的间接性。例如，医师通过患者的心电图 ST 段下移和 T 波倒置，可间接地诊断患者心肌缺血。在大量感性材料的基础上，把一类事物共同的本质特征和规律抽取出来，加以概括即为思维的概括性。例如，医师对严重腹水和移动性浊音之间规律性联系的认识，概括出严重腹水的患者一般都有移动性浊音。

2. 思维障碍的定义

思维是人类认识活动的最高形式。大脑思维活动通过联想和逻辑过程来实现。正常情况下思维具有具体性、目的性、实际性、实践性、逻辑性 5 个特征。当这 5 个特征发生紊乱时就会出现思维障碍。思维障碍是各类精神疾病常见的症状，其临床表现多种多样，大体分为思维形式障碍和思维内容障碍。

（1）思维形式障碍：分为思维联想障碍（思维的量和速度的变化）和思维逻辑障碍。常见的症状有 13 种情况：

1）思维迟缓（inhibition of thought）：一种抑制性的思维联想障碍，即联想受到抑制，速度缓慢、联想困难。主要表现为言语缓慢、语量减少、语声甚低、反应迟缓，患者自我感到"脑子不灵了""脑子变慢了""什么都想不起来"。常见于抑郁症。

2）思维奔逸（flight of thought）：一种兴奋性的思维联想障碍，指思维联想速度加快，思维活动量增多和转变快速。临床表现为健谈，说话滔滔不绝、口若悬河、出口成章，诉述脑子反应快，特别灵活，好像机器加了"润滑油"，思维敏捷，概念一个接一个地不断涌现出来。说话增多，语速加快，说话的主题极易随环境而改变（随境转移），也可有音韵联想（音联）或字意联想（意联）。多见于躁狂症。

3）病理性赘述（circumstantiality）：是思路的障碍，思维活动停滞不前、迂回曲折，做不必要的、过分详尽的、累赘的描述而掩盖了主要的内容，进行速度缓慢但不离题，最后能到达预定的终点。表现为讲话啰唆，半天讲不到主题上。多见于脑器质性、癫痫性及老年性精神障碍。

4）思维松弛（looseness of thinking）：又称思维散漫，指思维活动表现为联想松弛，内容散漫，对问话的回答不切题，缺乏逻辑关系，让人感觉交谈困难，不易理解其言语的主题及用意。常见于早期精神分裂症。

5）破裂性思维（splitting of thought）：患者在意识清楚的情况下，出现思维联想过程破裂，缺乏内在意义上的连贯和应有的逻辑性。在言谈或书写中，虽然单独语句在结构和文法上正确，但主题与主题间，甚至语句之间，缺乏内在意义上的联系，因而别人无法理解其意义。严重时，言语支离破碎，个别词句之间也缺乏联系，成了词的杂拌，称为语词杂拌（word salad），多见于精神分裂症。

6）思维贫乏（poverty of thought）：指联想数量减少，概念与词汇贫乏。患者体验到脑子空洞无物，没有什么东西可想；表现为沉默少语，谈话言语空洞单调，自感"脑子空虚没什么可说的"。往往与情感淡漠、意志缺乏伴随出现，构成精神分裂症的 3 项基本症状。可见于精神分裂症、脑器质性精神障碍。

7）思维中断（blocking of thought）和思维被夺（thought withdrawal）：患者在意识清晰时无外界原因，体验到在思考的进程中思维突然中断，称思维中断，也称思维阻滞。如患者认为其思想被某种外力夺走则为思维被夺。见于精神分裂症。

8）思维插入（thought insertion）和思维云集（pressure of thought）：患者体验到不属于自己的思想强行进入脑中，不受自我意志的支配，称为思维插入。如果患者体验到思潮不受患者意愿支配，而强制性地大量涌现在大脑，称思维云集，又称强制性思维（forced thought）。多见于精神分裂症。

9）思维化声（thought hearing）：也称思维鸣响或思维回想，患者思考时体验到自己的思想同时变成了言语声，自己和他人均能听到。多见于精神分裂症。

10）思维扩散（diffusion of thought）和思维被广播（thought of broadcasting）：患者体验到自己的思想一出现就尽人皆知，感到自己的思想与人共享，毫无隐私可言，为思维扩散。如果患者认为自己的思想是通过广播而扩散出去的，为思维被广播。此为诊断精神分裂症的重要症状。

11）象征性思维（symbolic thinking）：为概念的转换，以无关的具体概念来代表某一抽象概念，不经患者自己解释，别人无法理解。正常人可有象征性思维，如以鸽子代表和平，但能为人们共同理解并不为病态。例如，反穿衣服以表示自己"表里如一、心地坦白"；吞食骨头使自己具有"硬骨头"精神，可见于精神分裂症。

12）语词新作（neologism）：将不同含义的概念或词融合、浓缩在一起，或作无关的拼凑，或自创文字、图形、符号，并赋予特殊的概念。例如，"犭市"代表狼心狗肺；"％"代表离婚。多见于青春型精神分裂症。

13）逻辑倒错性思维（paralogic thinking）：推理缺乏逻辑性，既无前提也无根据，或因果倒置，推理离奇古怪，不可理解。例如，患者说"因为电脑感染了病毒，所以我也要死了"等。多见于精神分裂症、偏执狂及某些病态人格等。

（2）思维内容障碍。

1）妄想（delusion）：一种病理性的歪曲信念。妄想是病态推理和判断，有4种特征。①信念的内容与事实不符，没有客观现实基础，但患者坚信不疑；②妄想内容均涉及患者本人，总是与个人利害有关；③妄想具有个人独特性；④妄想内容因文化背景和个人经历而有所差异，但常有浓厚的时代色彩。多见于精神分裂症及器质性精神障碍，对患者的社会功能有极大的破坏作用。妄想分原发性妄想和继发性妄想两种。临床上常见的妄想有以下几种类型。

被害妄想（delusion of persecution）：最常见的一种妄想。患者坚信自己被打击、被陷害、被监视等。例如，精神病患者认为饭里被人放毒、被跟踪或陷入阴谋等。患者受妄想的支配可拒食、控告、逃跑或采取自卫、自伤、伤人等行为，常见于精神分裂症和偏执性精神病。

关系妄想（delusion of reference）：患者将环境中与他无关的事物都认为是与他有关的。例如，认为周围人的谈话是在议论他，别人吐痰是在蔑视他，人们的一举一动都与他有一定关系。关系妄想常与被害妄想伴随出现，主要见于精神分裂症。

被控制妄想（delusion of being controlled）：又称被控制感，患者觉得自己的思想、情感和意志行为都受到外界某种力量的控制，如受到电波、超声波或特殊的先进仪器控制而不能自主。例如，患者觉得自己的大脑已被电脑控制，自己已是机器人。此症状是精神分裂症的特征性症状。

夸大妄想（grandiose delusion）：患者认为自己有非凡的才智、至高无上的权利和地位、大量的财富和发明创造，或是名人的后裔。常见于躁狂症和精神分裂症。

罪恶妄想（delusion of guilt）：患者毫无根据地坚信自己犯了严重错误，有不可宽恕的罪恶，应受严厉的惩罚，认为自己罪大恶极、死有余辜，以致坐以待毙或拒食自杀，患者要求以劳动改造或请罪等手段来赎罪。常见于抑郁症和精神分裂症。

嫉妒妄想（delusion of jealousy）：患者坚信自己的配偶对自己不忠，而另有外遇的病态信念。表现为对配偶的跟踪、盯梢，暗中检查配偶的衣服、床单，窥查配偶的提包及邮件以寻觅私通情人的证据。常见于精神分裂症、反应性精神病和偏执型精神病等。

疑病妄想（hypochondriacal delusion）：患者毫无根据地坚信自己患了某种严重躯体疾病或不治之症，即使通过一系列详细检查和多次反复的医学验证都不能纠正。严重时，患者认为"自己内脏腐烂了""脑子变空了""血液停滞了""心脏不跳了"，则为虚无妄想。常见于精神分裂症、老年性抑郁症和脑器质性精神病等。

钟情妄想（被钟情妄想）（delusion of being loved）：患者坚信自己被异性钟情，即使遭到对方严词拒绝，仍毫不置疑，而认为对方在考验自己对爱情的忠诚，仍纠缠对方不已。可见于青春型精神分裂症等。

思维被洞悉妄想（experience of being revealed）：或称内心被揭露感。患者认为其内心所想的事，未经语言文字表达而被周围人所洞悉。常常与妄想及幻觉（幻听）等同时存在。见于精神分裂症。

2）超价观念（overvalued idea）：一种有事实根据的错误观念。此种观念片面而偏激，但在逻辑上并不荒谬，往往与切身利益有关，并带有强烈的情感作用，影响其行为。例如，艺术家对本身天才的超价观念，多见于人格障碍和心因性障碍。

3）强迫观念（或强迫思维）（obsessive idea）：患者脑内反复出现无法摆脱的观念，表现为某一种想法、某句话、某些事件的回忆、计数（强迫性回忆、计数），追究某些毫无意义的荒谬的问题（强迫性穷思竭虑）。强迫思维常可伴有继发性强迫动作。例如，患者锁门后，疑虑、怀疑家门没有锁好，故又返回家数次反复检查（前者为强迫性怀疑，继发有强迫性检查行为）。

（五）注意与注意缺陷障碍

1. 注意概述

注意（attention），是心理活动对某种事物的指向和集中，有主动与被动之分。它是伴随心理过程并在其中起指向作用的心理活动。指向性和集中性是注意的两个特点。注意具有选择、保持和对活动进行调节与监督的功能，保证了人能够及时地集中自己的心理活动，正确地反映客观事物，使人能够更好地适应环境及改造世界。注意的基本品质有注意的广度、稳定性、分配和注意的转移。每个人注意的广度、稳定性、转移和分配都有差异，这与大脑皮质的功能状态有关。正常人通过有意识的训练，可改善注意的品质，提高注意能力。

2. 注意缺陷障碍

注意缺陷障碍，指大脑器质性损害时，在注意的强度、范围和持久性方面发生的改变。注意缺陷障碍常与意识障碍伴随而来，任何部位的大脑病变，尤其是广泛的病变，都能对注意造成损害。通常，注意是针对主动注意而言。临床上注意缺陷障碍，包括注意增强、注意减弱、注意狭窄、注意涣散、注意转移、注意迟钝等。其中，注意减弱和注意狭窄最为常见。

（1）注意增强（hyperprosexia）：属于注意程度方面的障碍，是指个体感到威胁时，表现警觉提高的状态，为主动注意的增强。例如，有妄想观念的患者，对环境保持高度的警惕，过分地注意别人的一举一动并认为是针对他的；有疑病观念患者的注意增强，指向身体的各种细微变化，过分地注意自己的健康状态。见于神经症、偏执型精神分裂症、更年期抑郁症等。

（2）注意减弱（hypoprosexia）：也属于注意程度方面的障碍，表现为主动及被动的注意明显减弱，即患者不能较长时间地把注意集中于某一事物，注意的广度缩小，注意的稳定性明显下降。多见于神经衰弱、脑器质性精神病、精神分裂症和意识障碍等。

（3）注意涣散（aprosexia）：属于注意稳定性方面的障碍，主要是主动注意的不易集中，由注意的稳定性降低所致。多见于神经症、精神分裂症和儿童多动与注意缺陷障碍等。

（4）注意转移（distractibility）：属于注意稳定性方面的障碍，主要表现为主动注意不能持久，注意稳定性降低，很容易由受外界环境的影响而注意的对象不断转换。可见于躁狂症。

（5）注意迟钝（inattentiveness）：也称注意缓慢（blunting of attention），属于注意集中性方面的障碍，是指患者的主动注意和被动注意均减弱，外界的刺激不易引起患者的注意。多见于抑郁症、严重脑器质性疾病的意识模糊患者。

（6）注意狭窄（narrowing of attention）：属于注意集中性方面的障碍，指注意范围的显著缩小，当注意集中于某一事物时，不能再注意与之有关的其他事物。多见于意识障碍或智能障碍患者。

三、情感过程与情感过程障碍

（一）情感过程的概述

情绪（emotion）和情感（feeling）是人类心理生活的一个重要方面，它们伴随着认知过程产生并对认知过程产生重大的影响，也是人对客观现实的一种反映形式。

1. 情绪与情感的定义及区别

情绪和情感，是人对客观事物的态度体验及相应的心身变化。人的情绪和情感决定于人对环境事件的解释和评估。对同一对象或现象的解释和评估不同，就会产生不同的情绪和情感。例如，顺利完成工作任务会使人轻松和愉快，失去亲人会使人痛苦和悲伤等。需要是情绪和情感产生的基础。根据情绪与需要的关系，我们把快乐、悲哀、愤怒、恐惧作为最基本的情绪形式或原始情绪。根据强度和持续时间的长短，可分为心境、激情、应激和挫折4种基本情绪状态。心境（mood），是一种微弱而持久的具有渲染性的情绪状态。激情（affective impulse），是短时间的强烈而暴发性的情绪状态。应激（stress），是指人对意外的环境刺激所做出的适应性反应，是在出乎意料的紧迫情况下所引起的高度紧张的情绪状态。挫折（frustration）是一种消极的心理反应，指个体在有目的的活动中，遇到了难以战胜的阻碍，内心的需要无法满足时而产生的一种消极反应。人类高级的社会性情感主要有道德感、理智感和美感。

在心理学上情绪与情感是两个不同的概念，两者既有区别又有联系。情绪和情感的区别见表2-2。

表2-2　情绪和情感的区别

区别点	情　绪	情　感
稳定性	情境性、冲动性和短暂性	稳定性、深刻性和持久性
表现形式	表现外显性（外在表现）	表现内隐性（内心体验）
需要角度	多与人的生理需要相联系	多与人高级的社会性需要相联系
发生角度	人和动物都有，发生较早	人所独有，发生较晚

情绪和情感虽有区别，但在具体的人身上很难严格区分开来。情绪和情感总是彼此依存而交融一体的，彼此不可分割。情绪是情感的基础，情感离不开情绪，稳定的情感是在情绪的基础上形成的，同时又通过情绪得以表达，离开情绪的情感是不存在的。情绪也离不开情感，情绪的变化往往反映情感的深度。

2. 情绪与人的行为和健康

情绪、情感是人的精神活动的重要组成部分，在人类的心理活动和社会实践中有着极为重要的作用。情绪具有明显的生理反应成分，直接关系到心身健康，同时所有心理活动又都是在一定的情绪基础上进行的，因而人们将其看成是心身联系的桥梁和纽带。正性情绪有利于人的心理和生理两个方面的健康；负性情绪常常会损害人正常的生理功能和心理反应，严重时可导致心身障碍。因此，情绪在医学心理学中显得非常重要，医学心理学研究的许多问题，包括疾病的心理病因、心理诊断、心理治疗、康复心理和心理护理等都涉及情绪问题。在临床医学中，情绪研究具有重要的理论和实际意义，它涉及不良情绪对各种疾病过程的影响，以及如何改善患者的情绪反应等问题。

情绪是认识和洞察人们内心世界的窗口，它标志着个性成熟的程度。一个具有良好修养的人，懂得控制和调节情绪的意义，能够自觉有效地控制和调节自己的情绪。一般来说，可以从5个方面进行情绪的控制和调节。

（1）调整行为目标。情绪与人的需要是否得到满足有关。从理论上说，建立起理想和现实尽可能一致的生活或行为目标，将有利于需要的满足，减少个体负性情绪的发生。

（2）改变认知评价方式。认知决定情绪发生的性质和强度。实际生活中，人们会遇到各种各样能引起情绪反应的刺激，在个人的认知水平上做一定的调整往往能有效地减少负性情绪的发生，甚至改变情绪反应的性质。

（3）改变或转变环境。环境刺激引发情绪。改变一下工作和生活环境，改善人际关系的结构，有时可以防止负性情绪的发生，或有利于情绪的调整。

（4）心理防御或应对。对负性情绪的心理防御或积极应对，可以消除对个人的心身影响。例如，采用注意转移、行动转移、心理释放等方法。

（5）自我控制与求助。人可以通过自我调整来控制情绪。即按一套特定的程序，以机体的某些随意反应去改变机体的另一些非随意反应，用心理过程影响生理过程，以解除紧张和焦虑等负性情绪；也可以通过求助于他人来调节情绪，如通过心理咨询、心理热线电话等方式，在心理医师的指导下进行情绪调整。

（二）情感过程障碍

情感障碍（affective disorder），也称为心境障碍，是指个体对客观事物的态度和因之而产生相应的内心体验。主要表现为情感高涨（躁狂）或情感低落（抑郁），或两者交替出现。情感障碍严重者称为情感性精神病。情感障碍主要有情感性质的改变、情感稳定性的改变和情感协调性的改变3种形式。

1. 情感高涨（elation）

情感高涨属于情感性质的改变，患者的情感活动异常增强，表现为不同程度的病态喜悦，自我感觉良好，有与环境不相符的过分的愉快、欢乐。语音高昂，眉飞色舞，喜笑颜开，表情丰富。表现为可理解的、带有感染性的情绪高涨，且易引起周围人的共鸣，常见于躁狂症；表现为不易理解的、自得其乐的情感高涨状态，称为欣快（euphoria），多见于脑器质性精神病。

2. 情感低落（depression）

情感低落属于情感性质的改变，表现为整日情绪低沉、忧心忡忡、愁眉不展、唉声叹气；重者可出现忧郁、沮丧、"度日如年""生不如死"等情感，可伴有自责自罪，甚至出现自杀意念或自杀行为。情感低落是抑郁症的主要症状。

3. 焦虑（anxiety）

焦虑属于情感性质的改变，是指在缺乏相应的客观因素情况下，患者表现出顾虑重重、紧张恐惧，以致搓手顿足，似有大祸临头，惶惶不可终日，伴有心悸、出汗、手抖、尿频等自主神经功能紊乱症状。严重的急性焦虑发作，称作惊恐发作（panic attack），常体验到濒死感、失控感，伴有呼吸困难、心跳加快等自主神经功能紊乱症状，一般发作持续数分钟至数十分钟。多见于焦虑症、恐惧症及更年期精神障碍。

4. 恐惧（phobia）

恐惧，是指面临不利的或危险处境时出现的情绪反应。恐惧表现为紧张、害怕、提心吊胆，伴有明显的自主神经功能紊乱症状，如心悸、气急、出汗、四肢发抖，甚至大小便失禁等。恐惧常导致逃避。对特定事物的恐惧是恐惧症的主要症状。恐惧亦可见于儿童情绪障碍及其他精神疾病。

5. 情感淡漠（indifference）

情感淡漠属于情感稳定性的改变，指患者对外界任何刺激均缺乏相应的情感反应，对周围发生的事漠不关心、视若无睹，面部表情冷淡呆板。多见于慢性精神分裂症和严重的脑器质性痴呆患者。

6. 情感倒错（parathymia）

情感倒错属于情感协调性的改变，指认知过程和情感活动之间不能协调一致。患者的情感反应与思维内容或外部刺激的性质不协调。例如，患者遇到悲痛的事却高兴愉快，遇到高兴的事则痛苦不已。多见于精神分裂症等疾病。

7. 情感暴发（emotional outburst）

情感暴发属于情感稳定性的改变，是指受精神刺激后突然出现的情感波动、喜怒无常等表现，但意识清晰，对周围事物的感知无障碍，经数十分钟至数小时恢复平静。常用于描述癔症的一种精神症状。

8. 易激惹（irritability）

易激惹属于情感稳定性的改变，指各种程度不等的易怒倾向，易产生剧烈的情感反应，极易生气、激动、愤怒，甚至大发雷霆、与人争吵不休，易出现攻击性冲动行为。常见于癔症、神经衰弱、躁狂状态或脑器质性精神病。

9. 情感脆弱（affective fragility）

情感脆弱属于情感稳定性的改变，常用于描述脑动脉硬化症的症状，患者常因细小事件而悲伤，不能自制。可见于癔症、神经衰弱或脑动脉硬化性精神病等。

10. 抑郁（depression）

抑郁是以情绪低落、活动能力减退，以及思维、认知功能迟缓等为主要特征的一类情绪障碍。其特征性症状有8种：①悲观、自身感觉很坏；②睡眠障碍、失眠或早醒；③食欲很差；④动力不足，缺乏活力；⑤兴趣和愉快感丧失；⑥自责自罪，消极想死；⑦体重下降；⑧性欲降低。见于抑郁症等。

四、意志过程与意志行为障碍

（一）意志行为概述

意志（will），是指人们自觉地确定目标，有意识地支配、调节行为，通过克服困难以实现预定目标的心理过程。意志使人的内部意识转化为外部动作，充分体现了意识的能动性。意志行动具有明确的目的性，而且以随意运动为基础，核心是克服困难。意志具有自觉性、果断性、坚韧性、自制性4种品质。

（二）意志行为障碍

临床常见的意志行为障碍，主要表现在量方面的变化和质方面的变化。量方面的变化，在临床上比较常见的是意志增强和意志减退；质方面的变化，包括意志缺乏、犹豫不决、精神运动性兴奋和精神运动性抑制等。

1. 意志增强（hyperbulia）

意志增强，表现为病理性的意志活动增多，病态的自信和固执的行动，多与病态情感或妄想有关。例如，嫉妒妄想患者因坚信配偶有外遇而长期跟踪、监视、检查，表现出极大的顽固性。见于精神分裂症、人格障碍等。

2. 意志减退（hypobulia）

意志减退，表现为患者意志活动明显减少、兴趣缺乏、动机不足、意志消沉，感到做什么事都困难重重。见于抑郁症、精神分裂症和瘾癖。

3. 意志缺乏（abulia）

意志缺乏，表现为缺乏生活的动机和目标，对任何事都无欲无求，甚至没有本能要求，生活被动，处处要别人督促，患者对此不能自觉。见于精神分裂症晚期精神衰退。

4. 犹豫不决（indecision）

犹豫不决，表现为缺乏决断力、行动上举止不定、忧虑重重，见于焦虑与强迫症。易受暗示，表现为思想和行为易受别人言语、态度的影响，不加批判地按别人的观念行事，多见于癔症。

5. 精神运动性兴奋（psychomotor excitement）

精神运动性兴奋，是指整个精神活动的增强，言语和行为普遍增多和兴奋。包括协调性精神运动性兴奋和非协调性精神运动性兴奋。协调性精神运动性兴奋，指言语动作协调有序，动作有目的，与现实不脱节，以轻躁狂性兴奋最有代表性。非协调性精神运动性兴奋，表现为言语动作紊乱，动作缺乏目的，常有突然冲动行为，不能与周围人进行适当的接触。多见于青春型或紧张型的精神分裂症。

6. 精神运动性抑制（psychomotor inhibition）

精神运动性抑制表现为整个精神活动的降低，言语和行为普遍减少和抑制。包括木僵、蜡样屈曲、违拗症。多见于精神分裂症。

（1）木僵（stupor）：是指患者动作明显减少、姿势刻板固定、不言、不动、不食、不排大小便。程度较轻者为亚木僵。严重木僵多见于精神分裂症紧张型、器质性病变。

（2）蜡样屈曲（waxy flexibility）：常在木僵基础上发生。患者肢体、头部任人摆布成各种不舒服的姿势，仍能维持很长时间，如蜡塑成一般，故名蜡样屈曲。多见于精神分裂症。

（3）违拗症（negativism）：是指患者对要求做的动作表示抗拒，主要有主动性违拗和被动性违拗两种。如要他张口，他反而咬得更紧；要他坐时，他偏站立，就是主动性违拗。被动性违拗，是指对别人的所有要求一概拒绝。口中唾液积聚不吐出，小便潴留很多也不排，称为生理性违拗，以精神分裂症多见。

7. 刻板言动或刻板症（stereotypia）

刻板言动或刻板症，是指患者不断重复其言语和动作，目的不明，多见于精神分裂症。

8. 模仿症（echolalia）

模仿症，是指患者对他人的言语动作进行毫无意义的模仿。多见于儿童、低能、器质性脑病与精神分裂症。

9. 作态（mannerism）

作态，是指以特殊表情、姿态、动作表示某种意义，难以被别人了解。通常用来描述精神分裂症和某些器质性脑病变。但是作态也可见于某些非精神病患者。

10. 意向倒错（parabulia）

意向倒错，指意向要求和意志活动违背常理，或与常人的意向相反。例如，吃正常人不吃的东西，如大小便、脏物、草木石头等，这些行为可能与其他症状如幻觉或妄想有关，多见于精神分裂症。

11. 矛盾意向（ambivalence）

矛盾意向指原发的内在意志不统一，表现为对同一事物同时表现出对立的意志活动。例如，遇到朋友时，一面想哭，一面又想笑。多见于精神分裂症。

五、人格与人格障碍

人格特质在形成过程中受到先天生物因素、后天自然和社会环境因素，以及个人需要和动机因素的综合作用，它可以分为正常和异常两类。人格特质是人表面心理现象的基础，并与能力和智力相关联。

（一）人格

1. 人格的定义

人格（personality），也称个性，这个概念源于希腊语 Persona，即"面具"，意指演员在舞台上戴的面具。人格在不同的学科有不同的定义。奥尔波特（G. W. Allport）曾经统计个性的定义有 50 种之多。目前，我国多数学者认可的定义为，一个人整个的精神面貌，即具有一定倾向性的、稳定的心理特征的总和。

2. 人格的特征

虽然对人格的理解不尽一致，但都强调了人格概念所具有的重要特征。

（1）独特性与共同性。人的人格千差万别，各不相同。俗话说："人心不同，各如其面"，"一母生九子，九子各不同"。个体之间的区别，不在于外貌长相，而在于人格特点。独特性除了人的遗传因素外，还表现出成长过程中的各种特色。人格还存在着共性，这种共性是在一定的群体环境、社会环境、自然环境中逐渐形成的，并具有稳定性和一致性，它制约着个人的独特性特点。

（2）社会性与生物性。人格是在一定社会环境中形成的，人格既具有生物属性，也具有社会属性。因此，人格必然会反映出一个人生活环境中的社会文化特点，体现出个人的社会化程度和其角色行为，说明了人格的社会制约性。脱离了人类社会实践活动，便不可能形成人的人格。

（3）稳定性与可塑性。由各种心理特征构成的人格结构是比较稳定的，它对人的行为的影响是长期、一贯的。日常生活中，在某些场合所表现出的一时偶然的心理特征不能被认定为其人格特点。"江山易改，禀性难移"就说明了人格的稳定性。人格并非一成不变，现实的多样性和多变性会使人格产生或多或少的变化，只是变化较缓慢而已。

（4）整体性。由许多相互影响、相互制约的心理特征组成个体复杂的人格结构体系，使人的内心世界、动机与外显行为之间保持和谐一致。否则就会导致人格分裂的病态特征。

3. 人格的心理结构

人格心理结构，包括人格倾向性、人格心理特征和自我调节系统。

（1）人格倾向性：决定人对客观事物的态度和行为的基本动力，主要包含需要、动机、兴趣、理想、信念和世界观等。人格倾向性是人格心理结构中最活跃的因素，主要在后天社会化过程中形成。人格倾向性的各种成分之间是相互影响、相互制约的关系。

（2）人格心理特征：个体心理活动中所表现出的比较稳定的心理特点，它集中反映了人的心理活动的独特性，主要包括能力、气质和性格。

（3）自我调节系统：个体对自己作为客体存在的各方面的意识，通过自我感知、自我评价和自我分析、自我控制等对人格的各种心理成分进行调节和控制，使人格心理诸成分整合成一个完整的结构系统。自我意识是自我调节系统的核心。

4. 影响人格形成的因素

在心理学界，不同心理学派对人格形成的影响因素有着不同的解释。目前，人格形成过程中的先天遗传因素、社会生活环境和教育等因素的作用已逐渐成为众多心理学家的共识。人格是在先天遗传的基础上，在后天社会环境中逐渐形成和发展起来的，其中，教育发挥了主导作用。一个成熟的人格是在一定的社会环境影响下，通过实践活动逐渐形成的。人生的前30年对人格的形成具有十分重要的意义。

遗传因素是人格形成和发展的自然基础，在能力、气质和性格三者中以气质受其影响最明显。此外，人的体态、体质和容貌，也是影响人格形成和发展的生物因素。

社会生活环境和实践活动是人格发展的决定因素。环境因素主要指社会环境，如家庭、学校、人际关系和社会文化环境等因素。

（二）个性倾向性

1. 需要（need）

（1）需要的概念。需要，是个体对内外环境的客观需求在头脑中的反映，是个体活动的基本动力。个体存在着各种需要，才推动着人们以一定的方式，在某些方面进行积极的活动。人的需要是多种多样、非常复杂的。一般我们将需要分为生理性需要和社会性需要。根据需要的对象，可以把需要分为物质需要和精神需要。

（2）需要层次论。美国人本主义心理学家马斯洛认为，每个人都存在一定的内在价值，这种内在价值就是人的潜能或基本需要，人的需要应该得到满足，潜能得到释放。他把人的需要依其发展顺序及层次高低分为5个等级（见图2-9）：①生理的需要，指对空气、食物、求偶和避免被伤害等的需要。生理的需要在人类各种需要中占有最强的优势，是个体为了生存而必不可少的需要。②安全的需要，指对生活在无威胁、能预测、有秩序的环境中的需要，如生命、财产、职业和心理安全等的需要，以求得安全感。③归属与爱的需要，指对朋友、伴侣、家庭的需要，受到组织、团体认同的需要，它表明人渴望亲密的感情关系，不甘被孤立或疏离。④尊重的需要，是个人对自己的尊重与价值的追求，包括"他尊"和"自尊"两方面。前者指希望获得别人的重视、赞许等，后者指自信、自强、好胜、求成等。⑤自我实现的需要，是指追求自我理想的实现，充分发挥个人才能与潜力的需要。自我实现的需要是人最高层次的需要，是一种创造的需要，它的产生依赖于前面基本需要的满足。

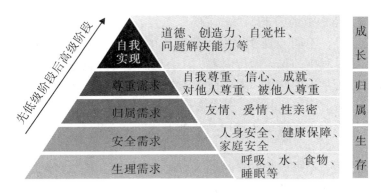

图 2 - 9　马斯洛需要层次理论

马斯洛提出，人的最基本的生理、安全需要得到满足以后，后面 3 个层次的需要才能依次出现并得到满足。当下一级需要获得基本满足以后，追求上一级的需要就成了驱动行为的动力。但是，这种需要层次逐级上升并不遵照"全"或"无"的规律，并非一种需要完全满足后，另一种需要才会出现，而是有"许多例外"的。社会中的大多数人在正常的情况下，他们的每种基本需要都只有部分得到了满足。高层次需要比低层次需要广泛，实现的难度大，满足的可能性减小。从心理学角度看，难度越大则激励力量越强，个体追求自我实现的愿望也越强。

需要层次理论揭示了人的需要存在着不同的层次，重视人的自我价值和内在潜能的实现，但忽视了社会因素对人的成长起着决定性的影响，忽视了人的多种需要往往是同时存在且互相制约的。每当较低层次的需要得到某种程度的满足后，较高一层的需要随之产生；如果较低层次的需要得不到满足，较高层次的需要就不容易产生。

2. **动机**（motivation）

（1）动机的概念。动机，是一种驱使人为满足需要、达到目标而行动的内部动力。动机具有激活、指向、维持和调整 3 个功能。动机和人们的需要有着密切的联系，需要是动机的基础和根源，动机是推动人们活动的直接原因。当人的需要具有某种特定的目标时，才转化为动机。积极的情绪会激发人设法实现某种目标，而消极的情绪则会阻碍或降低人们实现某种目标。需要和刺激是动机产生的两个必要条件。需要产生之后，不一定就变成推动人进行活动的动机，需要变成动机往往有一个发展过程，一般可以把动机的产生过程概括为4 个环节：需要的产生—需要被意识到—需要和刺激相结合—动机产生。

（2）动机冲突。动机反映了一个人主观的、内在的心理状态。人的动机以需要为基础，同时又受理想、信念、世界观、道德观、人格特征等因素的制约。动机的强度随着内外环境的变化而变化。在同一时间内人们常常存在着两种或多种非常相似或相互矛盾的动机，称为动机冲突。动机冲突有 4 种基本形式。

1）双趋冲突：两个目标具有相同的吸引力，引起同样强度的动机。但由于受条件等因素的限制，无法同时实现，二者必择其一，即所谓"鱼和熊掌不可兼得"。

2）双避冲突：即避—避式冲突，指一个人同时受到两种事物的威胁，产生同等强度的逃避动机，但迫于情势，必须接受其中一个，才能避开另一个，处于左右为难、进退维谷的紧张状态。即所谓"前有狼，后有虎""前有悬崖，后有追兵"的矛盾冲突。

3）趋避冲突：也称接近—避式冲突，指一个人对同一事物同时产生两种动机，既想得到它，同时又想拒绝和避开它。

4）双重趋避式冲突：也叫双重接近—避式冲突，人常常会遇到多个目标，每个目标对自己都有利也有弊，反复权衡拿不定主意时所产生的冲突即为此。临床上对某一疾病有两种治疗方案，一种风险高、疗效快；另一种风险低，但疗效不显著，选择哪种方案，难以拿定主意。

3. 挫折（frustration）

挫折，指当动机受阻，被迫暂时放弃或完全受阻所导致的需要不能满足的情绪状态。在实现目标的过程中并非都是一帆风顺的，往往会因各种原因而不能实现。在现实生活中，挫折总是难免的，只要正确地分析对待就可以使个体的认识产生创造性的发挥，提高解决各种问题的能力和抗挫能力，以更好的方法和途径实现动机，达到目标，满足需要。如果挫折太大、过于频繁，超过了个体的承受能力或个体不能正确对待时，就会感到紧张，情绪低落，出现行为偏差，对个体的生理、心理造成影响，甚至导致躯体和精神的各种疾病。

（三）个性心理特征

1. 能力（ability）

（1）能力的概念。能力是人格的重要组成部分。能力是在活动中形成和发展，并在活动中表现出来的。能力的高低影响活动的效果。例如，一名医师要对患者做出准确诊断，除了须具备必要的医学知识外，还要具备敏锐的观察力、良好的沟通与帮助患者的能力，以及具有一定的操作技能等。

能力的形成和发展是多种因素共同作用的结果，这些因素在不同时期起着不同作用。例如，遗传素质，它是能力形成和发展的自然前提；营养状况对能力形成和发展有很大作用；教育和社会实践制约着人的能力发展的方向。

（2）能力的分类。

1）一般能力和特殊能力。一般能力，是指在任何活动中都必须具备的能力。具体表现为观察力、注意力、记忆力、想象力和思维能力 5 个方面，也就是人们通常所称谓的"智力"。特殊能力，是指在某种专门活动中所表现出的能力，是顺利完成某种专业活动的心理条件。例如，在美术活动中需要色彩的鉴别力、形象记忆力和空间比例关系的辨别能力，缺乏这些专业能力就无法保证它们的顺利完成。

一般能力与特殊能力是互相影响、互相制约的关系。人们要顺利进行某种活动，必须既要有一般能力，又要有特殊能力。一般能力的发展，为特殊能力的形成和发展创造有利条件。

2）实际能力和潜在能力。能力有两种含义：一是已经表现出的实际能力；二是潜在能力，通过个体的发展成熟和学习实践，潜在能力有可能转变为实际能力。

（3）智力。

1）智力的概述。智力（intelligence）属于一般能力，是指认识方面的各种能力的综合，其核心是抽象逻辑思维能力。智力主要集中于人的认识活动和创造活动中。一般来说，人从出生到青春期智力伴随年龄而增长，以后逐渐减缓。20～34 岁时达高峰期，中年期保持在一个比较稳定的水平，到了老年时开始逐渐衰减。通过智力测验，可以对个体的智力水平做出间接的测量，用智力商数（IQ）来反映智力水平的高低（参见第三章）。

智力是个性心理特征的重要方面，在一定程度上决定了一个人的成就。承认智力的差别并对其进行鉴别，能使人各有所用，各尽其能，对不同的人也能因材施教。智力是人认识客观事物、积累经验、运用以往经验解决当前问题、适应新环境的能力。它是学习、概括、抽象思维和适应新环境的综合能力。人的智力有高低之分，这是因为个体的遗传素质和后天的教育环境与社会实践不同的结果。

2）智力障碍的概述。智力障碍的原因主要有 3 类。第一类，各种原因引起的大脑发育迟滞；第二类，脑器质性病变；第三类，环境剥夺或学习缺乏。第三类与前两类不同，如果及时改善环境或学习条件，智力水平可以迅速提高，故有人称为"低文化性精神发育不全"。

精神发育迟滞（oligophrenia mental retardation），亦称为智力薄弱、低能，是指 18 岁以前发育阶段由遗传因素、环境因素或社会心理因素等各种原因所引起的大脑发育不良或受阻，智力发育停留在一定阶段，以程度不等的智力缺陷和社会适应能力缺陷为临床表现主要特征的一组疾病。病因可有遗传缺陷、孕期母体发生风疹、病毒感染或射线影响，产前出血及分娩时窒息、产伤等。根据智力发育程度分为轻度（IQ 50～70）、中度（IQ 35～49）、重度（IQ 20～34）和极重度（IQ<20）4 类。

痴呆综合征（dementia），指由慢性脑器质性病变引起的智力损害。即后天获得的智力、记忆和人格的全面受损，但没有意识障碍。临床主要表现为创造性思维受损，抽象、理解、判断推理能力减退，言语动作迟缓，记忆力、计算力和定向障碍，性格改变。与精神发育迟滞的区别为，精神发育迟滞者出生后一直是低能的，痴呆患者则有过良好智能而在后来某一时期逐渐发生智能减退。

痴呆早期可有片段幻觉和不系统妄想，持续时间大多不长，也可有易激惹、轻度抑郁或欣快等情绪改变，甚至发生冲动行为，应避免痴呆漏诊。老年人因感染、中毒引起谵妄，可能由于躯体症状不显著而类似痴呆，但谵妄发病急骤，病程有波动性，仔细检查有意识模糊，与痴呆仍可鉴别。

2. 气质（temperament）

（1）气质的概念。气质是表现在心理活动的强度、速度、灵活性与指向性等方面的一种典型的、稳定的心理动力特征，即我们常说的"性情""脾气"或"秉性"。气质对个人活动的各个方面都有重要的影响。

气质是人的天性，无好坏之分。它只给人们的言行带来某种特征，但不能决定人的社会价值，也不直接具有社会道德评价含义。孩子刚一出生，最初表现出来的差异就是气质差异，有的孩子爱哭好动，有的则平稳安静。气质与性格、能力等其他人格心理特征相比，更具有稳定性，但气质在生活环境和教育的影响下，在一定程度上也会发生某些变化。

（2）气质的特征。气质的特征可概括为 6 种。①感受性，即人对外界刺激的感觉能力；②耐受性，指人在经受外界刺激作用时表现在时间和强度上的耐受程度；③反应的敏捷性，主要指不随意注意及运动的指向性，心理反应及心理活动的速度、灵活程度；④行为的可塑性，指人依据外界事物的变化情况而改变自己适应性行为的可塑程度；⑤情绪兴奋性，包括情绪兴奋性的强弱和情绪外露的程度两方面；⑥外倾性与内倾性，外倾的人动作反应、言语反应、情绪反应倾向于外，内倾的人表现则相反。

（3）气质的类型。关于气质类型及其划分，依据不同的观点提出了各种类型学说，如日本学者古川竹二提出的血型学说、德国精神病学家克瑞奇米尔提出的体型学说等。现在较为流行的气质类型是古希腊著名医师希波克拉底（Hippocrates）提出的气质体液学说。他认为，人体内有血液、黏液、黑胆汁和黄胆汁 4 种体液，根据人体内 4 种体液的不同比例将气质分为多血质、胆汁质、黏液质和抑郁质。这种提法虽然缺乏严谨的科学依据，但在日常生活中确实可以见到这 4 种气质类型的人，心理学家在此基础上不断地进行研究和完善，因此该气质类型仍沿用至今。但在实际生活中，典型的气质类型是不多见的，多数是两种或多种气质的混合型。

根据气质的体液学说，经过历代心理学家的补充完善，4 种气质类型的典型外在表现特征见表 2 - 3。

表 2 - 3　高级神经活动类型（气质类型）及其特征

神经（气质）类型	强度	均衡性	灵活性	行为特征
兴奋型（胆汁质）	强	不均衡	灵活	精力充沛，动作有力，性情急躁，情绪易爆发，体验强烈且外露，不易自制，易兴奋冲动等
活泼型（多血质）	强	均衡	灵活	活泼好动，反应灵活，好交际，适应性强，情绪兴奋性高，外倾，注意和兴趣易发生转移，精力充沛，情绪体验不深刻且外露
安静型（黏液型）	强	均衡	不灵活	安静、坚定、反应迟缓，有节制，不好交际，内倾，可塑性少，情感稳固深刻且不易外露，善于忍耐，言语不多，注意稳定难以转移，工作有条理，易于因循守旧，缺乏创新精神
抑制型（抑郁型）	弱	不均衡	不灵活	反应迟缓，胆小畏缩，消极防御反应强，敏感多疑，多愁善感怯懦，情绪体验深刻、持久且不易外露，动作缓慢，易伤感，孤僻内向，观察细致，想象丰富

（4）气质的意义。气质对于社会实践活动具有一定影响，正确认识气质与职业活动对指导社会实践活动具有积极的意义。任何一种气质都有其积极和消极两个方面，不能简单地评价某种气质类型的好与坏。在活动中各种气质特性之间可以起互相补偿作用。因此，气质并不决定一个人社会活动的价值及其成就的高低。各种气质类型的人都可以对社会做出杰出成就。但是，不同职业活动根据其工作性质和特点对人的气质有着不同的要求，在特定的条件下，选择气质特征合适的人员从事某项工作，可提高工作效率、减少失误。这对于职业选择和工作调配等具有一定的意义。

有研究表明，不同的气质类型对人的心身健康有不同的影响。情绪不稳定、易伤感、过分性急、冲动等特征不利于心理健康，有些可成为心身疾病的易感因素。

3. **性格**（character）

（1）性格的概念。性格是人格中最重要的心理特征。性格是个体鲜明表现出来的心理特征，它反映了一个人的本质属性，具有核心的意义。它是一个人的心理、面貌、本质和属性的独特结合，是人与人相互区别的主要方面。例如，鲁迅笔下的阿Q、曹雪芹笔下的王熙凤等，正是作者抓住个体最有代表性的性格特征对人物进行塑造，方使读者感到如见其人、如闻其声。

（2）性格的特征。性格是十分复杂的人格心理，主要特征有4个方面。

1）性格的情绪特征：一是情绪活动的强度，表现为一个人受情绪感染和支配的程度，以及情绪受意志控制的强度。二是情绪的稳定性，表现为一个人情绪起伏和波动的程度。三是情绪的持久性，表现为情绪被激发后持续时间的长短程度。四是主导心境，是受对现实的态度影响所形成的稳定而持久的主要情绪状态。

2）性格的意志特征：个体对自己行为的自觉调整和控制水平的特点。性格意志特征的个体差异，表现在意志品质的自觉性、果断性、坚忍性和自制性4个方面。

3）性格的现实态度特征：主要表现在对各种社会关系的处理上，包括3个特征。一是对社会、集体、他人的态度，如爱集体，善交际、有礼貌等；二是对工作、学习、生活的态度，如勤劳、认真；三是对自己的态度，如自信或自卑，羞怯或大方等。

4）性格的理智特征：人们在感知觉、记忆、思维和想象等认知过程中所表现出来的个别差异。

以上4个方面的性格特征相互联系，构成一个统一的整体。其中，对现实态度方面的性格特征具有主导意义。

（3）性格的形成和发展。人的性格是在社会生活环境中，通过社会实践活动，在外界生活条件和人的心理活动的相互作用之下形成和发展起来的。家庭教育方式，尤其是父母在正常生活中的现实态度和行为方式，都对儿童性格的形成产生潜移默化的作用。学校教育不仅使学生掌握知识技能，而且对学生的性格发展起着非常重要的作用。社会信息对个体性格的影响更为迅速。

（4）气质与性格的关系。气质与性格既有区别又有联系。首先，气质是生来俱有的心理活动的动力特征，受到先天遗传素质的影响，它反映了高级神经活动类型的特性。而性格是在后天的社会生活环境中逐渐形成和发展起来的。其次，气质形成早，不易变化；而性格形成晚，虽然具有稳定性，但比气质变化要快。气质影响着性格的动态方面及性格形成的速度。

（四）自我意识

1. **自我意识**（self-consciousness）**的概述**

自我意识，是指人对自己的属性、状态、行为、意识活动的认识和体验，以及对自身的情感意志活动和行为进行调节、控制的过程。正是由于人具有自我意识，才能对自己的思想和行为进行自我控制和调节，使自己形成完整的个性。

自我意识的结构由自我认知、自我体验和自我调节（或自我控制）3个子系统构成。因此，自我意识也叫作自我调节系统。每个人对自己的意识不是一生下来就有的，而是在成长过程中逐步形成和发展起来的。自我意识是在与他人交往过程中，根据他人对自己的看法和评价而逐渐发展起来的，这个过程在人的一生中一直进行着。每个人都是一个心灵画家，当我们能意识到自己的身体特征和生理状况，能认识并体验到内心的心理活动，能认识并感受到自己在社会和集体中的地位和作用时，我们对自己的画像就基本完成了。每个人给自己的画像从无到有，从差到好，大体经历生理自我（0～3岁）、社会自我（3～14岁、15岁）和心理自我（14岁、15岁～成年）3个阶段。

一个人心理健康的发展是与他的心理自我发展是否完善密切相关的。心理自我发展完善的个体能够以客观的社会标准来认识社会和评价事物，树立正确的伦理道德观念，形成对待现实的正确态度、理想与信念等。否则，就会出现一些心理健康问题。

2. 自我意识障碍（disturbance of self-consciousness）

自我意识障碍，又称为自我体验障碍，指不能正确认识自身人格特点。自我意识障碍大体有4种。

（1）人格解体（depersonalization）：患者丧失了对自身行为的现实体验，觉得自己正在发生改变，已不是原来的自己。患者觉得自己是空虚的，不属于自己的，是不真实的或自己已不复存在。人格解体多和虚无妄想有联系。可见于神经症、抑郁症或精神分裂症。

人格解体是一种奇怪的复合体验，感到自身或外部世界发生了改变，具有一种陌生感和不真实感。患者觉察不到自己的精神活动或躯体的存在，丧失了一种"自我"的感觉。例如，患者觉得环境发生改变、不真实、似若做梦，称为"现实解体"；觉得身体某部分变大、变小、分离、嵌合、空虚，称为"躯体解体"；觉得体验情感能力丧失，似乎不能哭、不能爱和恨，则称为"情感解体"。人格解体的体验，难以描述，常易被误解。多见于焦虑性障碍、抑郁症，也可见于精神分裂症或颞叶癫痫。

（2）交替人格（alternating personality）：同一患者在不同时间内可以表现出两种完全不同的个性特征和内心体验，即两种不同人格在不同的时间内交替出现，而且每种人格的整体性没有损害，多见于癔症。

（3）双重人格与多重人格（double or multiple personality）：患者在同一时间内表现完全不同的两种人格，称为双重人格。两种以上的人格在同一个人身上轮流出现，每种人格的完整性依然保持，称为多重人格。多见于癔症。

（4）人格转换（transformation of personality）：患者否认自己是原来的自身，而自称是另外一个人或动物，但不一定有相应行为和语言的转变。多见于精神分裂症。

（五）人格障碍

人格障碍（personality disorder）可能由生物、心理和社会文化等因素共同作用形成。由于人格结构的复杂性，缺乏明确划分人格的标准，所以，人格障碍的分类众说纷纭，迄今没有一致的见解。1986 年世界卫生组织在 ICD - 10 中把人格障碍分类为偏执型、分裂型、反社会型、冲动型、表演型、强迫型、焦虑（回避）型、依赖型等（详见第八章）。

复习思考题

一、名词解释

知觉　幻觉　性格　人格　气质　趋避冲突

二、简答与论述题

1. 心理现象包括哪些结构成分？
2. 请谈谈你对马斯洛需要层次理论的理解和认识。

第三章　心理测验与心理评估

第一节　心理测验概述

一、心理测验的概念与发展简史

（一）心理测验的概念

心理测验（mental test），是心理测量（psychometrics）的工具。它是依据一定的法则和心理学原理，运用数量化的手段对人的能力、人格及心理健康等心理特性和行为进行测定的一种手段。人们往往将心理测验和心理测量这两个概念混用，但这并不影响对测验实质的理解。为了使测量结果便于比较和数量化分析，心理测量主要采用量表的形式进行。量表是由一些经过精心选择的，能较正确可靠地反映人的某些心理特点的问题或操作任务所组成。测量时，让受试者对测量内容做出回答或反应，然后根据一定标准计算得分，从而得出结论。

心理测验种类繁多，应用范围广泛，在心理评估中具有十分重要的地位。医学领域所涉及的心理测验内容主要包括器质和功能性疾病的诊断中与心理学有关的各方面问题，如智力、人格、特殊能力、症状评定等。目前，人们对心理测验的应用与解释尚有许多不同意见，对此我们一定要辩证地认识，不可夸大测验的作用，也不可滥用测验，而应在一定范围内结合其他资料正确发挥测验的作用。

（二）心理测验的发展简史

心理测验的思想起源于中国。早在2500多年前，我国古代教育家孔子就曾根据自己的观察评定学生的个别差异，这就是最初的"心理测验"。西方的心理测验工作开始于19世纪。19世纪后期，德国的冯特、英国的高尔顿、美国的卡特尔都对感觉能力的测量进行了大量研究，然而对心理测验的发展最具影响力的是法国的比奈，他于 1905 年与西蒙合作编制的比奈 – 西蒙量表，是世界上第一个标准化的心理测验。该量表的出现标志着人们对智力的鉴别进入了数量化阶段。

除了智力测验以外，在近半个世纪里，用于测量人的记忆、注意、思维及人格等方面的心理测验也有了巨大的发展，如艾森克人格问卷、明尼苏达多项人格调查表，以及 19 世纪 30 年代后出现的主题统觉测验等。此外，临床中还出现了许多评定量表等。到目前为止，国际上有上千种心理测验应用于医学、社会学等许多领域。

20 世纪 20 年代西方的标准化测验传入中国，推动了中国心理测验工作的开展，在一些高等院校的教育、心理科系及中等师范院校都开设了心理测验课程；对不少心理测验进行了修订，一些有关心理测量的专著也陆续出版。目前，心理测验已应用于教育、人事管理和临床诊断等方面，尤其在教育方面应用最广、收益最大，包括智力测验、特殊能力倾向测验、兴趣测验、人格测验、教育测验，以及适用于天才或智力障碍儿童的特殊测验等。

二、常用心理测验的分类

心理测验可作为判定个别差异的工具。个别差异包括很多方面，并可在不同的目的与不同的情境下去研究，这就使心理测验具有不同的类别和功用。心理测验根据其功能、测量人数及测验材料的性质可以有不同的分类。

（一）按测验功能分类

1. 能力测验（test of ability）

能力测验，可分为普通能力测验与特殊能力测验。普通能力测验，即通常说的智力测验，以测验人的智力为目的。特殊能力测验，偏重测量人的特殊潜在能力，多为升学、职业指导及一些特殊工种人员的筛选所用，多用于测量个人在音乐、美术、体育、机械技能、飞行等方面的特殊才能。这类测验在临床上应用较少。

2. 人格测验（personality test）

人格测验是指测量个性中除能力以外的部分，如人的性格、气质、兴趣、动机、情绪、态度、信念等个性心理。一般分两类，一是问卷法，二是投射法。前者如明尼苏达多项人格调查表（MMPI）、卡特尔人格问卷（16PF）、艾森克人格问卷（EPQ），后者如罗夏测验、主题统觉测验（TAT）。

3. 教育测验（educational test）

教育测验主要用于测量个人或团体经过某种正式教育或训练之后对知识和技能掌握的程度。测量一个人经教育、训练或学习后的学业成就，又称成就测验。它可分为两种测验：①学科测验，即测量学生某学科的知识、技能；②综合测验，即测量学生各学科的知识、技能。最常见的是学校中的学科测验（考试）。

4. 神经心理测验（neuropsychological test）

神经心理测验是指用于评估正常人和脑损伤患者脑功能状态的心理测验。用于脑损伤的定位诊断、脑功能的诊断及脑损伤的康复与疗效评估，为临床的诊断、治疗及预后提供依据。

（二）按测验人数分类

1. 个别测验

个别测验，指每次测验过程是以一对一的形式进行的，即一次一个被试者。这是临床上最常用的心理测验形式，如比奈-西蒙智力量表、韦克斯勒智力量表。其优点在于主试者可对被试者的言语情绪状态进行仔细地观察，并且有充分的机会与被试者合作，所以其结果往往正确可靠。缺点是费时，不能在短时间内收集到大量的资料，而且测验手续复杂，主试者需要较高的训练与素养，一般人不易掌握。

2. 团体测验

团体测验，由一个主试者同时测量多个被试者。每次测验过程中由一个或几个主试者对较多的被试者同时实施测验。这类测验的优点在于省时，主试者不必接受严格的专业训练即可担任。其缺点为主试者对被试者的行为不能做切实的控制，所得结果不及个别测验正确可靠，故在临床上很少使用。

（三）按测验材料分类

1. 文字测验

文字测验，所用的是文字材料，被试者用文字或语言作答，所以也称纸笔测验。此类测验实施方便。其缺点是容易受被试者文化程度的影响，因而对不同教育背景下的人使用时，其有效性将不同，对部分被试者甚至无法使用。

2. 非文字测验

非文字测验，又称操作测验，测验题目多属于对图形、实物、工具、模型的辨认和操作，无须使用言语作答，所以不受文化因素的限制，可用于学前儿童和不识字的成人。罗夏测验、韦氏儿童和成人智力量表中的操作量表部分均属于非文字测验。此种测验的缺点是费时，大多不宜团体实施。

除了上述几种分类外，还有按测验的难度和时限分类、按测验的要求分类等。

三、标准化心理测验

标准化心理测验，是指按照严格的科学程序编制和使用，具有统一尺度并严格控制误差的测验。心理测验必须经过标准化，才能作为衡量某一心理品质的标尺。标准化心理测验具有以下特征。

（一）标准化取样（sampling）

标准化取样是指，用编制的测验对一定数量的具有代表性的人群（样本）进行测试，以测试结果作为衡量某一心理品质的标尺。人们的心理活动千差万别，所以取样必须具有代表性。根据样本结果来使测验标准化，这个样本就是测验的标准化样本。在选择测验时，除了了解所取样本的代表性外，还要考虑样本的年龄范围、性别、地区、民族、教育程度、职业等基本特征是否与受试的情况相应，保证所测结果与样本具有可比性。对临床量表还应有疾病诊断、病程及治疗等背景资料。

（二）常模（norm）

常模，是一种根据标准化样本测试结果编制的、可供比较的数量系统。通常有以下5种。

1. 均数（mean）

均数，是常模的一种普通形式。通过受试者的测验成绩（粗分，或称原始分）与标准化样本的平均数比较，确定成绩的高低。

2. 标准分（standard score）

均数说明的问题很有限。如果只看均数，不注意分散情况，所得受试者的信息就很有限而不全面。如果用标准分做常模，便可提供更多的信息。标准分能说明受试者的测验成绩在标准化样本的成绩分布图上居何位置。由于原始分不具可比性，而且原始分在不同年龄或不同群体被试者之间也不具可比性，因此，运用标准分有利于比较心理特征的差异。Z分是最基本的标准分，其他各种形式标准分都是由Z分转换而来。标准分（Z）＝受试者成绩（X）与样本均值（x）之差除以样本成绩标准差（s）。即$Z = (X - x)/s$。标准分形式很多，其共同点为都是基于统计学的正态分布理论衍化而来，因此，采用标准分作为常模形式的基本条件就是测验的分数在常模样本中要呈正态分布。许多量表改良后的标准分计算方法有：

离差智商 $= 100 + 15 (X - \bar{x})/SD$　　　　　（韦氏量表）

T分计算的公式：$T = 50 + 10 (X - \bar{x})/SD$（MMPI等人格测验中常用）

"标准20" $= 10 + 3 (X - \bar{x})/SD$　　　　（如韦氏量表中各分测验成绩）

"标准10" $= 5.5 + 1.5 (X - \bar{x}) / SD$

3. 百分位 (percentile rank, PR)

百分位是另一类常用常模，比标准分应用得早，且更通用。它的优点是不需要统计学的要领便可理解。习惯上将成绩差的排列在下，成绩好的在上，计算出样本分数的各百分位范围。将受试者的成绩与常模相比较。如被试者成绩相当百分位50（P50），说明此受试者的成绩相当标准化样本的第50位。也就是说，样本中有50%的人数，其成绩在他之下（其中，最好的至多和他一样），另外50%人数的成绩比他的好，以此类推。

4. 划界分 (cut off score)

在筛选测验中常用划界分这一常模。例如，教育上用100分制时，以60分为及格分就是划界分。在临床神经心理测验中，将正常人与脑病患者的测验成绩比较，设立划界分，用这个分数划分有无脑损害。如果某测验对检查某种脑损害很敏感，就说明设立的划界分很有效，患者被划入假阴性的人数就很少甚至没有，正常人被划为假阳性的也很少或没有。如果不敏感，则假阳性或假阴性的机会均会增加。

5. 比率 (ratio) 或商数

比率或商数也是较常用的一类常模。例如，在离差智商计算方法之前，便使用比率智商。其计算方法是：$IQ = MA/CA \times 100$。将 MA（心理年龄）与 CA（实际年龄）相等的设作100，以使 IQ 成整数。

（三）信度 (reliability)

信度指测试结果的可靠程度。信度常用信度系数来表示，只有信度考验达到心理测量学要求的测验，才可作为标准化测验工具。一般来说，系数越大，说明一致性越高，测得的分数可靠。信度的高低与测验性质有关。通常，能力测验的信度高（要求0.80以上），人格测验的信度低（要求0.70以上）。凡标准化的测验手册，都需要说明本测验用各种方法所测得的信度。考验信度通常有重测信度、正副本相关和分半相关几种方法。

（四）效度 (validity)

效度，即有效性，是衡量标准化测验好坏的最重要的指标。例如，一个智力测验，若测验结果所表明的确实是受试者的智力，而且准确衡量了智力水平，那么这一智力测验的效度好。效度分为效标（criterion）效度、内容（content）效度和结构（construct）效度3类。

（五）测验的标准化

测验的标准化，指测验的内容、施测过程、评分及解释测验分数程度的一致性。

（1）测验内容的标准化：即所有受测者实施相同的或等值的题目，否则所测得的结果就无法比较。

（2）施测过程的标准化：指所有受测者必须在相同的条件下施测，其中包括测验情境、指导语、测验时限要相同。

（3）测验评分的标准化：评分要有客观性，即两个或两个以上的评分者对同一份测验试卷的评定是一致的，要求对反应及时清楚地记录。

（4）测验分数的解释标准化：某一测验分数只有与一定的参照标准相比较，才能显现出它所代表的意义。

【知识链接】

The psychological measurement tools are very important. The researchers had study the psychological test and psychometric assessment for a long time. Essential concepts of a psychological test include reliability which refers to the extent to which a test is consistent and repeatable; validity which refers to the extent to which a test surveys what it is claimed to measure in psychometry; standardization, a standardized test refers to the measure of the test is administered in a similar way; etc.

四、心理测验选用原则

（一）心理测验的选择

1. 所选测验必须适合测量的目的

测验，是进行科学研究和解决实际问题的一个工具，测验的选择首先必须符合我们使用测验的目的。由于每一个测验都有其特殊的用途和使用范围，因此测验使用者首先要对各种测验的功用及特长、优缺点进行了解，否则就会造成测验使用不得当。

2. 所选测验必须符合心理测量学的要求

选用测验不仅根据测验的目的，还要考虑测验是否符合心理测量学的要求。在现实生活中，许多人将一些通俗读物或报纸杂志上的测验当作正式的心理测验来使用，实际上这些测验大多不符合心理测量学的要求，可信度不大，仅供娱乐消遣之用。不具备心理测验知识的个人最好不要自己盲目地选择测验及自行施测、解释，应由在专门的心理测验机构中接受过专业训练的人员来操作。

标准化测验必须经常修订，使测验内容、常模样本、分数解释更符合持续变化的时代。目前，连许多专业人员使用的测验也大多是多年前的老版本。更有甚者，有人还将国外的测验直接翻译过来使用，而不考虑是否符合我国国情，这种做法是不值得提倡的。

（二）心理测验的使用

（1）由于心理测验对测验工具的选用、对测验环境变量的设置、对测验过程的把握、对测验结果的解释都有严格的技术要求，因此，心理测验必须由接受过专业训练的人员进行操作。

（2）对测验内容及评分原则的保密要求。一个经过标准化的心理测验对信度和效度都有一定的要求，测验内容和评分方法被非专业人员掌握以后，就会使测验的准确性大打折扣，影响测验结果的准确性。尤其是智力测验对内容的保密性要求较高，人格测验、动机测验等对保密性要求相对较低。

（3）对测验结果需要进行科学解释。心理测验本来是为心理诊断和心理治疗服务的，测验结果的科学解释有助于明确诊断，使心理治疗有的放矢，否则，就会适得其反。

（4）不能滥用心理测验。心理测验的应用有特定的适应指针，比如在心理疾患、心理障碍、升学就业、生涯设计、招工招聘等事务中，都需要借助各种心理测验来考察人的个性品质、心理特征、个性缺陷及潜在的需要、动力及潜在能力等。

（5）心理测验由不称职的人来使用，很可能变成"害人测验"。一个同样的心理测验得分，可因受试者不同的生活环境、文化背景和受试时精神状态的不同，而得出差异很大的解释。如果测验的主试者对测验结果的解释缺乏科学性、严谨性，往往会造成一些不良的后果。

第二节　智力测验

一、智商和智力分类

智商（intelligence quotient，IQ），是智力商数的简称，它是智力测验结果的量化单位，用于衡量个体智力发展水平的一种指标。最早出现的用于智力测定的量表是19世纪末比奈和西蒙共同编制的比奈－西蒙智力量表。1916年，由美国斯坦福大学心理学家特曼加以修订，称为斯坦福－比奈量表，开始确定了智力商数（IQ）这一概念。

（一）比率智商（ratio IQ）

比率智商最初由特曼提出，计算方法为：$IQ = MA/CA \times 100$。公式中，MA 为智龄（mental age），指智力所达到的年龄水平，即在智力测验上取得的成绩；CA 为实龄（chronological age），指测验时的实际年龄。MA 与 CA 相等时，IQ 为100。例如，某儿童智力测验的 MA 为10，而他的 CA 为8，那么他的 IQ 为125，说明该儿童比同龄儿童的平均能力高。如果 MA 为9，CA 为10，IQ 为90，说明该儿童比同龄儿童平均能力低。

比率智商有一定局限性，它建立在智力水平与年龄成正比的基础上，实际上智力发展到一定年龄后稳定在一定水平，此后随着年龄增加，智力便开始下降。因此，比率智商适用最高实际年龄限制在15岁或者16岁。

（二）离差智商（deviation IQ）

为了解决上述问题，韦氏提出了离差智商。它用统计学的标准分概念来计算智商，表示被试者的成绩偏离同年龄组平均成绩的距离（以标准差为单位），每个年龄组 IQ 均值为100，标准差为15，计算公式为 $IQ = 100 + 15(X - \bar{x})/SD$。公式中 $\bar{x}$ 为样本成绩的均数，X 为被试者的成绩，SD 为样本成绩的标准差，$(X - \bar{x})/SD$ 是标准分（Z）计算公式。离差智商实际上不是一个商数，被试者得到的 IQ 为100，表示他的智力水平恰好处于平均位置。如果 IQ 为115，则表示高于平均智力的一个标准差，为中上智力水平；如果 IQ 是85，则表示低于平均智力的一个标准差，为中下智力水平。

离差智商克服了比率智商受年龄限制的缺点，已成为通用的智商计算方法。

（三）智力分类和分级

智力可以按一定标准来分出种类和等级。现代心理测量学用统计的方法分出智力的各种因素，如言语智力和操作智力等；从智力理论的定义角度分为流体智力和晶体智力，也有的把智力分为抽象智力、具体智力和社会智力等。目前，智力主要采用 IQ 分级方法，这也是国际常用的分级方法。

二、常用智力测验

智力测验是测查个人一般能力的方法，根据有关智力概念和智力理论经标准化过程编制而成。它是心理诊断中应用最多、影响最大的一种心理测量工具。有一般智力测验和特殊才能测验；有正常时的智力测验和病理时的智力测验。这里介绍临床上常用的几个测验。

（一）韦氏智力量表

韦氏智力量表（Wechsler intelligence scale WIS）是 1939 年由美国心理学家大卫·韦克斯勒（David Wechsler）编制，它包括韦氏幼儿智力量表（WPPSI）、韦氏儿童智力量表（WISC）和韦氏成人智力量表（WAIS）。韦氏的 3 种智力量表相互衔接，适用的年龄范围可从幼儿一直到老年人，是智力测验中最广泛使用的工具，它的发明对临床心理学和学校心理学领域有着杰出的贡献。20 世纪 80 年代，韦氏智力量表被引入我国，韦氏幼儿智力量表、韦氏儿童智力量表和韦氏成人智力量表可以分别测量 4.5 ～ 6.5 岁的学龄前儿童、6.5 ～ 16 岁的学龄期儿童和 16 ～ 64 岁的成人。

在此，以 1981 年龚耀先教授修订的韦氏成人智力量表中文版（WAIS – RC）为例做简要介绍。

WAIS – RC 全量表共含 11 个分测验，其中 6 个分测验组成言语量表（verbal scale，VS），5 个分测验组成操作量表（performance scale，PS）。根据测验结果，按常模换算出 3 个智商，即全量表智商（FIQ）、言语智商（VIQ）和操作智商（PIQ）。WAIS – RC 适用于 16 岁以上的被试者，分农村和城市用 2 式。凡较长期生活、学习或工作在县属集镇以上的人口，称为城镇人口，采用城市式；长期生活、学习或工作于农村的，称为农村人口，采用农村式。

1. WAIS – RC 施测步骤

在进行 WAIS – RC 时，一般按先言语测验后操作测验的顺序进行，但在特殊情况下可适当改变，如遇言语障碍或情绪紧张、怕失面子的被试者，不妨先做一两个操作测验，或从比较容易做好的项目开始。测验通常一次完成，对于容易疲劳或动作缓慢的被试者也可分次完成。下面是各分测验的具体实施方法及主要功能（见表 3 – 1）。

表 3 – 1　WAIS – RC 各分测验具体实施方法及主要功能

分测验	具体实施方法	主要功能
知识（I）	包括 29 个一般性知识的题目，由易到难排列，一般从第 5 题开始施测，若第 5 和第 6 题均失败便回头做第 1 ～ 4 题，被试者连续 5 题失败则不再继续	主要测量人的知识和兴趣范围及长时记忆力，一般学习与接受能力，对材料的记忆能力和对日常事物的认识能力

续表 3-1

分测验	具 体 实 施 方 法	主 要 功 能
领悟 (C)	包括 14 个按难易程度排列的问题，一般从第 3 题开始，若第 3、第 4 或第 5 题中任何一题失败，便回头做第 1、2 题，连续 4 题失败则不再继续	主要测量被试者的社会适应和道德的判断能力。对智力的 G 因素负荷较大，但记分难以掌握
算术 (A)	包括 14 个算术题，依难度排列，被试者只能用心算解答，不得使用纸和笔。一般从第 3 题开始，若第 3 和第 4 题均得 0 分，便进行第 1 和第 2 题，连续 4 道题失败则停止该测验	主要测量数的概念、数的操作能力，注意集中能力及解决问题的能力
相似性 (S)	包括 13 对名词，依难度排列，每对词表示的事物都具有共性，要求被试者概括两者在什么地方相似，均从第 1 题开始，连续 4 道题失败则停止该测验	主要测量逻辑思维能力、抽象思维能力与概括能力。相似性是智力 G 因素很好的测量指标
数字广度 (D)	包括顺背和倒背两个部分，分别由易到难排列。顺背最多由 12 位数字组成，倒背最多由 10 位数字组成，任何一题一试背得正确，便继续进行下一题，如有错误便进行同题的二试，两试均失败则停止该部分测验	主要测量人的注意力和短时记忆能力。临床表明，对智力较低者，测的是短时记忆能力；但对智力较高者，实际测量的是注意力
词汇 (V)	包括 40 个词汇，按难度排列，解释词意。一般从第 4 题开始（言语能力差的从第 1 题开始做），若 4～8 题内有一个得 0 分，便回头测 1～3 词。若被试者连续 5 个词解释不出则不再继续进行	主要测量人的言语理解能力，与抽象概括能力有关，能在一定程度上了解知识范围和文化背景，是测量智力 G 因素的最佳指标
数字符号 (DS)	1～9 诸数各有一规定符号，要求被试者按着此对应方式，迅速在每个数字下空格内以从左到右的顺序填上相应的符号，不得跳格。被试者从练习题目开始，正式测验限时 90 秒	主要测量一般的学习能力、知觉辨别能力及灵活性，以及动机强度，但不能很好地测量智力的 G 因素

续表 3 – 1

分测验	具体实施方法	主要功能
图画填充（PC）	由 21 张卡片组成，每张卡片上的图画有一处缺笔，要求被试者在 20 秒内能指出这个部位及名称。其中，第 1、2 题失败时，应帮助其指出缺失的部位及名称，从第 3 题开始不再给予这样的帮助	主要测量人的视觉辨认、视觉记忆与视觉理解能力。能测量智力 G 因素
木块图（BD）	主试者呈现 10 张几何图案卡片，要求被试者摆出相应的图形，在连续 3 题失败后停止此分测验，其中图案 1 或图案 2 两次试验均失败才算失败。连续 3 个 0 分停止该测验	主要测量辨认空间关系的能力、视觉结构的分析和综合能力，以及视觉—运动协调能力等。对诊断知觉、注意障碍、老年衰退有很高的效度
图片排列（PA）	测验材料为 8 组随机排列的图片，其中，第 1 题告之故事的内容，从第 2 题开始便不告之故事的内容。如果第 1、2 题演示后仍失败，便停止此分测验，否则应完成全部测验	主要测量综合分析能力、观察因果关系的能力、社会计划性、预期力和幽默感等，可测智力 G 因素，可作为跨文化的测验，但易受视觉敏锐性的影响
图形拼凑（OA）	共有 4 套切割成若干块的图形板，主试者将零乱的拼板呈现给被试者，要求其拼出一个完整的图形	主要测量处理局部与整体关系的能力、概括思维能力、知觉组织能力，以及辨别能力。在临床上，可了解被试者的知觉类型、他对尝试错误方法所依赖的程度，以及对错误反应的应对方法。此测验与其他分测验相关性较低，并对被试者的鉴别力不高

2. 测验记分

将一个分测验中的各题目得分相加，称分测验的原始分（或称粗分）。缺一项分测验时，要计算加权分。原始分按手册上相应用表可转化成平均数为 10、标准差为 3 的量表分。分别将言语测验和操作测验的量表分相加，便可得到言语量表分和操作量表分。再将两者相加，便可得到全量表分。最后，根据相应用表换算成言语智商、操作智商和全量表智商。测验量表分反映自各所代表的心理功能情况，而全量表智商可代表被试者的总智力水平，言语智商代表言语智力水平，操作智商代表操作智力水平。由于测验成绩随年龄变化，各年龄组的智商是根据标准化样本单独计算的，查被试者的智商一定要查相应的年龄组，同时要将城市和农村的分清，不能用错表。

另外，在 WAIS - RC 的手册中，还附有各分测验的粗分转换成年龄量表分的表格。年龄量表分也是以 10 为平均数、以 3 为标准差的量表分，但它不是与被试者总体比较，而是按年龄组的成绩分别计算的。年龄量表分主要用于临床诊断。

3. 结果解释

按智商的高低，智力水平可分为如下若干等级，可作为临床诊断的依据（见表 3 - 2）。

表 3 - 2　智力等级分布情况

智力等级	IQ	人群中的理论分布比率（%）
极超常	≥130	2.2
超常	120 ~ 129	6.7
高于平常	110 ~ 119	16.1
平常	90 ~ 109	50.0
低于平常	80 ~ 89	16.1
边界	70 ~ 79	6.7
智力缺陷	≤69	2.2

韦氏智力测验可以把被测者所得的分数同常模进行比较，可以评估被测者在同龄人人群中的相对水平及其特征，也可以对智力结构特点进行分析，如言语智商与操作智商的差异分析，智力结构的自身相对强、弱点分析等。因此，韦氏智力测验可以为我们提供智力的水平、特点等更多的信息，为实施教育、心理干预、职业咨询等方面提供有用的参考。对被试者做智力诊断时，不仅要根据 3 种智商的水平，而且还要比较言语智商与操作智商的关系，以及分析各分测验量表分剖析图等，做出判断和评价。

（二）瑞文测验

瑞文测验，又称瑞文渐进测验（Raven progressive matrices），是由英国心理学家瑞文（J. C. Raven）于 1938 年设计的一种非文字智力测验，因其使用方便，至今仍为国际心理学界、教育界和医学界所惯用。该测验以智力的二因素理论为基础，主要测量一般因素（G 因素）中的推断性能力，即个体做出理性判断的能力。瑞文测验较少受到本人知识水平或受教育程度的影响，公平施测，故心理学家尤其喜欢采用这种测验作为跨文化研究的工具。

瑞文测验，包括标准型（SPM）、彩色型（CPM）和高级渐进方阵（APM）3套测验。标准型适用于6岁到成人被试者，有5个黑白系列，共计60个项目组成；彩色型适用于5.5～11.5岁的儿童及智力落后的成人，分为3个系列，共计36个测验项目组成；高级型包括渐进矩阵 I 型（12题）及 II 型（36题），可对在标准型测验上得分高于55分的被试者进行更精细的区分评价。

我国使用1989年李丹、王栋等修订完成的彩色型和标准型合并本联合型瑞文测验（Combined Raven's Test，CRT）较多。在此做简要介绍。

1. 适用范围

5～75岁的幼儿、儿童、成年、老年皆可借此测验粗评智力等级。幼儿及智力低下者和不能自行书写的老年人宜个别施测，一般可团体进行。此测验可用于有言语障碍的智力测量，亦可作为不同民族、不同语种间的跨文化研究工具。

2. 测验记分

测验题一律为二级评分，即答对给1分，答错为0分。被试者在这个测验上的总得分就是他通过的题数，即测验的原始分数。

该测验的量表分数须先将被试者的原始分数换算为相应的百分等级，再将百分等级转化为 IQ。例如，一个16岁城市儿童测得原始总分为55分，先查百分等级常模表得55分相应的百分等级为70分，再查智商常模表得70分，则百分等级的 IQ 为108分。

3. 结果解释

联合型瑞文测验也是采用离差智商的计算法，但应测题形式不同于韦氏智力量表，故智商的分级标准也不同于韦氏智商（见表3-3）。

表3-3　瑞文智商分级标准

类别	IQ	理论分布
极优	≥130	2.2
优秀	120～129	6.7
中上（聪明）	110～119	16.1
中等（一般）	90～109	50.0
中下（迟钝）	80～89	16.1
边缘	70～79	6.7

续表 3 - 3

	类别	*IQ*	理论分布
智力缺陷	轻度	55 ～ 69	2.2
	中度	40 ～ 54	
	重度	25 ～ 39	
	极重	≤24	

第三节 人格测验

人格测验多达数百种，其依据的人格理论不同，所采用的方法也不同。但总的来讲，主要分为两大类：一类为结构明确的自陈量表，包括明尼苏达多项个性调查表、艾森克人格问卷、卡特尔 16 种人格因素测验等；另一类为结构不甚明确的投射技术，包括罗夏墨迹测验、主题统觉测验等。由于投射技术的施测、记分和结果解释均太复杂，不是专业的心理测验人员很难掌握，故这里仅介绍几个常用的自陈量表。

一、艾森克人格问卷

艾森克人格问卷（Eysenck personality questionnaire，EPQ），是 1975 年由英国艾森克教授（H. J. Eysenck）夫妇根据其人格 3 个维度的理论编制。EPQ 分为儿童（7 ～ 15 岁）和成人（16 岁以上）两种类型。国外 EPQ 儿童本有 97 项，成人有 101 项。经过多次修订，在不同人群中测试，已经获得可靠的信度和效度，在国际上广泛应用。我国龚耀先教授主持修订的儿童问卷和成人问卷各由 88 个项目组成，每个项目都有"是"和"否"两个选项，供被试者根据自己的情况进行选择，然后按 E（内向—外向）、N（神经质）、P（精神质）和 L（掩饰性）4 个量表记分，前三者分别代表艾森克人格结构的 3 个维度，L 是后来加入的一个效度量表，但也代表一种稳定的人格功能，即反映被试者的社会朴实或幼稚水平。

此量表的项目较少，易于测查，项目内容较适合我国的实际情况，目前已被广泛应用在心理学的研究，医学、司法、教育人才的测评与选拔上。

（一）适用范围

EPQ 成人问卷用于调查 16 岁以上成人（国外标准）的个性类型，幼年问卷用于调查 7～15 岁幼年的个性类型。不同文化程度的被试者均可以使用。

（二）量表的构成与解释

EPQ 是由 P、E、N、L 4 个量表组成，主要调查内外向（E）、情绪的稳定性（N）和精神质（P）3 个个性维度。关于各量表的简要解释有 4 个方面。

（1）E 量表测定外向—内向维度。分数越高，表示人格越外向，好交际、喜欢热闹的场合，渴望刺激和冒险，情绪易冲动。分数越低，表示人格越内向、沉静、不合群、富于内省，除了亲密的朋友以外，对一般人缄默冷淡，不喜欢刺激，喜欢有秩序的生活方式，情绪比较稳定，生活和工作严谨而有规律。

（2）N 量表测定神经质，是情绪稳定性量表。N 量表反映的是正常行为，并非指神经症。分数高，表示焦虑、紧张、易怒，可伴有抑郁，情绪易激惹而不稳定，甚至出现不理智的行为。分数低，表示情绪反应缓慢而平稳，不易激惹、稳重、性情温和、善于自我控制。

（3）P 量表测定精神质，为精神病倾向量表，并非暗指精神病，它在所有人身上都存在，只是程度不同。分数高者，孤独、不关心他人、社会适应差、感觉迟钝、行为古怪，常常寻衅搅扰，喜欢干奇特的事情，并且不顾危险。精神质又称倔强性。低分者，善于与人相处，能较好地适应环境，态度温和、不粗暴、善解人意。

（4）L 量表测定说谎、掩饰、自我保护程度及纯朴性、社会成熟水平。同时，它本身也代表一种稳定的人格倾向。如果 L 分过高，提示测量的可靠性较差。

（三）测验记分

EPQ 结果采用标准分 T 分表示，根据各维度 T 分高低判断人格倾向和特征。每一项目都规定了答"是"或"不是"。如果规定答"是"，则在画"是"时记 1 分，画"不是"不记分。同理，如果规定答"不是"，则在画"不是"时记 1 分，画"是"不计分。最后根据被试者在各量表上获得的总分（粗分），按年龄和性别常模换算出标准 T 分，便可分析被试者的个性特点。

在中国修订版的报告单上一般有两个剖析图，一个是 EPQ 剖析图，一个是 E、N 关系图，据此可直观地判断出被试者的内外向性、精神质及情绪稳定性，还可判断其气质类型。

第一剖析图是仿 MMPI 等个性问卷剖析图的方法制出。在各量表位置注明了 T 分度，画了区分中间（实线）和倾向（虚线）各范围的划界线。得到某一被试者的各量表粗分后，在性别和年龄相应的 T 分表上查出 T 分，在各量表位置上加以标明，然后将各量表标点连接，便得到一个量表剖析图（见图 3 -1）。

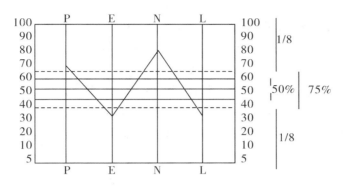

图 3 - 1 EPQ 量表剖析图

为了说明量表的相互关系，还可将 E 和 N 另作一剖析图（见图 3 -2）。因为无论是内向或外向的人，均可以具有情绪稳定或不稳定。因此，将 x 轴为 E 维度，y 轴为 N 维度，于 T50 处垂直相交，划分四相：内向，稳定；内向，不稳定；外向，稳定；外向，不稳定。同时，画有中间（实线）和倾向（虚线）的划界线。得知某人的 E 分和 N 分后，在此剖析图可找到 E 和 N 的交点（EN点），便得知此被试者个性特点。

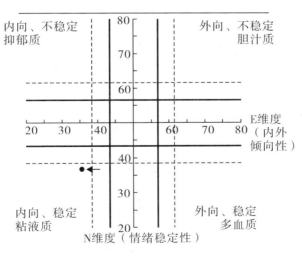

图 3 - 2 E 和 N 的关系

（四）结果解释

各量表的 T 分在 43.3～56.7 分为中间型；在 38.5～43.3 分或 56.7～61.5 分为倾向型；在 38.5 分以下或 61.5 分以上为典型。

以内外向为例，T 分在 43.3～56.7 分为中间型；在 38.5～43.3 分为倾向内向，在 56.7～61.5 分为倾向外向；在 38.5 分以下为典型内向，在 61.5 分以上为典型外向。P、N、L 量表类推。

为了说明人格维度之间的关系并提供更多的信息，还可将 E、N 交叉绘出直角坐标系，得出 4 个象限，每一象限分别与 4 种气质类型相对应（见图 3-3）。艾森克以本人的图示表现他对人格特质的观点，为许多心理学家所接受。

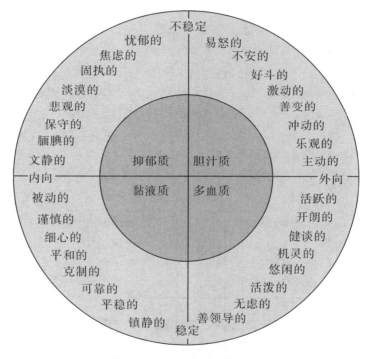

图 3-3　被试者气质类型图

二、卡特尔 16 种人格因素测验

卡特尔 16 种人格因素测验（sixteen personality factor questionnaire，16PF）由美国卡特尔教授于 1949 年编制，是用因素分析法编制问卷的典范。与其他类似的测验相比，它能以同等的时间（约 40 分钟）测量更多方面的主要人格特质，并可作为了解心理障碍的个性原因及心身疾病诊断的重要手段，也可用于人才的选拔。为防止被试者勉强作答或不合作，每个测题有 3 个可能的答案，被试者在回答时能够有折中选择，避免"二选一"不得不勉强回答的弊病。而且，被选用的测题中有许多表面上似乎与某种人格有关，但实际上与另外的人格因素关系密切。如此，被试者不易猜测每一题目的用意而做出如实回答。16PF 所测量的人格因素的名称及其字母代号见表 3－4。

表 3－4　16 种人格因素的名称及其字母代号

代号	因素名称	代号	因素名称	代号	因素名称	代号	因素名称	代号	因素名称
A	乐群性	E	恃强性	H	敢为性	M	幻想性	Q 1	实验性
B	聪慧性	F	兴奋性	I	敏感性	N	世故性	Q 2	独立性
C	稳定性	G	有恒性	L	怀疑性	O	忧虑性	Q 3	自律性
								Q 4	紧张性

16PF 有 A、B、C、D、E 式 5 种复本。A、B 为全本，各有 187 项；C、D 为缩减本，各有 105 项。前 4 种复本适用于 16 岁以上并有小学以上文化程度者；E 式为 128 项，专为阅读水平低的人而设计。16PF 主要用于确定和测量正常人的基本人格特征，并进一步评估某些次级人格因素。我国已有相关修订本及全国常模。在此以戴忠恒和祝蓓里修订的 16PF 为例做简要介绍。

（一）适用范围

16PF 适用范围很广，凡是有相当于初中以上文化程度的青、壮年和老年人都可以适用。16PF 属于团体实施的量表，当然也可以个别实施。

（二）16 种因素的名称和高分、低分人格特征

因素 A——乐群性：高分者外向、热情、乐群，术语称环性情感或高情感；低分者缄默、孤独、冷淡，术语称分裂情感。

因素 B——聪慧性：高分者聪明、富有才识、善于抽象思维，术语称高 8；低分者思想迟钝、学识浅薄、抽象思维能力弱，术语称低 3。

因素 C——稳定性：高分者热情稳定而成熟，能面对现实，术语称高自我力量；低分者情绪激动，易生烦恼，术语称低自我力量。

因素 E——恃强性：高分者好强、固执、独立、积极，术语称支配性；低分者谦逊、顺从、通融、恭顺，术语称顺从性。

因素 F——兴奋性：高分者轻松兴奋、随遇而安，术语称澎湃激荡；低分者严肃、审慎、冷静、寡言，术语称平静。

因素 G——有恒性：高分者有恒心、负责、做事尽职，术语称高超我；低分者苟且敷衍、缺乏奉公守法精神，术语称低超我。

因素 H——敢为性：高分者冒险敢为、少有顾虑，术语称交感免疫性；低分者畏怯退缩、缺乏自信，术语称威胁反应性。

因素 I——敏感性：高分者敏感、感情用事，术语称娇养性情绪过敏；低分者理智、着重现实、自食其力，术语称积极度现实感。

因素 L——怀疑性：高分者怀疑、刚愎、固执己见，术语称投射紧张；低分者信赖随和、易与人相处，术语称放松。

因素 M——幻想性：高分者幻想、狂放任性，术语称我向性或自向性；低分者现实、合乎成规、力求完善合理，术语称实际性。

因素 N——世故性：高分者精明能干、世故，术语称机灵性；低分者坦白、直率、天真，术语称朴实性。

因素 O——忧虑性：高分者忧虑抑郁、烦恼自扰，术语称易于内疚；低分者安详、沉着，通常有自信心，术语称信念把握。

因素 Q 1——实验性：高分者自由、激进，不拘泥于现实，术语称激进性；低分者保守，尊重传统观念与道德准则，术语称保守性。

因素 Q 2——独立性：高分者自力自强、当机立断，术语称自给自足；低分者依赖、随群、附和，术语称团体依附。

因素 Q 3——自律性：高分者知己知彼、自律严谨，术语称高自我概念；低分者矛盾冲突、不顾大体，术语称低整合性。

因素 Q 4——紧张性：高分者紧张困扰、激动挣扎，术语称高能量紧张；低分者心平气和、闲散宁静，术语称低能量紧张。

（三）测验记分

每一测题有 a、b、c 3 个答案，根据被试者对每一问题的回答，分别对 a、b、c 记为 0、1、2 或 2、1、0 分。聪慧性（因素 B）量表的题目有正确答案，每题答对得 1 分，答错得 0 分。测验一般用模板记分，模板有 2 张，每张可为 8 个量表记分。未记分前，应先检查答案有无明显错误及遗漏，若遗漏太多或有明显错误，则必须重测，以求真实可信。

使用记分模板只能得到各个量表的原始分数，还需要通过查 16 种人格因素常模表将其换算成标准分数（标准 10 分）。然后按各量表标准 10 分在剖析图上找到相应圆点，将各点连接成曲线，即可得到被试者的人格剖析图（见图 3 - 4）。

因素	原始分	标准分	名称	标 准 分									
				1	2	3	4	5	6	7	8	9	10
A			乐群性	·	·	·	·	· A	·	·	·	·	·
B			聪慧性	·	·	·	·	· B	·	·	·	·	·
C			稳定性	·	·	·	·	· C	·	·	·	·	·
E			恃强性	·	·	·	·	· E	·	·	·	·	·
F			兴奋性	·	·	·	·	· F	·	·	·	·	·
G			有恒性	·	·	·	·	· G	·	·	·	·	·
H			敢为性	·	·	·	·	· H	·	·	·	·	·
I			敏感性	·	·	·	·	· I	·	·	·	·	·
L			怀疑性	·	·	·	·	· L	·	·	·	·	·
M			幻想性	·	·	·	·	· M	·	·	·	·	·
N			世故性	·	·	·	·	· N	·	·	·	·	·
O			忧虑性	·	·	·	·	· O	·	·	·	·	·
Q₁			实验性	·	·	·	·	·	·	·	·	·	·
Q₂			独立性	·	·	·	·	·	·	·	·	·	·
Q₃			自律性	·	·	·	·	·	·	·	·	·	·
Q₄			紧张性	·	·	·	·	·	·	·	·	·	·

图 3 - 4　16 种个性因素剖析图

（四）结果解释

16PF 结果采用标准分（Z 分）。在 16 种人格因素中，1 ～ 3 分为低分，8 ～ 10 分为高分。根据被试者在各因素上的得分，即可了解被试者的人格特征。

三、明尼苏达多项人格调查表

明尼苏达多项人格调查表（Minnesota multiphasic personality inventory, MMPI）于 1940 年由明尼苏达大学教授哈特卫（S. R. Hathaway）和麦金利（J. C. Mckinley）根据经验效标法合作编制。该测验的问世是自陈法人格测验发展史上的一个重要里程碑，对人格测验的研究进程产生了巨大影响。到目前为止，它已被翻译成达 100 余种文字版本，广泛地应用于心理学、人类学、医学、社会学等研究和实践领域，特别是病态人格的测量、精神病的诊断、心理状况的判断等，是世界上最常引证的人格自陈量表。我国宋维真等于 1989 年完成了修订，在此对宋维真教授的修订版做简要介绍。

（一）适用范围

年满 16 岁，具有小学毕业以上的文化水平，没有什么影响测验结果的生理缺陷均可参加此测验。也有一些研究者认为，如果被试者合作并能读懂测验表上的每个问题，13 ～ 16 岁的少年也可以完成此测验。该量表既可个别施测，也可团体测查。

（二）MMPI 的量表及其意义

MMPI 共有 14 个量表（研究量表未算在内），其中临床量表 10 个，效度量表 4 个，均集中在 1～399 题。

1. 10 个临床量表的内容与意义

（1）Hs（hypochondriasis）疑病量表：测量被试者疑病倾向及对身体健康的不正常关心。高分，表示被试者有许多身体上的不适、不愉快、自我中心、敌意、需求、寻求注意等。

（2）D（depression）抑郁量表：测量情绪低落、焦虑问题。高分表示情绪低落，缺乏自信，有自杀观念，有轻度焦虑和激动。

（3）Hy（hysteria）癔症量表：测量被试者对心身症状的关注和敏感、自我中心等特点。高分反映自我中心、自大、自私，期待更多的注意和爱抚，与人的关系肤浅、幼稚。

（4）Pd（psychopathic deviate）精神病态量表：测量被试者的社会行为偏离特点。高分反映被试者脱离一般社会道德规范，无视社会习俗，社会适应差，冲动有敌意，具攻击性倾向。

（5）Mf（masculinity-femininity）男子气、女子气量表：测量男子女性化、女子男性化倾向。男性高分反映敏感、爱美、被动等女性化倾向，女性高分则反映粗鲁、好攻击、自信、缺乏情感、不敏感等男性化倾向。

（6）Pa（paranoia）妄想狂量表：测量被试者是否具有病理性思维。高分提示多疑、过分敏感，甚至有妄想存在，平时思维方式为容易指责别人而很少内疚，有时可表现为强词夺理、敌意、愤怒，甚至侵犯他人。

（7）Pt（psychasthenia）精神衰弱量表：测量精神衰弱、强迫、恐惧或焦虑等神经症特点。高分提示强迫观念、严重焦虑、高度紧张、恐惧等反应。

（8）Sc（schizophrenia）精神分裂症量表：测量思维异常和行为古怪等精神分裂症的一些临床特点。高分提示思维古怪，行为退缩，可能存在幻觉、妄想，情感不稳。

（9）Ma（hypomania）轻躁狂量表：测量情绪紧张、过度兴奋、夸大、易激惹等躁狂症的特点。高分反映联想过多过快、情绪激昂、夸大、易激惹、活动过多、精力过分充沛、乐观、无拘束等特点。

（10）Si（social introversion）社会内向量表：测量社会化倾向。高分提示性格内向，胆小退缩，不善社交活动，过分自我控制等；低分反映外向。

2. 效度量表的内容与意义

（1）Q（question）不能回答的问题（或用"？"代表）：被试者不能回答的题目数如超过 30 个，测验结果不可靠。

（2）L（lie）说谎分数：测量被试者对该调查的态度。高分反映防御态度、天真地表现自己、思想缺少为独创性等。

（3）F（validity）诈病量表：测量任意回答倾向。高分表示随意回答、诈病或存在偏执。

（4）K（correction）校正分量表：测量过分防御或不现实倾向。高分表示被试者对测验持防卫效度。

（三）测验记分

MMPI 共有 566 个自我陈述形式的题目，其中 1～399 题是与临床有关的，其他属于一些研究量表，题目内容范围很广，包括身体各方面的情况、精神状态，以及家庭、婚姻、宗教、政治、法律、社会等方面的态度和看法。被试者根据自己的实际情况对每个题目做"是"与"否"的回答，若的确不能判定则不作答。可根据被试者的回答情况进行量化分析，或做人格剖面图，除手工分析方法外，还出现多种计算机辅助分析和解释系统。

（四）结果解释

各量表结果采用 T 分形式，可在 MMPI 剖析图上标出。MMPI 的解释主要考虑各量表的高分特点，如果某个分量表的 T 分在 70 分以上（按美国常模），或 T 分在 60 分以上（中国常模），便视为可能有病理性异常表现或某种心理偏离现象。但具体分析时，应综合各量表 T 分的高低情况解释。

第四节　神经心理测验

神经心理学，是研究脑和行为的关系的科学。神经心理测验，是测量患者因脑损害所引起的心理变化的特点。了解不同性质、不同部位的病损，以及不同病程时的心理变化和仍保留的心理功能的情况，为临床神经病学家在临床诊断、制订干预计划和康复计划方面提供依据。

神经心理测验大致可分为单个的测验和成套的测验两类。所谓单个测验，是指测验形式单一，测量目标也比较局限；而成套的测验，则是由许多单个测验所组成，不局限于研究哪一种性质的心理变化，而是做综合研究，对临床诊断特别有帮助。

一、神经心理筛选测验

该类测验用于筛查患者有无神经病学问题，并初步判断患者的行为或心理问题是器质性还是功能性的，以决定患者是否要进行更全面的神经心理功能和神经病学检查。神经心理筛选测验有 Bender 格式塔测验（Bender-Gestalt test，BGT）、威斯康星卡片分类测验（Wisconsion card sorting test，WCST）、本顿视觉保持测验（Benton vision retention test，BVRT）和快速神经学甄别测验（quick neurological screening test，QNST）等。

二、成套神经心理测验

成套神经心理测验一般含有多个分测验，每个分测验的形式不同，分别测量一种或多种神经心理功能，从而可以对神经心理功能做较全面的评估。

成套神经心理测验品种较多，以 H－R 成套神经心理测验（HRB）为常用，主要用于测查多方面的心理功能或能力状况，包括感知觉、运动、注意力、记忆力、抽象思维能力和言语功能等。此测验有成人、儿童和幼儿 3 种样式，我国龚耀先等分别于 1986 年、1988 年及 1991 年对其进行了修订。

第五节　临床评定量表

评定量表（rating scale），是临床心理评估和研究的常用方法，包括反映心理健康状况的症状评定量表、与心理应激有关的生活事件量表、应对方式量表和社会支持量表等。评定量表具有数量化、客观、可比较和简便易用等特点。

临床评定量表按内容划分，可分为诊断量表、症状量表和其他量表；按病种，可分为抑郁量表、焦虑量表和躁狂量表等；按评定方式，可以分为自评量表与他评量表。本章将对几种常用的评定量表做简要介绍。

一、症状自评量表

90 项症状清单（symptom checklist 90，SCL－90），又称症状自评量表（self-reporting inventory）。现版本由 Derogatis 于 1973 年编制。SCL－90 在国外应用广泛，20 世纪 80 年代引入我国，随即被广泛应用。

症状自评量表由 90 个反映常见心理症状的项目组成。从中分出 10 个症状因子，即躯体化、强迫观念和行为、人际关系敏感、抑郁、焦虑、敌对、恐惧、偏执观念、精神病性等，反映有无各种心理症状及其严重程度。每个项目后按"没有、很轻、中等、偏重、严重"等级以 1～5（或 0～4）5 级选择评分，由被试者根据自己最近的情况和体会对各项目选择恰当的评分。

由于本量表内容量大，反映症状丰富，较能准确刻画出患者自觉症状的特点，故可广泛应用于精神科或心理咨询门诊，作为了解就诊者或来访者心理健康问题的一种评定工具，也可评定咨询前后病情演变的疗效。

（一）适用范围

（1）精神科和心理咨询门诊。

（2）在综合性医院中用以了解躯体疾病患者的精神症状。

（3）调查不同职业群体的心理健康问题，从不同侧面反映各种职业群体的心理健康问题。

（二）各因子名称、所包含项目及简要解释

1. 躯体化（somatization）

躯体化，包括1、4、12、27、40、42、48、49、52、53、56和58，共12项。该因子主要反映主观的躯体不适感，包括心血管、胃肠道、呼吸等系统的主述不适，以及头疼、背痛、肌肉酸痛和焦虑的其他躯体表现。

2. 强迫症状（obsessive-compulsive）

强迫症状，包括3、9、10、28、38、45、46、51、55和65，共10项。它与临床强迫症表现的症状、定义基本相同。强迫症状主要指那种明知没有必要，但又无法摆脱的无意义的思想、冲动、行为等表现；还有一些比较一般的感知障碍，如脑子"变空"了，"记忆力不好"等，也在这一因子中反映出来。

3. 人际关系敏感（interpersonal sensitivity）

人际关系敏感，包括6、21、34、36、37、41、61、69和73，共9项。它主要指某些个人不自在感和自卑感，尤其是在与他人相比较时更突出。自卑、懊丧及在人际关系中明显相处不好的人，往往是这一因子获高分的对象。

4. 抑郁（depression）

抑郁，包括5、14、15、20、22、26、29、30、31、32、54、71和79，共13项。它反映的是与临床上抑郁症状群相联系的广泛的概念。抑郁苦闷的感情和心境是代表性症状，还以对生活的兴趣减退、缺乏活动愿望、丧失活动力等为特征，并包括失望、悲观、与抑郁相联系的其他感知及躯体方面的问题。该因子中有几个项目包括死亡、自杀等概念。

5. 焦虑（anxiety）

焦虑，包括2、17、23、33、39、57、72、78、80和86，共10项。它包括一些通常在临床上明显与焦虑症状相联系的精神症状及体验，一般指那些无法静息、神经过敏、紧张及由此而产生的躯体征象，那种游离不定的焦虑及惊恐发作是本因子的主要内容，还包括一个反映"解体"的项目。

6. 敌对 (hostility)

敌对，包括 11、24、63、67、74 和 81，共 6 项。主要从思维、情感及行为 3 个方面来反映受检者的敌对表现。敌对包括从厌烦、争论、摔物，直至争斗和不可抑制的冲动爆发等各个方面。

7. 恐惧 (phobia anxiety)

恐惧，包括 13、25、47、50、70、75 和 82，共 7 项。它与传统的恐惧状态或广场恐惧所反映的内容基本一致。引起恐惧的因素，包括出门旅行、空旷场地、人群、公共场合及交通工具等。此外，还有反映社交恐惧的项目。

8. 偏执 (paranoid ideation)

偏执，包括 8、18、43、68、76 和 83，共 6 项。偏执是一个十分复杂的概念。本因子只是包括一些基本内容，主要指思维方面，如投射性思维、敌对、猜疑、关系妄想、被动体验与夸大等。

9. 精神病性 (psychoticism)

精神病性，包括 7、16、35、62、77、84、85、87、88 和 90，共 10 项。其中有幻听、思维播散、被控制感、思维被插入等反映精神分裂样症状的项目。

10. 其他

其他，包括 19、44、59、60、64、66 和 89，共 7 项。主要反映睡眠及饮食情况。

（三）测验记分

1. 每一个项目均采取 5 级评分制

（1）没有：自觉无该项症状（问题）。

（2）很轻：自觉有该项症状，但对受检者并无实际影响，或影响轻微。

（3）中度：自觉有该项症状，对受检者有一定影响。

（4）偏重：自觉常有该项症状，对受检者有相当程度的影响。

（5）严重：自觉该症状的频度和强度都十分严重，对受检者的影响严重。

这里所指的"影响"，包括症状所致的痛苦和烦恼，也包括症状造成的心理社会功能损害。"轻""中""重"的具体定义，由自评者自己去体会，不必做硬性规定。

2. SCL-90 分析指标

SCL-90 分析指标主要为总分、阳性项目数和因子分。

（1）总分：90 个项目单项分相加之和，能反映其病情严重程度。

总均分：总分/90，表示从总体情况看，受检者的自我感觉位于 1 ~ 5 级间的某一个分值程度上。

（2）阳性项目数：单项分≥2 的项目数，表示受检者在多少项目上呈现有"症状"。

阴性项目数：单项分 = 1 的项目数，表示受检者"无症状"的项目有多少。

阳性症状均分：（总分 - 阴性项目数）/阳性项目数，表示受检者在"有症状"项目中的平均得分。

（3）因子分：共包括 9 个因子，即所有 90 个项目分为 9 大类。每一因子反映受检者某一方面的情况，因而通过因子分可以了解受检者的症状分布特点，并可做廓图（profile）分析。

（四）结果解释

根据总分、阳性项目数、因子分等评分结果，判定是否有阳性症状及其严重程度，或是否需进一步检查。因子分越高，反映症状越多，障碍越严重。

（1）总分：能反映病情的严重程度，总分变化能反映其病情演变。

（2）总均分：是反映被试者心理健康综合水平的总指标。

（3）阳性项目数和阳性症状均分：可以反映被试者自我感觉不佳的范围和程度，即可以反映被试者心理障碍的严重程度。

按全国常模结果，凡是符合下列条件之一的均视为阳性，即可考虑心理健康状况异常，需进一步检查。①SCL - 90 总分 > 160；②任何一项因子分 > 2；③阳性项目数 > 43。

附：90 项症状自评量表（SCL - 90）

指导语：以下列出了有些人可能有的病痛或问题，请仔细地阅读每一条，然后根据最近一星期以内（或过去）下列问题影响你自己或使你感到苦恼的程度，在最符合的一项上划"√"。答案没有对、错之分。不要对每个陈述花太多的时间去考虑，但所给的回答应该最恰当地体现你现在的感觉（1. 没有，2. 很轻，3. 中等，4. 偏重，5. 严重）。

	没有	很轻	中等	偏重	严重
1. 头痛	1	2	3	4	5
2. 神经过敏，心中不踏实	1	2	3	4	5
3. 头脑中有不必要的想法或字句盘旋	1	2	3	4	5
4. 头昏或昏倒	1	2	3	4	5
5. 对异性的兴趣减退	1	2	3	4	5
6. 对旁人责备求全	1	2	3	4	5
7. 感到别人能控制您的思想	1	2	3	4	5
8. 责怪别人制造麻烦	1	2	3	4	5
9. 忘记性大	1	2	3	4	5

10. 担心自己的衣饰整齐及仪态的端正	1	2	3	4	5
11. 容易烦恼和激动	1	2	3	4	5
12. 胸痛	1	2	3	4	5
13. 害怕空旷的场所或街道	1	2	3	4	5
14. 感到自己的精力下降，活动减慢	1	2	3	4	5
15. 想结束自己的生命	1	2	3	4	5
16. 听到旁人听不到的声音	1	2	3	4	5
17. 发抖	1	2	3	4	5
18. 感到大多数人都不可信任	1	2	3	4	5
19. 胃口不好	1	2	3	4	5
20. 容易哭泣	1	2	3	4	5
21. 同异性相处时，感到害羞不自在	1	2	3	4	5
22. 感到受骗、中了圈套或有人想抓您	1	2	3	4	5
23. 无缘无故地突然感到害怕	1	2	3	4	5
24. 自己不能控制地大发脾气	1	2	3	4	5
25. 怕单独出门	1	2	3	4	5
26. 经常责怪自己	1	2	3	4	5
27. 腰痛	1	2	3	4	5
28. 感到难以完成任务	1	2	3	4	5
29. 感到孤独	1	2	3	4	5
30. 感到苦闷	1	2	3	4	5
31. 过分担忧	1	2	3	4	5
32. 对事物不感兴趣	1	2	3	4	5
33. 感到害怕	1	2	3	4	5
34. 我的感情容易受到伤害	1	2	3	4	5
35. 旁人能知道您的私下想法	1	2	3	4	5
36. 感到别人不理解您、不同情您	1	2	3	4	5
37. 感到人们对您不友好，不喜欢您	1	2	3	4	5
38. 做事必须做得很慢以保证做得正确	1	2	3	4	5
39. 心跳得很厉害	1	2	3	4	5
40. 恶心或胃部不舒服	1	2	3	4	5
41. 感到比不上他人	1	2	3	4	5
42. 肌肉酸痛	1	2	3	4	5
43. 感到有人在监视您、谈论您	1	2	3	4	5
44. 难以入睡	1	2	3	4	5

45. 做事必须反复检查	1	2	3	4	5
46. 难以做出决定	1	2	3	4	5
47. 怕乘电车、公共汽车、地铁或火车	1	2	3	4	5
48. 呼吸有困难	1	2	3	4	5
49. 一阵阵发冷或发热	1	2	3	4	5
50. 因为感到害怕而避开某些东西、 场合或活动	1	2	3	4	5
51. 脑子变空了	1	2	3	4	5
52. 身体发麻或刺痛	1	2	3	4	5
53. 喉咙有梗塞感	1	2	3	4	5
54. 感到对前途没有希望	1	2	3	4	5
55. 不能集中注意力	1	2	3	4	5
56. 感到身体的某一部分软弱无力	1	2	3	4	5
57. 感到紧张或容易紧张	1	2	3	4	5
58. 感到手或脚发沉	1	2	3	4	5
59. 想到有关死亡的事	1	2	3	4	5
60. 吃得太多	1	2	3	4	5
61. 当别人看着您或谈论您时感到不自在	1	2	3	4	5
62. 有一些不属于您自己的想法	1	2	3	4	5
63. 有想打人或伤害他人的冲动	1	2	3	4	5
64. 醒得太早	1	2	3	4	5
65. 必须反复洗手、点数目或触摸某些东西	1	2	3	4	5
66. 睡得不稳不深	1	2	3	4	5
67. 有想摔坏或破坏东西的冲动	1	2	3	4	5
68. 有一些别人没有的想法或念头	1	2	3	4	5
69. 感到对别人神经过敏	1	2	3	4	5
70. 在商店或电影院等人多的地方感 到不自在	1	2	3	4	5
71. 感到任何事情都很难做	1	2	3	4	5
72. 一阵阵恐惧或惊恐	1	2	3	4	5
73. 感到在公共场合吃东西很不舒服	1	2	3	4	5
74. 经常与人争论	1	2	3	4	5
75. 单独一人时神经很紧张	1	2	3	4	5
76. 别人对您的成绩没有做出恰当的评价	1	2	3	4	5
77. 即使和别人在一起也感到孤单	1	2	3	4	5

78. 感到坐立不安、心神不宁	1	2	3	4	5
79. 感到自己没有什么价值	1	2	3	4	5
80. 感到熟悉的东西变成陌生或不像是真的	1	2	3	4	5
81. 大叫或摔东西	1	2	3	4	5
82. 害怕会在公共场合昏倒	1	2	3	4	5
83. 感到别人想占您的便宜	1	2	3	4	5
84. 为一些有关"性"的想法而很苦恼	1	2	3	4	5
85. 认为应该因为自己的过错而受到惩罚	1	2	3	4	5
86. 感到要赶快把事情做完	1	2	3	4	5
87. 感到自己的身体有严重问题	1	2	3	4	5
88. 从未感到和其他人很亲近	1	2	3	4	5
89. 感到自己有罪	1	2	3	4	5
90. 感到自己的脑子有毛病	1	2	3	4	5

二、抑郁自评量表

抑郁自评量表（self-rating depression scale，SDS）由 William W. K. Zung 于 1965 年编制。抑郁自评量表因使用简便，能较直观地反映患者抑郁的主观感受及其在治疗中的变化，不需要经专门的训练，即可指导自评者进行相当有效的评定，而且分析简便，目前已广泛应用于门诊患者的粗筛、情绪状态评定及调查、科研等方面。适用于具有抑郁症状的成年人。

（一）测验记分

本量表含有 20 个反映抑郁主观感受的项目，每个项目按症状出现的频度分为四级评分，其中 10 个为正向评分，10 个为反向评分。正向评分题依次评为粗分 1、2、3、4 分；反向评分题（下文中有 * 号者）则评为 4、3、2、1 分。

把 20 个项目中的各项分数相加得到总粗分（X），然后将粗分乘 1.25 以后取整数部分即为标准分（Y）。

（二）结果解释

按照中国常模结果，SDS 标准分的分界值为 53 分，其中 53～62 分为轻度抑郁，63～72 分为中度抑郁，72 分以上为重度抑郁。

如用以评估疗效，应在开始治疗或研究前让自评者评定一次，然后至少应在治疗后或研究结束时再自评一次，以便通过 SDS 总分变化来分析自评者的症状变化情况。

在治疗或研究期间评定，其时间间隔可由研究者自行安排。

附：SDS 每条文字及所希望引出的症状

1. 我觉得闷闷不乐，情绪低沉（忧郁）。

*2. 我觉得一天中早晨最好（晨重夜轻）。

3. 一阵阵哭出来或觉得想哭（易哭）。

4. 我晚上睡眠不好（睡眠障碍）。

*5. 我吃得跟平常一样多（食欲减退）。

*6. 我与异性密切接触时和以往一样感到愉快（性兴趣减退）。

7. 我发觉我的体重在下降（体重减轻）。

8. 我有便秘的苦恼（便秘）。

9. 心跳比平常快（心悸）。

10. 我无缘无故地感到疲乏（易倦）。

*11. 我的头脑和平常一样清楚（思考困难）。

*12. 我觉得经常做的事情并没有困难（能力减退）。

13. 我觉得不安而平静不下来（不安）。

*14. 我对未来抱有希望（绝望）。

15. 我比平常容易生气激动（易激惹）。

*16. 我觉得做出决定是容易的（决断困难）。

*17. 我觉得自己是个有用的人，有人需要我（无用感）。

*18. 我的生活过得很有意思（生活空虚感）。

19. 我认为如果我死了，别人会生活得更好（无价值感）。

*20. 平常感兴趣的事我仍然感兴趣（兴趣丧失）。

三、焦虑自评量表

焦虑自评量表（self-rating anxiety scale，SAS）由 William W. K. Zung 于 1971 年编制。从量表结构的形式到具体评定方法都与抑郁自评量表（SDS）十分相似，用于评定患者焦虑的主观感受及其在治疗中的变化。主要用于疗效评估，而不能用于诊断。

SAS 适用于具有焦虑症状的成年人，它与 SDS 一样具有广泛的应用性。国外研究认为，SAS 能较好地反映有焦虑倾向的精神病患者的主观感受，而焦虑则是心理咨询门诊中较常见的一种情绪障碍，因此，SAS 可作为咨询门诊中了解焦虑症状的自评工具。

（一）测验记分

本量表含有 20 个反映焦虑主观感受的项目，每个项目按症状出现的频度分为 4 级评分，其中 15 个为正向评分，5 个为反向评分。正向评分题依次评为粗分 1、2、3、4 分；反向评分题（下文中有 * 号者）则评为 4、3、2、1分。与 SDS 一样，20 个项目得分相加即得粗分（X），经过公式换算，即用粗分乘 1.25 以后取整数部分，就得标准分（Y）。

（二）自评结果解释

按照中国常模结果，SAS 标准分的分界值为 50 分，其中 50～59 分为轻度焦虑，60～69 分为中度焦虑，69 分以上为重度焦虑。

附：SAS 的条文及所希望引出的症状

1. 我觉得比平常容易紧张和着急（焦虑）。
2. 我无缘无故地感到害怕（害怕）。
3. 我容易心里烦乱或觉得惊恐（惊恐）。
4. 我觉得我可能将要发疯（发疯感）。
 *5. 我觉得一切都很好，也不会发生什么不幸（不幸预感）。
6. 我手脚发抖打战（手足颤抖）。
7. 我因为头疼、头颈痛和背痛而苦恼（头疼）。
8. 我感到容易衰弱和疲乏（乏力）。
 *9. 我觉得心平气和，并且容易安静坐着（静坐不能）。
10. 我觉得心跳得很快（心悸）。
11. 我因为一阵阵头晕而苦恼（头晕）。
12. 我有晕倒发作或觉得要晕倒似的（晕厥感）。
 *13. 我呼气、吸气都感到很容易（呼吸困难）。
14. 我手脚麻木和刺痛（手足刺痛）。
15. 我因为胃痛和消化不良而苦恼（胃痛和消化不良）。
16. 我常常要小便（尿意频数）。
 *17. 我的手脚常常是干燥温暖的（多汗）。
18. 我脸红发热（面部潮红）。
 *19. 我容易入睡，并且一夜睡得很好（睡眠障碍）。
20. 我做噩梦（噩梦）。

四、生活事件量表

生活事件量表（life event scale，LES），又称应激相关量表。生活事件量表在国内外有多种，其中最有代表性的是美国的霍尔姆斯（T. H. Holmes）和雷赫（R. H. Rahe）于 1967 年编制的"社会再适应量表"（social readjustment rating scale，SRRS）。在此以杨德森、张亚林编制的生活事件量表为例做简要介绍。该量表由 48 条我国较常见的生活事件组成，包括 3 个方面的问题：社交及其他方面事件（7 条）、工作学习方面事件（13 条）和家庭生活事件（28 条）。另外，还有 2 条空白项目，供被试者填写经历过，但表中没有列出的生活事件。适用于 16 岁以上的正常人，神经症、心身疾病、各种躯体疾病患者及自知力恢复的重性精神病患者。

（一）生活事件刺激量计算方法

（1）单项事件刺激量 = 该事件影响程度分 × 该事件持续时间分 × 该事件发生次数。

（2）正性事件刺激量 = 全部好事刺激量之和。

（3）负性事件刺激量 = 全部坏事刺激量之和。

（4）生活事件总刺激量 = 正性事件刺激量 + 负性事件刺激量。

另外，还可以根据研究需要，按家庭问题、工作学习问题和社交问题进行分类统计。

附：生活事件量表（LES）

家庭有关问题

1. 恋爱或订婚
2. 恋爱失败、破裂
3. 结婚
4. 自己（爱人）怀孕
5. 自己（爱人）流产
6. 家庭增添新成员
7. 与爱人父母不和
8. 夫妻感情不好
9. 夫妻分居（因不和）
10. 夫妻两地分居（工作需要）
11. 性生活不满或独身
12. 配偶一方有外遇
13. 夫妻重归于好
14. 超指标生育
15. 本人（爱人）做绝育手术
16. 配偶死亡

17. 离婚
18. 子女升学（就业）失败
19. 子女管教困难
20. 子女长期离家
21. 父母不和
22. 家庭经济困难
23. 欠债 500 元以上
24. 经济情况显著改善
25. 家庭成员重病、重伤
26. 成员死亡
27. 本人重病或重伤
28. 住房紧张

工作学习中的问题

29. 待业、无业
30. 开始就业
31. 高考失败
32. 扣发奖金或罚款

33. 突出的个人成就

34. 晋升、提级

35. 对现职工作不满意

36. 工作学习压力大（如成绩不好）

37. 与上级关系紧张

38. 与同事、邻居不和

39. 第一次远走他乡异国

40. 生活规律重大变动（饮食睡眠规律改变）

41. 本人退离休或未安排具体工作

社交与其他问题

42. 好友重病或重伤

43. 好友死亡

44. 被人误会、错怪、诬告、议论

45. 介入民事法律纠纷

46. 被拘留、受指控

47. 失窃、财产损失

48. 意外惊吓、事故、自然灾害

49. _____

50. _____

注：若受试者认为有表中未列生活事件对其造成较大影响，可以自己填入所留的空栏中，并做出相应评价。

（二）量表记分

LES 是自评量表，由被试者自己填写。填写者须仔细阅读和领会指导语，然后逐条一一过目。根据调查者的要求，将某一时间范围内（通常为 1 年）的事件记录下来。对于表上已列出但并未经历的事件应一一注明"未经历"，不留空白，以防遗漏。然后，由填写者根据自身的实际感受而不是按常理或伦理观念去判断那些经历过的事件对本人来说是好事或是坏事，影响程度如何、影响持续的时间有多久。影响程度分为 5 级，从毫无影响到影响极重分别记 0、1、2、3、4 分。影响持续时间分 3 个月内、半年内、1 年内、1 年以上 4 个等级，分别记 1、2、3、4 分。

（三）结果解释

该量表生活事件刺激量总分越高，反映个体承受的精神压力越大。负性事件刺激量的分值越高，对心身健康的影响越大；正性事件的意义尚待进一步的研究。

第六节　心理评估

一、心理评估概述

（一）心理评估定义

心理评估（psychological assessment），是依据心理学的理论和方法对人的心理品质进行全面、系统和深入的客观描述的过程。所谓心理品质，包括心理过程和人格特征，如感知觉、记忆、情绪、智力、人格、气质等。进行心理评估时，需要采取一系列的方法，包括非正式的评估方法（如观察法）和正式的评估方法（如晤谈、心理测验）等。

（二）心理评估目的

不同申请者的评估目的不同，根据我国目前情况来看，提出心理评估申请的目的，主要有如下几种。

（1）单独和协同做出心理和医学诊断（多为医师、心理学家或来访者本人提出）。

（2）在进行临床干预前提供患者的基础信息（医师）。

（3）计划和指导治疗性努力（临床心理学家）。

（4）预测未来成就（咨询家）。

（5）医学科学研究（研究人员）。

（6）用于能力鉴定中（司法部门、工作单位、学校）。

（三）心理评估作用

只要与人交往就要有评估活动。实际上，医师与患者一开始接触，就对其步态、面部表情、说话声调等各方面进行观察，以得到对诊断有用的信息，这可以称为非正式的评估。此外，在临床上，还有一些按照既定计划进行的评估，称之为正式评估。

在医学心理学中，心理评估的作用是非常重要的。医学心理学的一大领域——临床心理学的任务就是临床心理评估和心理干预（如心理治疗或心理咨询等）。心理评估是心理干预的重要前提和依据，同时，心理评估还可对心理干预的效果做出判定。在医学心理学的其他领域，如护理心理学、心身疾病的研究、健康心理学等方面，心理评估对了解不同个体的心理特征及其不健康行为同样具有非常重要的作用。

（四）评估者的条件

优秀的评估者应具备两方面的主要条件，即专业知识和心理素质。

1. 专业知识

心理评估，大致可分为能力评估、人格评估、精神状态评估等。心理评估者首先必须具备足够的专业知识，以便对来访者的认知、情感、意志、行为和人格等方面进行正确的评估，并做出适当的解释。

心理评估者还要掌握评估技术，即精通多种测验手段，并具有对结果的分析能力和应用结果的能力。

2. 心理素质

（1）敏锐的观察能力：心理评估要善于观察表情。

（2）通情：能分享他人的情感，或者说能设身处地，懂得别人的思想感情和性格。不通情的人无法做到对被评估者的同情。

（3）智力：形成概念、理解"弦外之音"、善于利用线索及利用经验的能力。

（4）自知之明：只有认识自己才能认识他人。要做到无偏见，处理事物时不盲目自信，也不轻信盲从，才能做到恰如其分的评估。

（5）社交技能：情绪稳定、有独立性、受人欢迎、对人有兴趣，方可成为优秀的评估人员。

二、心理评估的方法

心理评估的方法，主要有观察、调查、心理测验和实验等。

（一）观察法（obervational method）

在心理评估中，观察是评估者获得信息的常用手段。观察的结果需要经过科学而正确的描述加以"量化"。

1. 目标行为

在心理评估中，观察内容包括仪表、体形、人际交往风格、言谈举止、注意力、兴趣、爱好、各种情境下的应对行为等。实际观察中，应根据观察目的、观察方法及观察的不同阶段选择观察的目标行为。对每种准备观察的行为应给予明确的定义，以便准确的观察和记录。

2. 资料记录

观察方法不同，记录的方式也会不同。一般而言，定式观察有固定的记录程序和方式，只要严格遵循即可；非定式观察常采用描述性记录方法，不仅要记录观察到的目标行为的表现、频率，还要进行推理判断。

（二）调查法（survey method）

调查法，是通过晤谈、访问、座谈或问卷等方式获得资料，并加以分析研究。

1. 晤谈法或访问法（interview method）

通过与被试者晤谈，了解其心理信息，同时观察其在晤谈时的行为反应，以补充和验证所获得的资料，进行描述或者等级记录以供分析研究。晤谈法的效果取决于问题的性质和研究者本身的晤谈技巧。

座谈也是一种调查访问手段。通过座谈可以从较大范围内获取有关资料，以提供分析研究。例如，冠心病康复期的心理行为问题可以通过定期与家属座谈，获得有关心理社会因素资料，并可以进行等级记录。

2. 问卷法（questionnaire method）

在许多情况下，为了使调查不至于遗漏重要内容，往往事先设计调查表或问卷，列好等级答案，当面或通过邮寄供被调查者填写，然后收集问卷，对其内容逐条进行分析、等级记录进行研究。例如，调查住院患者对护理工作是否满意，哪些满意，哪些不满意，及其等级程度。问卷调查的质量取决于研究者事先对问题的性质、内容、目的和要求的明确程度，也取决于问卷内容设计的技巧性及被试者的合作程度。例如，问卷中的问题是否反映了所要研究问题的实质，设问的策略是否恰当，对回答的要求是否一致，结果是否便于统计处理及内容是否会引起被调查者的顾虑，等等。

（三）心理测验法（method of psychology test）

心理测验法，是指在临床医护工作中以心理测验作为心理或行为变量的主要定量手段。测验法使用经过信度、效度检验的现成量表，例如人格量表、智力量表、症状量表等，获得较高可信度的量化记录。心理测验种类繁多，必须严格按照心理测量科学规范实施，才能得到科学的结论。

（四）实验法（experimental method）

实验法，是对某一生物性（或心理行为）变量进行实际的、客观的、直接的测量，获得绝对的量化记录。但是，在心理社会和行为领域，这种方法受到客观的限制，往往仅作为临床护理工作中的辅助变量。

三、心理评估的程序

因评估对象和目的不同，评估过程的分段可有不同，但一般可分成 4 个阶段。

1．确定评估的目的

首先要确定来访者或评估要求者首要的问题是什么，进而确定评估希望达到的目标，与申请者商定评估手段和步骤。

2．明确评估问题与方法

详细了解被评估者当前存在的问题，问题的起因及发展，可能的影响因素，被评估者早年的生活经历、家庭背景以及当前的适应、人际关系，等等。在这一过程中，主要应用心理评估的调查法、观察法和会谈法。

3．了解特殊问题

运用观察、访谈或心理测验等方法对被评估者的一些特殊问题、重点问题做更深入的了解和评估。

4．结果描述与报告

将前面所收集资料进行分析、处理，写出评估报告，做出结论，并对当事人及有关人员进行解释，以确定下一步对问题处理的目标。解决问题的建议或方法要针对被评估者的要求。在评估过程中发现新问题时，对新问题的解决办法也包括在建议之中。

此外，还有随访阶段，虽然不列在上述过程中，但是也很重要。这是因为要了解所提出的建议是否符合实际情况，能否取得应有的效果，便要进行随访，并将结果记录于个案材料中。根据这些随访信息，核实自己的判断，纠正评估中不确切之处和错误。

复习思考题

一、名词解释

心理测验　信度　心理评估　效度

二、简答与论述题

标准化心理测验的特征是什么？

第四章　心理咨询

第一节　心理咨询概述

一、心理咨询概念

（一）咨询（counseling）

咨询是指商谈、征求意见、寻求别人帮助。咨询，是通过人际关系而达到的一种帮助过程，教育过程和增长过程。即通过咨询给来访者以帮助、教育，使他们获得益处。

（二）心理咨询（psychological counseling）

心理咨询，是指受过专业训练的咨询师依据心理学理论和技术，通过与来访者建立良好的咨询关系，帮助其认识自己，克服心理困扰，充分发挥个人的潜能，促进其成长的过程。心理咨询可以帮助人们认识自己与社会，逐渐改变非理性思维、情感体验与行为模式，获得自身潜能的最大限度发挥和寻求良好的生活质量。

心理咨询的工作对象主要是正常人，可分为三大类：①健康人群。健康人群在现实生活中会面对许多问题，如婚姻家庭问题、择业求学问题、社会适应问题等，求助于心理咨询以做出理想的选择。②心理健康出现问题并请求帮助的人群。他们长期处在困惑、内心冲突之中，通过自我调节已很难解决其心理问题，从而需要心理咨询的帮助。③经临床治愈后的精神病患者。通过心理咨询，帮助他们康复社会功能和生活功能，防止疾病复发。

在咨询过程中，咨询师可以帮助来访者认识自己，确定目标，做出决定，解决问题。特殊的咨询还可以提供有关职业、学业、疾病的康复，心理卫生，婚姻家庭和价值观的选择，事业的发展，以及其他一些有关问题的咨询服务。在一些发达国家中，咨询心理学人员活跃在中小学、大学、医院、诊所、康复中心、工矿企业、社会服务机构及各个社区之中，以帮助人们在个人、社会、教育、职业等方面发挥更大的作用。

【知识链接】

Psychological counseling is a way to help individuals achieve the self-help process, the educational process and the growth process through establishing relationships.

In summary, psychological counseling follows the principles of psychology and relative knowledge, apply a variety of techniques and methods to help callers solve psychological problems by professional psychological counselors. Counseling is camied out when clients agree to see a counselor in a confidential place to examine and explore any problems they face in their lives, such as dissatisfaction with life or a loss of direction or purpose.

The client are always supposed to be willing and accepting of the process of counseling as no one can be forced to accept counseling.

Counseling is a job that the counselor and client must perform together. In other words, the counselor couldn't do anything to the client to make he/she feel better alone. They need to trust each other. Counselors are bound by law to keep the client's problems secret, and the client are supposed to feel safe enough to tell the counselor his/her true feelings and thoughts.

（三）医学心理咨询（psychological counseling in medicine）

医学心理咨询，是心理咨询中的一个重要分支，但它和普通心理咨询不同。主要对象是病人或寻求医学帮助的人，着重处理的是医学领域中的心理问题，也运用心理治疗或医学治疗帮助来访者恢复心身健康。

参加医学心理咨询的人员除了具备心理咨询的知识和技能之外，应该具有相当的医学知识和技能，具备一定的心理学、社会学的知识。这样的人员才能胜任医学心理咨询，真正达到帮助来访者恢复心身健康的目的。

二、医学心理咨询的适用范围

（1）各种情绪障碍，如焦虑、抑郁、恐惧等的诊断和治疗。

（2）睡眠障碍。

（3）性心理异常和性功能障碍的咨询和治疗。

（4）慢性疼痛，但无器质性基础。

（5）强迫性神经症。

（6）神经性厌食和贪食。

（7）学习障碍。

（8）某些精神和心理病态的鉴别诊断和预后判断。

（9）躯体疾病伴发的心理反应。

（10）各个年龄阶段的心理健康教育。

（11）有关求学、就业、恋爱、婚姻、家庭等的咨询。

三、医学心理咨询的方式

根据咨询的内容，医学心理咨询可以分为发展咨询和障碍咨询；根据咨询的规模，可分为个体咨询与团体咨询；根据咨询采用的形式，可分为门诊心理咨询、电话心理咨询和互联网心理咨询和书信咨询。

（一）发展咨询与障碍咨询

1. 发展咨询

发展咨询，指根据个体心身发展的一般规律和特点，帮助不同年龄阶段的个体尽可能地圆满完成各自的心理发展课题，妥善地解决心理矛盾，更好地认识自己和社会，开发潜能，促进个性的发展和人格的完善。

2. 障碍咨询

障碍咨询，指为各种有障碍性心理问题的咨询对象提供干预，以消除咨询对象的心理障碍，促进其心理朝着健康方向发展。这里所指的障碍性心理问题，包括各种神经症（如焦虑症、强迫症、恐惧症、神经衰弱、疑病症等）、早期精神病、严重的情绪危机及其他精神疾患。

（二）个体咨询与团体咨询

1. 个体咨询

咨询师与来访者是一对一的关系。个体咨询提供了一个可靠安全的环境，与咨询师建立彼此信任的关系。它为咨询师与来访者提供了最大限度的个人接触的可能性。

个体咨询有许多优越性。首先，来访者可以进行充分详尽的倾诉，将自己心中的烦恼、焦虑、不安或困惑直接告诉咨询师，咨询师在耐心倾听的基础上，可以与来访者进行面对面的磋商、讨论、分析和询问。其次，个体咨询可以使咨询师对来访者进行直接观察，有助于对来访者的个性、心理健康状况、心理问题的严重程度和当时的心态进行观察、了解和诊断。个体咨询是在两人之间进行，不允许第三者在场旁听，在这种情境中，来访者易于消除顾虑，容易谈出自己内心深处的想法。

2. 团体咨询

团体咨询，是在团体情境中提供心理帮助与指导的一种心理咨询形式。它是通过团体内人际交互作用，促使个体在交往中通过观察、学习、体验，认识自我、探讨自我、接纳自我，调整和改善与他人的关系，学习新的态度与行为方式的助人过程。

一般而言，团体咨询与治疗方式是由 1～2 名指导者主持，根据来访者问题的相似性，组成小组，通过共同商讨、训练、引导，解决成员的共有问题。团体的规模因参加者的问题性质不同而不同，少则 3～5 人，多则十几人到几十人。

（三）门诊心理咨询、电话心理咨询、互联网心理咨询与书信咨询

1. 门诊心理咨询

门诊心理咨询，原是医院门诊的一个专业领域，最早主要限于精神病院，后来发展到综合医院，进一步又形成了社区性的、独立的心理咨询形式。目前，在国内，一些精神病院、综合医院、大专院校、科研机构均设立了心理咨询门诊，部分地区还设立了独立的心理咨询机构。

由于门诊心理咨询能够及时发现问题，随时进行语言交流和心理指导，因此是心理咨询中最主要且最有效的方式。

2. 电话心理咨询

通过电话进行交谈，是一种较为方便而又迅速及时的心理咨询方式，特别对于处理心理危机有很好的效果。电话心理咨询主要是为了防止心理危机所导致的恶性事件，如自杀、暴力行为等事件的发生。当一个人由于一时冲动而准备采取某种冒险行为的时候，当他苦恼至极痛不欲生的时候，如果拨通了心理咨询电话，就可能得到意想不到的关怀和温暖，在心理上得到开导和慰藉，甚至能把他从死神手中拯救出来。因而人们把它们称为"希望线"或"生命线"。

3. 互联网心理咨询

目前，面对面的心理咨询还是主流的咨询方式，但是，随着网络技术的日新月异，许多心理咨询师已经开始在考虑使用虚拟环境和互联网来帮助他的来访者。互联网咨询除了可以突破地域和身体条件的限制之外，可以凭借行之有效的软件程序，方便进行心理问题的评估与测量，也可以方便地将咨询过程全程记录，便于反复思考和温习，以及案例讨论。

4. 书信咨询

书信咨询，是通过书信形式对来访者提出的心理问题给予解答、指导的咨询方式。多为外地要求心理咨询师，或本地要求咨询师出于暂时保密或尝试心理。这种形式，只能初步了解情况，进行安抚和稳定情绪工作，却无法面对面地深入磋商，故最终还是预约来门诊进行咨询。

四、医学心理咨询工作者的必备条件

心理咨询是复杂而艰巨的工作，成为一个心理咨询工作者要具备以下 3 种条件。

（一）人格

心理咨询工作者的人格条件是做好心理咨询工作的最重要因素，一个优秀的咨询师人格应具备 3 种品质。①心理健康。一个合格的心理咨询工作者应当是一个愉快的、热爱生活、有良好适应能力的人，能妥善地处理好自己的心理冲突，排除日常干扰，从而保证帮助别人的工作顺利进行。②乐于助人。只有乐于助人的人才能在咨询关系中给来访者以温暖，才能创造一个安全自由的气氛，才能接受来访者的各种正性和负性情绪，才能进入来访者的内心世界。③认真负责。能耐心地倾听来访者的叙述，精力集中不分心，使来访者感到对他们的困难表示关心，能诚恳坦率地和来访者谈心，使他们愿意暴露内心的隐私和隐秘，值得他们信任。

（二）基本知识与技能

心理咨询工作者要具备普通心理学、发展心理学、社会心理学、心理咨询学、心理健康和心理障碍知识、心理测量学、职业道德与相关法律等方面的知识；掌握心理测验、心理诊断和心理咨询的相关技能；掌握一定的医学知识。

（三）助人技巧

心理咨询工作者要掌握通过观察、谈话等评估方法了解来访者心理问题的能力，及时恢复自我平衡的能力，启发来访者进行正确思考的能力，灵活多变的能力，把握谈话内容和谈话方向的能力。

第二节　医学心理咨询原则与模式

一、医学心理咨询原则

（一）助人自助原则

心理咨询是帮助来访者自己解决问题，而不是代替来访者解决问题。咨询过程不是替来访者出主意、想办法，而是帮助来访者想清楚问题的所在，并自己找出解决问题的方法。这样，来访者自己的心理才能够得到成长。因此，咨询是"授人以渔"，不是"授人以鱼"。

（二）尊重来访者原则

来访者寻求咨询完全出于自愿，无论是在咨访关系确立的时候，还是在咨询过程中，或是在咨访关系终止的时候，是否接受或继续进行心理咨询完全尊重来访者个人的选择，咨询机构或咨询师不能进行主观强制。

（三）时间限定原则

心理咨询必须遵守一定的时间限制，咨询时间一般规定为每次 50 分钟（初次咨询时可适当延长），每周时间频率固定，除非有特殊情况，否则不能随意延长或间隔咨询时间。

（四）保密原则

咨询师保守来访者的内心秘密，妥善保管来往信件、测试资料、咨询档案等材料，不在任何场合谈论来访者的隐私，除非征得来访者的同意，不向来访者的单位领导、同事、同学、父母、配偶等谈及来访者的隐私。但出现某些特殊情况时，需要向有关部门报告来访者的情况除外，例如，有伤害他人或自己的紧急危害情况。

二、医学心理咨询的模式

（一）医学模式

医学模式，是对各种各样的心理异常、心理障碍的咨询。我国医学模式的心理咨询的主要特点有 5 个方面。

（1）主要存在于医疗机构。

（2）服务对象主要是心理障碍或心身疾病患者。

（3）从业人员多为医学专业出身，然后通过心理咨询训练。

（4）心理咨询师具有处方权，常常和药物治疗结合起来。

（5）咨询形式带有比较浓厚的医学临床色彩。

（二）教育发展模式

医学心理咨询的教育发展模式是学校心理咨询的主要模式，咨询对象是那些在应对日常生活中的压力和任务方面需要帮助的正常人。咨询师的任务就是要使咨询对象学会应对的策略和有效的行为，最大限度地发挥他们的潜能，形成更强的适应能力。

第三节　医学心理咨询程序与技巧

一、医学心理咨询程序

（一）问题的探索阶段

1. 建立有效的心理咨访关系

建立有效的心理咨询关系是心理咨询的第一步，也是心理咨询成功的关键。这种关系可以帮助来访者对咨询师建立足够的信任，以便他们能够展示自己的内心世界，自由自在地与咨询师分享内心的一切痛苦。

2. 收集材料

咨询师通过观察、访谈、心理测量、问卷调查等，主要收集来访者以下5个方面的资料。

（1）人口学资料，个人成长史，个人健康（含生理、心理、社会适应）史，家庭健康（含生理、心理、社会适应）史，个人生活方式，个人受教育情况，对自己家庭及成员的看法，社会交往状况（与亲戚、朋友、同学、同事、邻里的关系），目前生活、学习、工作状况。

（2）自我心理评估（优缺点、习惯、爱好，对社会、家庭、婚姻及对目前所从事工作的看法，对个人能力和生存价值的评估），近期生活中存在的问题。

（3）求助目的与愿望，来访者的访谈、举止、情绪状态、理解能力等。

（4）有无精神症状，自知力如何，自身心理问题发生的时间、痛苦程度及对工作与生活的影响，心理冲突的性质和强烈程度。

（5）与心理问题相应的测量、实验结果。

（二）分析与评估阶段

在第一阶段基础上，对来访者的心身健康状况进行归纳总结，形成初步的印象，确定咨询目标。要做到这一点，必须对掌握的材料进行认真细致的分析，找出问题的关键。资料分析有4个步骤。①排序：按出现时间，将所有资料排序；②筛选：按可能的因果关系，将那些与症状无关的资料剔除；③比较：将所有症状按时间排序，再按因果关系确定主症状和派生症状；④分析：将所获资料进行分析比较，将主因、诱因与临床症状的因果关系进行解释，确定心理问题的由来、性质、严重程度。

（三）制定并实施咨询方案

咨询师根据分析评估的结果，制定咨询并实施方案。咨询师根据自己已有的咨询经验，采用一种或多种综合的咨询或治疗的理论和技术，对来访者的心理问题进行分析、解释、指导、训练、矫正等来影响或改变来访者。同时，还要调动来访者的主观能动性，积极地参与、接受、领悟、学习新的认知方法和情绪调节技术，克服来访者的心理防卫，向目标趋进。

（四）评估咨询效果与终止咨询

每次晤谈之后，咨询师应进行扼要总结，评估干预措施的效果及来访者的变化进展情况，肯定取得的成绩，明确下一次的要求。同时，根据咨询效果调整、修改咨询方案，以适应来访者的发展要求，确定终止咨询的时间。

（五）巩固与追踪

心理问题不是一朝一夕形成的，它的改善也需要一个过程，可能需要几次，甚至几十次咨询才能使疗效得到巩固。一般有了一定效果之后，可以暂时终止定期咨询，以检验来访者是否具有独立处理自己的问题和适应社会的能力，并建立长期的随访联系，以便来访者随时解决发生的问题。

总之，心理咨询是一个完整的过程，阶段的划分主要是便于讲解。在临床实际操作中，往往几个过程相互重叠交织在一起。咨询师可以根据自己的实际情况灵活应用，不必拘泥于格式。

二、医学心理咨询技巧

（一）建立良好咨询关系的技巧

咨询关系，是指当事人和咨询师能够成长、互相配合的合作关系。咨询关系的好坏决定着咨询效果。心理咨询中，建立良好关系的技术主要有 5 个方面。

1. 尊重

尊重是对来访者的价值观、人格特点、行为方式等予以接纳和关注。尊重是咨询师的起码素养，给来访者提供一个安全的氛围，使其最大程度地表达自己；使来访者感到自己受重视、被接纳，获得一种自我价值感。对需要获得尊重、接纳、信任的来访者，尊重具有明显的助人效果，同时，可以唤起对方的自尊心和自信心，可以成为对方模仿的榜样。表达尊重有两个要点。

（1）完全接纳。来访者是有感情、有人格的人，要接受其优缺点，包括容忍对方不同的观点、习惯及对来访者与自己的分歧表示理解。例如，"你的看法虽然我不是很赞成，但我能理解你的感受"。

（2）一视同仁。要与来访者彼此平等，没有高低贵贱之分。一般而言，来访者都有些片面的过失，缺乏某方面的知识，咨询师不能因此而不屑一顾，更不能板起面孔教训人，也不能把自己的想法、观念、行为模式强加给来访者。

2. 温暖

温暖是咨询师对来访者态度的外部体现。温暖可以化解来访者潜在的敌意和攻击，消除和减弱不安心理；激发来访者的合作愿望，加强双方的互动作用。表达温暖有两个要点。

（1）要体现在整个咨询过程中。初次来访时，要适当询问，表达关切；在咨询过程中，要认真倾听，不厌其烦，循循善诱；咨询结束时，应该礼貌送别。

（2）多用支持性非言语的行为，如语言的温和、肢体的温柔、眼神、触摸等。

3. 真诚

咨询师以"真正的我"出现，表里一致，真实可信地置身于与来访者的关系之中。咨询师的真诚可以使来访者感到无所顾忌，安全自由，感到自己被接纳、被信任，从而可坦白地表露自己的软弱、失败、过错、隐私等。同时，可以给来访者提供一个榜样，鼓励来访者以真诚的态度与咨询师交往，宣泄情感，表露喜怒哀乐。表达真诚有 4 个要点。

（1）支持性的非语言行为，包括躯体行为（姿势、手势、躯体移动）、面部表情（目光、微笑、皱眉）、声音（音调、强弱、快慢、间歇、流畅、停顿）。

（2）咨询师言语、情感和行为要一致。

（3）不过分强调专业角色，否则会使来访者有所顾虑、不满、害怕，拉大了双方的情感距离。

（4）非评判性态度，不在道德上谴责来访者，宽恕来访者的行为。咨询师的价值观可以不同，但必须中立。

4. 积极关注

对来访者言行的闪光点、光明面、长处、潜力予有选择性的关注，促使其树立积极向上的价值观。咨询师要认为，来访者是能够改变的，每人都具有某些长处、优点，存在着积极向上的潜在能力，通过自己的努力和外界的帮助使每个人能够比眼前变得更好。表达积极关注有 5 个要点。

（1）态度要真诚，不可胡乱吹捧，不可言不由衷，也不可赞美与咨询关系不大的问题。

（2）对来访者的优点、长处不能有意夸大，不能盲目赞扬，不能无中生有。

（3）要有针对性，符合来访者的需要，符合咨询目标，不然就会陷入泛泛而谈。

（4）避免刺激和强化来访者的消极认识。

（5）启发来访者自己发现自己的长处和潜力，自己鼓励自己效果更好。

5. 共情

共情是设身处地理解他人内心体验的能力。共情能准确地掌握来访者的有关情况，准确地感受和体谅来访者的内心体验。通过共情的反馈，使其感到自己被理解、被接纳，从而产生愉快感和满足感，对咨询关系产生积极的影响。共情能帮助来访者打开进一步解释和探索自己的大门，回归到真实的自我。对那些迫切需要理解、关怀的来访者，共情能对咨询效果产生影响。共情的注意事项有 4 个方面。

（1）咨询师应走出自己的参考框架，走进来访者的参考框架，进入来访者的世界，越深入共情的层次越高。

（2）共情的表达应因人、因时、因事、因地灵活运用，要考虑来访者的文化背景。

（3）将言语表达和非言语行为表达结合起来。

（4）表达共情要善于把握角色，设置好界限。来访者与咨询师要清楚什么是咨询师做的，什么是来访者做的。咨询师能设身处地地体验来访者的内心世界（进得去），同时，咨询师也没有忘记自己的身份（出得来），没有丧失客观中立的立场。

（二）临床咨询技术

1. 倾听

咨询师在任何情况下都要善于倾听来访者的诉说。这不仅是了解来访者情况的需要，也是建立良好咨询关系的需要。通过专心倾听，让来访者感到咨询师关心他们的疾苦，以便消除顾虑，增进信任感，从而树立起勇气和信心。

2. 解释

在双方之间建立起信任关系，咨询师充分了解来访者问题的实质及其所具备的潜能之后，可向来访者提出切合实际的、真诚的解释和劝告，必要时可对解释的内容进行强调和重复。

3. 建议

咨询师在来访者心目中一旦建立起权威，他提出的建议是强有力的。咨询师的作用在于帮助来访者找出问题的症结，并提出建议和劝告，不要包办代替来访者做出决定，使来访者自己找出解决问题的办法，并鼓励来访者去实施。但是，咨询师提出的建议要谨慎，要有限度和余地。否则，如果来访者按建议尝试失败了，不仅对自己失去信心，而且对咨询师也失去了信心。

4. 保证

在来访者焦虑、苦恼时，尤其是处于危机时，给予适当的保证是很有益的。但不能过早地保证，咨询师在做出保证前，一定要有足够的根据和把握，使来访者深信不疑。这种信任感是取得疗效的重要保证，否则，来访者会认为受到了欺骗，导致整个咨询过程前功尽弃。

5. 调整关系

咨询师多次为来访提供支持后，来访者容易对其产生依赖，什么问题都要咨询师做主。这时，需调整双方之间的关系，引导来访者要信赖亲属和他人，更重要的是信赖和依靠自己。

6. 言语疏导

言语疏导，是正确地运用"语言"这一工具，对来访者采取启发诱导的方法，宣传疾病的知识，分析困扰的原因与机制，解除来访者的思想顾虑，纠正其不良情绪和情感活动，提高其处理问题的信心，使之主动、积极地配合咨询师进行有效的咨询。

应用适当的语言，有的放矢地进行疏导，指导来访者选择最合适的调节方法，使之心悦诚服，才有可能获得较为满意的心理治疗效果。总之，言语疏导要求咨询师通过说服、解释、鼓励、安慰、保证等方法，动之以情，晓之以理，喻之以例，明之以法，逐步地改变来访者的精神及躯体状况，促进其不断成长。

第四节　临床常见心理问题的咨询

一、儿童不良行为

儿童心理问题的内容与形式并不复杂，但由于语言表达发展的不成熟，心理问题多以行为问题表现出来。主要表现为以下4种类型。

（一）儿童抽动症

儿童抽动症是多发于儿童期的运动性或发声性肌肉痉挛，主要表现为不自主的、刻板的动作，如频繁地眨眼、做鬼脸、摇头、耸肩、发出咳嗽声、清嗓声等。一般患儿情绪紧张时加剧，精神集中时减少，睡眠时消失。在某一个时期内患儿常以同一个症状为主，有时可转换为另一群肌肉的抽动，即症状的变化性。患儿常伴有多动、注意力集中困难、睡眠差等心理问题。该病发病率为1%～7%，有报告达4%～23%者，多见于学龄前及学龄早期儿童，男性多于女性。一般可短时间内自愈或经治疗而愈，顽固者可延续数年，甚至延续到成人。

儿童抽动症以药物治疗为主，辅以心理行为疗法。心理行为治疗主要内容有3个方面。

（1）向儿童父母说明此病性质时，不要焦虑紧张，这样可以清除由于父母紧张和过分关注造成的强化作用。对儿童的抽动表现可采取不理睬的态度，使症状逐步减弱消退。不要反复提醒或责备孩子，否则会更加强化孩子大脑皮质的兴奋性，使抽动更加频繁。

（2）应努力分散儿童的注意力，引导孩子参加各种有意义的活动。

（3）肌肉松弛疗法对清除抽动症状有良好的效果。

（二）儿童多动症

儿童多动症，又称脑功能轻微失调或轻微脑功能障碍综合征，或注意缺陷障碍。这类患儿的智能正常或基本正常，但学习、行为及情绪方面有缺陷，表现为注意力不易集中、注意短暂、活动过多、情绪易冲动、学习困难。

儿童多动症以药物治疗为主，认知行为治疗对控制多动行为、冲动控制和侵略行为有效。同时，不可忽视家庭和学校方面的适当教育和管理。对患儿的不良行为及违法举动要正面地给予纪律教育，多予启发和鼓励，遇到行为治疗有成绩时给予奖励，不应在精神上施加压力，更不能责备或体罚。对有不良习惯和学习困难的患儿，应多给予具体指导，执行有规律的生活制度，培养良好习惯，帮助他们克服学习的困难，不断增强信心。

（三）儿童焦虑症

儿童焦虑症常见于学龄儿童，以女孩为多见。这类儿童常常因学习成绩差、对陌生环境反应敏感而担心害怕，甚至惶恐不安、哭闹不停，对老师的批评、同学的看法非常敏感，常常担心被别人嘲笑，对尚未发生的情况产生过分的关注，并伴有无根据的烦恼。对日常一些微不足道的小事也显得过分焦虑。

当急性焦虑症发作时，患儿表现为过度烦躁、焦虑不安，伴有睡眠不好、做噩梦、讲梦话、食欲不振、心跳加速、气促、出汗、尿频、头痛等自主神经功能失调症状。患儿夜间往往不敢单独睡，怕黑暗，常需要妈妈陪伴，常伴夜间遗尿。

儿童焦虑症的心理治疗有 4 个步骤。

（1）查明原因，解除有焦虑症的心理应激因素。例如，家庭环境因素、家庭或学校教育因素、母爱缺乏因素等。

（2）采用支持、认知行为治疗。首先要与患儿建立良好的信任关系，使患儿认识到这是心理疾病。认知治疗着重于形成明确的、适应的行为方式，包括榜样学习、暴露、角色扮演、放松训练和认知增强训练等方法。

（3）家庭辅导治疗。为患儿父母提供咨询，提高对患儿疾病的认识，了解产生疾病的因素，并请父母配合治疗，消除家庭环境或家庭教育中的不良因素，克服父母自身弱点或神经质的倾向。

（4）生物反馈疗法。帮助患儿进行全身放松训练，结合生物反馈治疗仪更佳。此法对年长儿童和少年效果较好。

（四）儿童遗尿症

儿童遗尿症，是指 5 岁以上的孩子还不能控制自己的排尿，夜间常尿湿自己的床铺，白天有时也有尿湿裤子的现象。遗尿症在儿童期较常见，据统计，4 岁半时有尿床现象者占儿童的 10%～20%，9 岁时约占 5%，而 15 岁仍尿床者只占 2%。此病多见于男孩，男孩与女孩的比例约为 2：1。6～7 岁的孩子发病率最高。遗尿症的患儿，多数能在发病数年后自愈，女孩自愈率更高，但也有部分患儿如未经治疗，症状会持续到成年以后。

遗尿可使患儿害羞、焦虑、恐惧及畏缩。如果家长不顾及患儿的自尊心，采用打骂、威胁、惩罚的手段，会使患儿更加委屈和忧郁，加重心理负担，症状不但不会减轻，反会加重。对遗尿儿童的行为治疗主要是仔细观察遗尿规律，定期唤醒排尿，使之形成条件反射。

二、环境适应不良

凡是因生活、学习和工作环境发生了重大改变，而使思想、情感和行为发生了偏离社会生活规范轨道的现象，称作环境适应不良。轻者造成自我迷茫、情绪不稳、失眠、不善于与人交往、冲动任性、注意力不集中等；重者容易诱发各种心理障碍和心理疾患，甚至出现自卑、自杀倾向。

（一）孩子对新环境适应不良的咨询

（1）家长应经常与老师沟通。家长应该及时了解孩子在学校的学习生活和行为表现，向老师介绍学生在家及在原学校的学习生活情况、性格特点等，一旦发现问题，就可以及时协同处理。

（2）培养孩子的社会交往技能、同伴交往技能，指导孩子接纳同伴的缺点及让自己被同伴接纳的方法，使孩子集体归属感的心理需要得到满足。

（3）建立学习规范，掌握有效的学习方法。

（4）关注孩子情绪。在孩子进入新环境初期，密切关注孩子的情绪，与孩子进行沟通，耐心地倾听他们发自内心的语言，了解他们的心理动态和所承受的心理压力，及时进行疏导。

（二）青年社会适应不良的咨询

从校园生活转轨于社会生活，是人生的一个关键的转折点。我们的教育往往使学生缺乏接触、了解外部世界的机会，缺乏帮助他们适应社会的知识，容易使学生出现适应不良。

1. 在成长的过程中进行挫折教育

只有经历了大大小小的困苦与挫折，人们才会在与困难作斗争的过程中，提高自己克服困难、走出困境的勇气与能力，并建立起再次迎接命运挑战的心理准备。

2. 建立良好的人际关系支持网络

人类的社会适应最主要的就是对于人际关系的适应。因为人际关系处理得好，会使人们心情愉快，充满信心与活力；反之，如果人际关系不佳，就会使人感到孤独寂寞，烦恼顿生。

3. 学习社会技能与知识

有一类社会适应不良，完全是由于某种社会适应的知识和技能缺失所造成的。我们应注重把适应社会的有关知识和技能引入学校和家庭的教育当中去。

三、学习问题

（一）学习动机缺乏的心理咨询

1. 学习动机缺乏的表现

来访者讨厌学习，不喜欢上课，不喜欢读书，不能完成作业，学习活动、学习时间少，学习不努力；总是为自己的学习寻找借口，拖延时间，用其他活动来取代学习活动，占用学习时间；在学习活动中，缺乏学习的自尊心和自信心，无成就感。

2. 学习动机缺乏的咨询

（1）帮助来访者明确学习的意义。采取各种适合学生心理发展水平的生动教育方式，把学习与现实生活、社会发展联系起来，把学习同个体的健康和全面发展联系起来，使学生充分认识到学习的社会价值与个体发展价值，从而引发其学习需要，培养其成就动机，提升其抱负水平。

（2）科学评价、及时反馈学习表现与学习结果。科学评价并及时反馈学生在倾听、交流、理解、练习、作业、考试等各学习环节中的学习表现与学习成绩，对形成和提高学生的学习动机具有一定强化和调节作用。

（3）引导来访者对学业问题进行正确归因。要结合具体的学习任务与学习情境，抓住重要的教学事件，如考试、竞赛、作业等，引导学生从努力程度、学习方法等个人内部因素对学业成败进行归因。

（4）帮助来访者掌握良好的学习技能。每一门课、每一堂课都要对学生学习的量与质、重点和难点做出科学合理的预期和规划，从而以明确的学习目标引导和激励学生学习。

（5）创设成就情境，增强成功经验。成功的经验会提高学生自我效能感。不断创设成就情境，给学生分配力所能及的学习任务，使之自身产生成就行为，或者使其观察到周围能力不相上下的同伴能够产生成就行为，才能真正增强其自我效能感。

（二）考试焦虑症

1. 考试焦虑症的表现

（1）上课心不在焉，十分焦急马上临考却仍然什么也记不住。

（2）烦躁不堪，见到任何事情都有发火的欲望。

（3）坐立不安，总觉得自己的每一个动作都是浪费时间。

（4）吃不好，睡不香，精神萎靡不振。

2. 考试焦虑的认知调控和行为矫正

（1）认知调控。首先，改变"完了""我糟糕透了"等消极自我暗示；其次，消除大脑中的错误信息，不要被一两次考试失败和一两科考试失误所吓倒，不要以偏概全，认为自己不行，而丧失信心；最后，适当减轻周围环境的压力，针对种种担忧，自己和自己辩论，用这种理性情绪疗法纠正认知上的偏差。

（2）系统脱敏训练。系统脱敏训练的原理是交互抑制原理，即人在放松状态下的情绪与焦虑是相互抵抗的，放松状态出现了，必然会抑制焦虑和紧张状态的出现。

（3）放松训练。通过一定的方法，如呼吸法、暗示法、表象法和音乐法等，使人体的肌肉一步步放松，使大脑逐渐冷静，从而调节中枢神经系统的兴奋水平，缓解紧张情绪，增强大脑对全身的控制支配能力。

四、人际交往问题

人际交往，是指个体与周围人之间的一种心理和行为的沟通过程。人作为社会关系的总和，必须要在人际交往中才能生存。不管愿意与否，都要与他人发生千丝万缕的联系。能否与他人建立良好的人际关系是衡量一个人心理是否健康的重要标准。人际关系不良、人际交往障碍会引发许多心理问题。

（一）人际关系中常见的障碍

1. 我它取向

我它取向，是指人际关系中不把对方视为有完整人格的人，而是当成一种物件，因此也不会关心别人的反应及情感，结果彼此间必然不能协调。

2. 自我中心主义

只关心自己的兴趣，忽略别人的处境和利益，这样极容易破坏人际关系，最多也只能维持肤浅的关系。

3. 控制他人观念

不尊重他人，以致企图控制他人意志，会造成人际关系的不平等。

4. 不切实际的期待

苛求别人太甚，设想的结果难以得到，从而造成人际关系紧张。

5. 过分讨好和敬畏

这种行为使彼此关系生硬，情感和信息的沟通不能顺利进行。

6. 过分依赖，丧失自尊

这种人给对方造成较大负担，不自尊的人也往往不能很好地尊重他人。

7. 嫉妒和猜疑

嫉妒容易形成敌对和不合作的局面。猜疑的性格使人际关系陷于僵局，使人容易偏激。

8. 自卑

因自卑而失去自信，从而对人际交往过敏；或害怕自己的缺点暴露在别人面前，回避社交情境。

（二）改变人际关系问题的认知行为策略

1. 自我暴露技术

自我暴露技术，即将自己的不安及焦虑，以及在人际交往中的不如意向别人和盘托出。只要有足够的勇气暴露自我，坦然承认或公开表达出自己的不足，就会促进良好的人际关系建立。

2. 幻想害怕技术

有人担心用自我暴露技术会损害自己的名誉，或被人嘲笑，以致更加被看不起。实际上，他们的这种看法是毫无道理的，但现实又很难使他们在短时间内改变，此时就可以采用这种技术。幻想害怕技术的主要任务是进行角色扮演，请一个朋友来扮演来访者，而来访者扮演嘲笑别人的人，请朋友自由作答。来访者会发现对方并没有什么可嘲笑的，而自己作为嘲笑者则显得很是无聊。这种技术能够使来访者逐步认识到，"自我暴露"有时并不会遭受别人的嘲笑。

3. 羞辱攻击技术

羞辱攻击技术，这种方法是让受人际关系困扰的人以一种大胆的方式直接面对焦虑，例如，在公众场合直接暴露自己的弱点。这样做的好处是能够使来访者很清楚地看到自己的那些焦虑在旁人看来是多么微不足道，而自己则把它看得那么严重。

（三）社交恐惧症

社交恐惧症，又名社交焦虑症，是一种对任何社交或公开场合感到强烈恐惧或焦虑的精神疾病。患者对于在陌生人面前或可能被别人仔细观察的社交或表演场合，有一种显著且持久的恐惧，害怕自己的行为或紧张的表现会引起羞辱或难堪。有些患者对参加聚会、打电话、到商店购物或询问权威人士都感到困难。

1. 社交恐惧症的成因

（1）生理原因。据研究，社交恐惧症的发病是因为人体内"5－羟色胺"的化学物质失调所致。这种物质负责向大脑神经细胞传递信息。这种物质过多或过少都可引起人们的恐惧情绪。

（2）心理原因。社交恐惧症患者一般自尊心较强，害怕被别人拒绝，或者对自己的外貌没有信心。

（3）家庭原因。从小性格受到压抑，或者是父母没有教会他们社交的技能，或者是家庭搬迁过于频繁。

（4）社会原因。本身所处的社会环境较为恶劣，与人交往时受到的挫折居多。

（5）思维方式。比如过分的完美主义者受到打击后带来的过分自身反省，每个社交恐惧症患者都应该对自己有充分的了解。

2. 社交恐惧症的治疗

一般的程序是通过逐步递增社交的情境而增加对恐惧的耐受性，从而达到消除社交恐惧反应的效果。对社交恐惧症的治疗方法主要有3个方面。

（1）认知疗法。这是一种不断灌输观念的治疗方法。不断地告诉患者，这种恐惧是非正常的，要正确认识人与人交往的程序，教患者一些与人交往的方法。

（2）冲击疗法。例如，让患者站在车水马龙的大街上，或者站在自己很惧怕的异性面前，利用巨大的心理刺激进行强迫治疗。

（3）系统脱敏疗法。这种避免直接碰撞敏感中心的方法使一个原本看来很困难的社交行为变得容易起来，这种方法对轻度社交恐惧症一般有立竿见影的效果。

五、恋爱婚姻问题

（一）恋爱咨询

1. 中学生早恋问题及咨询策略

早恋是中学生青春期性心理发展的必然产物和正常表现，随着社会的发展，青少年早恋已成为现代社会面临的越来越普遍的问题。

（1）中学生早恋的行为表现。处于早恋之中的中学生，往往表现出一些反常现象，下面是中学生可能早恋的行为表现：①变得特别爱打扮，注意修饰自己，常对着镜子左顾右盼；②成绩突然下降，上课注意力不集中；③活泼好动的孩子突然变得沉默，不愿和父母多说话；④在家坐不住，经常找借口外出，瞒着父母去公园、歌厅等场所，有时还说谎；⑤放学回家喜欢一个人躲在房间里，或待在一边想心事，时常走神发呆；⑥情绪起伏大，有时兴奋，有时忧郁，有时烦躁不安；⑦背着家长偷偷写信，写日记，看到别人赶忙掩饰；⑧常有异性打来电话，经常收到发信人地址"内详"的信。

（2）中学生早恋问题的咨询。处在青春期的中学生，由于性的萌动而引起对异性的关注和恋爱的感情，这种关注不断增强，以至于对特定的异性萌发爱慕之情是很自然的。咨询师、家长和教师应该信赖孩子，以朋友的身份、平等的地位与孩子沟通，帮助他们处理好情感问题，使学生自觉地去约束自己的不适应行为。

1）要尊重、关心、理解学生，加强情感沟通。要尊重中学生的人格和感情，这是取得孩子尊敬和信任的前提。对他们在学习中出现的失误，及时地帮助他们找出原因，总结教训，耐心地做好疏导工作。此外，要从各方面理解孩子，尤其要理解孩子在青春期生理及心理的一系列变化，以及由此产生的各种现象和问题。只有家长以平等、真诚、信任的态度出现，孩子才会敞开心扉，便于找出问题的症结。

2）帮助中学生提高认识，正视早恋。帮助中学生认识到青春期的躁动是一种正常现象，是青春期性生理和性心理发育的自然本能导致的，不必有负罪感。多了解异性性生理发育的过程，以打破神秘感，早恋不过是在青春期对异性身体的一种朦胧的好奇与向往。使学生理解到爱情并不是单纯的异性相吸，它包含高尚的情操和充实的精神生活。同时，使学生认识到青少年可塑性强，个人的理想、兴趣、志趣的变化都会引起恋情的变化和发展，早恋的成功率极低，应把精力放在追求远大理想和实现人生价值上，而不宜过早恋爱，空耗精力，消磨时光。

3）指导学生多参加各种活动，转移情感。中学生好动好胜，对文体活动、科技活动和各种比赛活动有着广泛的爱好和兴趣。鼓励早恋中的孩子积极参加各种活动，丰富精神生活，把兴致、注意、精力都转移到活动中。积极参加各种活动，一方面可以培养孩子对科技、文艺、体育等方面的浓厚兴趣和高尚情趣；另一方面，可以利用活动中健康、宽松的男女交往环境，在集体活动中进行正常的情感交流，增加孩子对多个异性的了解，逐步培养对异性的正确态度和纯真的关系，把握与异性交往的分寸，锻炼理智分析和情感控制的能力。

4）优化家庭环境。家长在青少年早恋现象的教育、引导方面负有不可推卸的责任。要利用家庭教育在伦理道德、家庭责任、社会义务等方面的特殊优势，让子女从自己的社会地位、社会责任、家庭义务、家庭责任中，认识到人在生理、心理、思想成熟之前，由于早恋而有可能带来的困惑、不适应和艰难，从而使他们逐步地成熟起来。对于有特殊家庭背景的学生，家长应更多地关爱孩子，使孩子感受到家庭是最温暖的地方，是自己避风的港湾，以减少孩子从异性那里得到爱的需求的满足。

5）鼓励学生勇敢地去面对现实，去解决问题。要帮助中学生真正解决早恋问题，还需要鼓励他们去面对问题、去解决问题。给孩子留出足够的时间和空间，让其去思考、去面对、去解决，使其自身内在的因素发生转变，这一环节在解决孩子的早恋问题上起着至关重要的作用。

2. 恋爱的咨询策略

恋爱在很大程度上改变着一个人的思想、心理和行为。恋爱越健康，积极的改变就越多；反之，这种改变也可能是消极的。

（1）发展健康的恋爱行为。

1）恋爱言谈要文雅。交谈中要诚恳、坦率、自然，不要为了显示自己而装腔作势，矫揉造作；不能出言不逊，污言秽语，举止粗鲁；相互了解，不要无休止地盘问对方，使对方自尊心受损。否则，只会使之厌恶，伤害感情。

2）恋爱行为要大方。要注意行为举止的检点，有的人感情冲动，过早地做出亲昵动作，使对方反感，影响感情的正常发展。

3）善于控制感情。恋爱中引起的性冲动，一方面要注意克制和调节，另一方面要注意转移和升华，例如，参加各种文娱活动，与恋人多谈谈学习和工作，把恋爱行为限制在社会规范内，不致越轨，要使爱情沿着健康的道路发展。

（2）培养爱的能力。

1）培养施爱的能力和接受爱的能力。一个人心中有了爱，在理智分析之后，要敢于表达、善于表达，这是一种爱的能力。一个人面对别人的施爱，能及时准确地对爱做出判断，并做出接受、谢绝或再观察的选择，这也是一种爱的能力。缺乏这种能力的人，或是匆忙行事，或是无从把握。要具有迎接爱的能力，就应该懂得爱是什么，知道自己喜欢什么、需要什么、适合什么。就应对自己、对他人、对万事保持敏感和热情，就应主动关心他人、热爱他人。当别人向你表达爱时，能及时准确地对爱的信息做出判断，坦然地做出选择。能承受求爱拒绝或拒绝求爱所引起的心理紊乱。

2）培养拒绝爱的能力。自己不愿接受的爱应有勇气加以拒绝，拒绝爱要注意两个方面：一是在并不希望得到的爱情到来时，要勇敢果断地说"不"，如果优柔寡断或屈服于对方的穷追不舍，发展下去对双方都是不利的；二是要掌握恰当的拒绝方式，虽然每个人都有拒绝爱的权力，但是珍重每一份真挚的感情是对他人的尊重，也是一种自我尊重，同时是对一个人道德情操的检验。不顾情面，处理方法简单轻率，甚至恶语相加，结果使对方的感情和自尊心受到伤害，这些做法是很不妥当的。

3. 提高恋爱挫折承受能力

通过适当的情绪调节、宣泄和转移来减轻痛苦。人对失恋的应对方式反映了一个人心理成熟水平和恋爱观。恋爱是人生有限生命过程中一段重要的历程，一个人能够理智地从失恋中解脱出来，往往会使自己变得成熟起来。

（二）婚姻咨询

婚姻问题是当今社会最普遍、最常见的社会家庭问题，几乎每个人都要经历它、面对它。夫妻两人的人际关系，包括他们之间的感情、相处关系、沟通情况或所扮演的角色等。婚姻咨询的目标是改善配偶间的关系。

婚姻问题主要表现为夫妻间缺乏感情基础、夫妻性格不协调、对夫妻角色的不同期待，有些表现为受父母的影响和干扰、夫妻缺乏维护夫妻关系和保养婚姻生活的艺术、婚外关系的发生等。

婚姻中的这些问题主要由于配偶之间的关系造成，问题不仅存在于某个配偶身上，而且是家庭中不良交往方式的结果。夫妇双方均负有一定责任，要改善婚姻状况，对夫妇同时进行治疗是最适宜的策略。因此，婚姻咨询的目标是增进夫妻的沟通交流，改善人际关系；矫正夫妻的角色关系，调整职责分配；促进建立夫妻认同感与夫妻联盟；协助夫妻顺利度过婚姻发展各阶段；鼓励夫妻相互培养配偶感情。

婚姻咨询主要采取 5 种方法。

1. 一般性方法

一般性方法，是指采用咨询心理学的方法，包括接纳、安排会谈、分析评估、引导、干预等程序。

2. 回顾法

回顾法，是指共同或分别与治疗者探讨问题的症结。通过回顾婚前、婚后、有子女时及子女离家后整个婚姻生活中各自的想法及行为，以助于了解和解决当前困难，并确定哪些是当前的主要困难而设法克服。

3. 相互关系法

相互关系法，是指着眼于挖掘行为交流中发生问题并支配双方的潜在"规矩"，以及双方对支配和决定权的分歧意见，澄清相互关系中不和睦的因素、问题的性质及严重程度，进而启发双方纠正各自不良态度及行为，旨在建立一种平衡和睦的夫妻关系。

4. 心理分析法

心理分析法，是指着重于让双方理解对方的情绪需要，并通过深层的分析而调整各自对另一方的期望值。

5. 行为治疗法

行为治疗法，是指通过强化方式让他们各自说出对方哪些行为需要调整，并提出合理要求，若能达到一方的要求，就予以"奖励""强化"。"奖励"可以是言语上的赞许、行动上的亲热，也可以是对方喜欢的任何措施，这种措施往往不能在意料之中，要达到让对方出乎意外喜悦的效果，以逐步增进感情，协调愉快地共同生活。

复习参考题

一、名词解释

心理咨询　医学心理咨询　倾听　积极关注

二、简答与论述题

1. 心理咨询师的工作条件有哪些?

2. 简述心理咨询的原则。

3. 运用案例分析心理咨询的程序和方法。

第五章 心理治疗

第一节 心理治疗概述

一、心理治疗概念

心理治疗（psychotherapy），又称精神治疗，是受过专业训练的医务人员以医学心理学的各种理论为指导，以良好的医患关系为桥梁，运用心理学的理论和技术，在一定的训练程序中，通过运用其言语、表情、举止行为并结合其他特殊的手段来改变患者不正确的认知活动、情绪障碍和异常行为，从而促进其人格的发展和成熟，消除或缓解其心身症状的一种治疗方法。简而言之，心理治疗是治疗者对患者的心理与行为问题进行矫治的过程。其实施对象主要是已经发生了心理障碍的患者。

心理治疗的基本要素包含 6 个类型。

1. 治疗者

治疗者必须是经过正规培训，具备一定的心理学知识和技能的专业人员。

2. 治疗程序

心理治疗要按一定的程序进行。心理治疗过程中必须严格遵循心理治疗学的基本理论及规范。

3. 治疗手段

心理治疗需要使用各种科学的心理学理论和技术。

4. 治疗对象

治疗对象是具有一定精神、躯体或行为问题的人，包括患有其他躯体疾病或症状的患者。

5. 治疗关系

心理治疗只有在良好的医患关系基础上方能进行，因此，治疗者必须首先获得患者的信任，并努力建立及保持联盟关系。

6. 治疗目的

治疗的目的是通过改善患者的心理功能，最终消除或缓解其可能存在的各种心身症状，恢复健全的心理、生理和社会功能。

应该注意的是，非专业人员通过其良好的态度进行安慰和劝告等，虽然也可能使患者的情绪有所好转、症状减轻，但这并不是心理治疗。

心理治疗在不同学派理论的影响下，方法各不相同。但治疗过程主要都是依靠心理学的方法来进行的，与药物治疗和物理治疗不同。治疗目的都在于解决患者所面对的心理困扰与心理障碍，减少焦虑、抑郁、恐惧等症状，改善患者的非适应性行为，促进其人格成熟，使患者能以成熟的方式来处理问题，更好地适应社会生活。

通过实践经验的积累和对心理治疗疗效的科学研究，目前人们逐步认识到没有任何一种单一的理论和方法能解决所有的心理问题，应根据不同情况选择不同方法，或同时采用几种不同学派的方法。

【知识链接】

The psychotherapy is the treatment of personality disorders and mental disorders by applying psychological theories and methods. The technology and methods of psychotherapy include hypnosis, psychoanalysis, behavior modification, biofeedback, qigong, yoga, sports, music and so on. Although more people seek therapy now than in the past, people usually turn to trained mental health professionals only when their psychological problems become severe or last for extended periods of time.

二、心理治疗简史

心理治疗（psychotherapy）一词源于希腊语，psyche 意为"灵魂、心灵或生命"，therapy 源于"therapeutikos"，含有医治他人心灵的意思。心理治疗的历史可以追溯到 19 世纪末，弗洛伊德精神分析理论的提出被认为是心理治疗真正的开端，至今已有 100 多年。无论是在东方还是西方，心理治疗的思想和技巧都是源远流长的。一个多世纪以来，随着心理学的发展，原有的心理治疗方法不断改进和完善，并涌现出许多新的心理疗法，尤其是 20 世纪 50 年代以后，行为疗法、患者中心疗法、认知疗法等相继出现，不仅丰富了心理治疗的手段，而且大大扩展了心理治疗的服务范围。

我国的心理治疗起始于 1987 年，这一年，在专业期刊上发表的与心理治疗有关的文章有了大幅度的提高。20 世纪 90 年代初，成立了中国心理卫生协会，此后，心理治疗就快速而广泛地在我国发展起来了。

三、心理治疗的原理

心理现象是脑的机能，同时也是客观现实的反映，而语言不仅是反映客观现实的重要手段，也是心理治疗的主要工具。心理治疗以神经系统、内分泌系统和免疫系统为中介，利用了心理活动对生理过程的积极作用，通过语言等干预手段，使人的心理和行为向健康的方向转化，从而使患者的心身功能达到新的统一。

近代心身医学研究已充分证明，人的生理活动与心理活动之间存在着密切的关系，这种关系有时能对人的健康起积极的作用，但有时也会破坏健康，导致疾病。乐观、无畏的精神有利于保持人体心理和生理的平衡状态，增强预防疾病的能力；但悲观、抑郁的情绪，敌对的态度又能使人的免疫功能下降，从而引发一些疾病。

心理治疗能够起作用主要有 8 点因素：①相互依赖的治疗性医患关系；②医师耐心的倾听和对患者吐露心声的鼓励，使患者的不良情绪得到疏泄；③治疗者根据对患者的详细了解，按照自己的理论和逻辑所做的解释赢得了患者的信服，促进患者的自我理解和内省；④对疾病的原因、性质提供另一种解释，帮助患者改变认知态度，使患者有可能用另一种方式来对付困难；⑤获得学习新经验的机会，通过暴露、脱敏、强化等步骤提供的成功经验，增强患者的信心和希望；⑥治疗者的自身特征和吸引力有助于唤起患者克服困难、战胜疾病的希望；⑦治疗者激励和振奋患者精神，取得依靠自己解决问题的信心，推动对新的认知、行为方式的学习；⑧一切心理治疗都有暗示的成分，催眠治疗中暗示尤为重要。

四、心理治疗的原则

心理治疗的基本原则指心理治疗者必须遵循的基本要求，它是人们在长期实践中总结积累的经验，是实际工作的方针、指南。各种心理治疗虽然在理论与方法上有很大不同，但几乎所有心理治疗都遵守 6 个原则。

（一）信赖性原则

治疗者要以真诚一致、无条件的积极关注和共情，与患者建立彼此接纳、相互信任的工作联盟，以确保心理治疗顺利进行。

同时，治疗者必须深入了解患者的内心世界，注意其言谈和态度所表达的心理症结是什么，因而，该原则又可称为"倾诉"或"神入"原则。某些患者在对治疗者产生信任感后会倾诉出自己压抑已久的全部内心感受，甚至会痛哭流涕地发泄自己的悲痛心情，患者倍感情绪舒畅，症状即明显缓解，故信赖性原则具有"宣泄疗法"的治疗效果。

（二）整体性原则

治疗者要有整体观念，即病人的任何一种心理和行为问题都不是独立的，总是和他的整个心身活动联系在一起。

在心理治疗过程中，治疗者在分析患者的心理问题时，应全面地考虑各种影响因素，既要重视心理活动的内在联系，又要考虑心理、生理及社会因素的相互影响、制约。人类疾病的形成常常不是单一的原因所导致，往往取决于生物、心理和社会因素的共同作用。因此，治疗时要有整体的观点，运用多种方法治疗。有时药物、手术是主要方法；有时心理治疗是主要手段；有时需要药物与心理治疗相结合实施，但要注意药物的干扰作用。

（三）发展性原则

以发展的眼光看待患者，不仅在问题的分析和本质的把握上，而且在问题的解决和效果的预测上都要具有发展的观念，以解释患者的心理症结及痛苦，促进其人格健康发展和成熟。在心理治疗的全过程中，应逐步对患者的心身症状、不良认知、社会因素和性格等的病理机制加以说明和解释。同时，倾听患者的意见、感受和治疗后的反应，充分运用心理治疗的原理，逐步解决患者的心理冲突，促进其人格成长。

（四）个性化原则

每个心理治疗方案都应该具有它的特殊性，不能雷同。不仅在问题的分析和本质的把握上，而且在问题的解决和效果的预测上都要具有发展的观念。

（五）中立性原则

不要把自己的情绪带入治疗之中，心理治疗中要尽量避免双重关系的发生。在治疗过程中，治疗者应保持客观中立的立场，不能替患者做任何选择或决定。治疗者应对自身早期经历的影响，个人的世界观、价值观的影响有充分的了解，避免将自己的观点强加于患者。

（六）保密性原则

尊重患者的权利和隐私，这是心理治疗中最重要的原则，即要求治疗者对患者的情况予以保密。包括对患者的谈话内容保守秘密，不公开患者的姓名，尊重患者的合理要求。

心理治疗往往涉及患者的隐私，治疗者应尊重患者的个人隐私权，不得将患者的具体材料公布于众，在学术活动或教学等工作中需要引用时，也应隐去其真实姓名。但是，这一原则不能片面地、孤立地理解，当患者有自杀企图或蓄谋伤害他人、危害社会安全时，以及6岁以下未成年儿童遭受威胁时，治疗者应及时与监护人取得联系。保密原则的前提是，以患者利益为重的同时，保护他人和社会的利益。

五、心理治疗的适用范围

心理治疗，是运用心理学的原理和方法，消除人们的心理痛苦和功能缺陷的治疗方法，是躯体治疗不可代替的治疗方法，主要适应范围有5个方面。

（一）综合性医院有关患者

这些患者可分为以下3类。

1. 急性疾病的患者

此类患者的特点是起病较急，且一般病情较重，往往存在着严重的焦虑、抑郁等心理反应。有时在给予临床医疗紧急处理的同时，需要同时进行一定的心理治疗，例如，给予精神支持疗法、松弛疗法等，以帮助患者认识疾病的性质，降低心理应激反应水平，增强治疗疾病的信心。但是，有针对性的心理治疗一般应在疾病得到控制以后进行。

2. 慢性疾病患者

这类患者病程一般比较长，由于无法全面康复及长期的患者角色的作用，往往存在较多的心理问题，并因此导致疾病症状的复杂化，进一步影响了机体的康复过程。心理支持治疗和行为治疗等手段往往对他们有很大的帮助，例如，慢性疼痛患者的行为矫正治疗，康复疗养患者的集体支持治疗等。

3. 心身疾病患者

由于患者的发病过程中有明显的心理社会因素参与，心理治疗是必不可少的。它包括两个方面：首先，针对疾病的心理因素，通过帮助患者消除或缓解心理应急反应，来减轻疾病症状，改变疾病发展过程，并促进其康复，例如，矫正冠心病患者的A型行为，紧张性头痛患者的认知治疗等；其次，直接针对疾病的病理过程而采取的心理学矫正措施，例如，对高血压病患者进行的松弛训练，对瘫痪病患者进行的生物反馈治疗等。

（二）精神科及相关的患者

这是心理治疗在医学临床应用中较早，也较广泛的领域，包括各类神经症性障碍，如神经衰弱、焦虑症、抑郁症、强迫症、恐惧症、疑病症等，以及其他精神科疾病如恢复期精神分裂症等。

（三）各类行为问题

各种不良行为的矫正，包括性行为障碍、人格障碍、过食与肥胖、烟瘾、酒瘾、口吃、遗尿和儿童行为障碍等，可选择使用性治疗技术、认知行为矫正疗法及正强化法等各种行为疗法。

（四）社会适应不良

正常人在生活中有时也会遭到难以应对的社会心理压力，从而导致适应困难，出现自卑、自责、自伤、攻击、退缩及失眠等心理或行为和躯体症状。此时，可使用某些心理疗法，例如，支持疗法、应对技艺训练、环境控制、松弛训练、认知改变及危机干预等给予帮助。

（五）其他问题

其他问题，包括儿童行为问题、神经性厌食症和神经性贪食症、精神发育不全的技能训练等。

六、心理治疗的基本过程

心理治疗如同临床医疗一样，也需要按一定的程序进行。虽然基于不同的理论的心理治疗目的和方法各有不同，但操作的基本过程大致相同，包括前期准备、中期治疗和后期巩固，每个阶段都有不同的任务。前期准备阶段的目的，在于建立良好的医患关系和收集资料、澄清问题及初步评估和诊断。中期治疗阶段，主要是制定治疗方案及帮助患者改变不良认知、情绪和行为，建立新的适应性认知、情绪和行为模式。后期巩固阶段，主要是处理结束治疗所产生的问题及帮助迁移和巩固本次治疗所获得的成果。

（一）前期准备阶段

1. 建立良好的医患关系

治疗者和患者在最初的接触时，就应向患者告知其急切关心的信息，尽快建立良好的医患关系。患者是否对治疗者产生了基本的信任、形成了基本的好感，是该阶段是否成功的标志。治疗者可以主动和患者打招呼、问候，介绍心理治疗的门诊情况和治疗者个人的情况，心理治疗的性质及通过治疗能解决的问题。初步询问了解患者求治的原因后，要向患者讲清治疗的形势、程序、时间安排、费用、保密原则及需要患者做出的努力等方面。

2. 对患者进行必要的体格检查、精神检查和实验室检查

患者来医院就诊，一般可区分为 3 种情况：第一，存在明显的精神异常；第二，存在许多躯体症状；第三，没有任何躯体症状，但却存在性格上或行为上的问题，使他不能很好地适应生活环境或在人际关系上发生的冲突。不论哪一种情况的患者，都要经过全面的体格检查、辅助化验及必要的心理测验等，进一步明确诊断，确定疾病的性质，才能增强患者及其家属的信任度，提高心

理治疗的针对性。

3. 详细收集病史，并填写好病历

在心理治疗前要填写简要病史，使患者整理思路，明确自己的求治目的。这对于那些有一定文化程度的患者，效果更好。病史，包括疾病发生、发展的时间，最突出的症状，要求解决的问题，既往学习、工作和生活的经历，家庭情况及各成员间的关系，自己的兴趣、爱好等。在这一过程中，治疗者不仅可从患者的病历内容，而且还可以从其行为表现上初步了解患者的心理状态。

4. 对患者进行初步评估与诊断

评估与诊断是指通过与患者进行诊断性的会谈，来了解患者的现状和过去，分析各种信息之间的联系和问题的主次，找出患者最关心、最困扰、最痛苦、最需要改善的问题。往往需要多次会谈，在双方信任的基础上，才可能逐渐暴露问题的实质，准确地评估和诊断。

（二）中期治疗阶段

本阶段分为两个步骤进行。

1. 分析和认识问题，建立治疗计划，确定治疗目的，获得新的领悟

当对患者的评估资料确定之后，治疗者就要和患者共同协商治疗计划、治疗目标等问题。治疗者和患者必须明确如下问题：处理问题的方法、整个治疗的过程、治疗的时间安排及治疗期间治疗者和患者各自应该承担的责任和义务。治疗者应向患者说明医患协作解决问题的重要性，以消除患者的顾虑，明确其责任，促使其积极参与解决心理问题。在治疗前应签订心理治疗协议，以利于双方的合作。

在前期准备阶段的基础上，清楚分析问题的形成，确定治疗目标和治疗策略。应用倾听、疏导和鼓励等技巧，让患者进一步开放自己的心扉，澄清问题形成的整个经过，如形成问题的情境、相关症状及其严重程度、频度和先后顺序，对问题进行评估，找出问题的关键所在和可能的原因。

2. 帮助转变和重建患者的认知

治疗者在澄清问题、明确目标的基础上，通过医患协作，共同实施治疗计划来解决心理问题。治疗者要运用心理治疗的技术，并提供各种学习和训练方法，促进患者领悟，重建认知、情感、行为的正常功能。

在转变和重建的步骤中，也常有问题需要讨论及取得共识。有的患者解决了一个问题后，又有新的问题，需重新分析和认识。

因此，以上两个步骤是有机联系的一个连续过程。中期阶段的长短因患者心理问题的复杂性和解决的难易程度而有所不同。在此期间，要充分发挥患者的主观能动性，使其认知、情感和行为等心理活动朝正向转变。当治疗取得效果时，应及时归功于患者积极的配合和主动的努力，从而进一步激发其主观能

动性。

（三）后期巩固阶段

当治疗计划结束时，患者与治疗者的关系已相当和谐。为了巩固治疗效果，如果出现反复，要及时做出分析判断，定期随访，明确复发的原因并提出处理的方法。在随访过程中，治疗者应提出进一步鼓励患者用已学到的应对技巧处理各种问题，患者应坚持执行治疗程序，并向治疗者报告自己的经验体会，以巩固疗效。治疗全部结束后，治疗者要对整个治疗过程进行回顾性的客观评估，总结经验，吸取教训。

第二节　支持疗法

一、基本理论

支持疗法（supportive therapy），又称支持性心理疗法或一般性心理疗法。支持疗法是治疗者应用心理学的知识和方法，采取劝导、启发、鼓励、支持、同情、说服、消除疑虑、保证等方式，来帮助和指导患者分析、认识当前所面临的问题，使其发挥自己最大的潜能和自身的优势，正确面对各种困难或心理压力，改善心境，增强信心以渡过心理危机，从而达到治疗目的的一种心理治疗方法。它是一种以"支持"为主的特殊性心理治疗方法。

支持疗法始创于 1950 年，是由 Thorne 首先提出的，是一种基本的心理疗法。它是目前我国使用很广的一种心理治疗概念。支持疗法的理论基础虽然与心身统一的观点有关，但这一治疗方法的内涵非常丰富，且在形式和程度上始终给予精神支持。

支持疗法适合下列情况：①突然遭受严重的挫折或心理创伤，面临精神崩溃，需要依靠他人的支持和帮助，以渡过心理上的难关；②在工作、生活环境中长期存在紧张、压抑或心理矛盾所引起的焦虑、抑郁等不良情绪；③患有各种心身疾病或得严重的躯体疾病时，对疾病的性质、危害性认识不足，缺乏信心而产生前途渺茫、悲观失望，甚至自杀倾向；④各类神经症和失眠的患者，如焦虑症、强迫症、恐惧症、疑病症等；⑤患有某种难治性疾病或恶性肿瘤的患者。

二、基本技术

（一）倾听技术（attending）

倾听技术是心理治疗的第一步。通过倾听可以了解患者的基本情况，建立良好的治疗关系，同时给予相应的帮助。

心理治疗中"听"的技术，远远比"说"的技术和"问"的技术更重要。正确的倾听要求治疗者以机警和通情达理的态度深入患者的烦恼中。倾听可以充分了解患者各方面的情况，表达对患者的尊重，使对方在比较宽松和信任的氛围下倾诉。如果没有治疗者的倾听，患者就得不到鼓励进行自我探索，双方可能讨论非焦点或错误问题，治疗者可能过早给出干预策略。倾听的要点有5个方面。

（1）要觉察患者的非言语行为和言语信息。

（2）倾听要有适当的反应，可以是言语的，也可以是非言语的。

（3）不要急忙下结论，对患者应进行充分的倾听。

（4）不要忽视患者的问题。认为患者是大惊小怪、无事生非，对其问题轻视、不耐烦，有时有意无意地暗示患者，把他引到自己的强项。

（5）不要轻易做出道德、善恶和认识上是非的判断。

（二）提问技术（question）

提问技术常用的方式有两种：封闭式提问（closed question）和开放式提问（open question）。

1. 封闭式提问

封闭式提问，是指可以用对或错、是或否来回答的提问，封闭式提问，是指治疗者事先对患者的情况有一个固定的假设，而期望得到的回答，只是验证假设的是与否。治疗者给出各种选择项，只需要回答者做出选择即可。相比开放式提问，封闭式提问能在更短的时间里得到确定的回答，更节省时间。患者滔滔不绝、没有主题和方向性，面谈的时间快要结束，但又有一些信息需要收集；治疗者对患者的信息已基本了解，但还有一些细节需要确认等，以上情况，可以通过封闭式提问来加以引导或控制。

封闭式提问常用的形式有：是不是，对不对，有没有，喜不喜欢。例如，"你经常失眠吗？""你经常去看望父母吗？""你们夫妻常吵架吗？"

封闭式提问有5个步骤。

（1）收集资料，把问题加以条理化："你说的问题大概有……是吗？"

（2）澄清事实："你说的是……问题吗？"（有时明知故问）

（3）获取重点："你是为了……问题而来的吗?"

（4）缩小讨论问题的范围："我们先谈……问题好不好?"

（5）当患者偏离正题时，把话题引回正题："现在我想听听……问题好吗?"

在临床访谈中这种提问虽然必要，但压制了患者的愿望和积极性，降低了求助的动机；让患者总是处在被动的地位，限制了患者进行内心探索，因而不宜多用。

2. 开放式提问

开放式提问，是指无法简单用是或否、对或错回答的提问。它需要回答者根据自己的情况做出具体回答，常用"什么""怎样"来提问。让患者从自己的参考框架出发，自主确定回答问题的方向和内容，用自己的话表达内心所想的问题，给患者回答问题留有充分的自由度，通常不能用一两字来回答问题。例如："你能谈谈与邻居的关系吗?"

开放式提问常用的引导词有：什么、怎么样、为什么，什么时间（地点、人）发生了什么事情，能不能谈一谈……，我想知道……请你谈一谈……

开放式提问给出一个谈话的方向，把谈话的权利交给患者，患者有把握感和主动感。让患者用自己喜欢的方式详细回答问题，便于他们深入地分析自我，充分地展现出他们的人格心理特征，推动会谈向纵深方面发展。

3. 提问的原则

（1）问题要围绕患者的关注点，问题要来自患者的陈述和故事。

（2）提出问题后，要给患者足够的时间去思考，不要急于得到患者的答案，否则会打断患者的思考。提问不是要一个答案，而是以促进思考为目的。

（3）一次只问一个问题。不要堆积问题，否则患者没有足够的时间思考。

（4）尽量避免指责性、评论性、对质性的问题。这类提问常常以"为什么"开始，带有质问、对立和追究责任的意义，应用"什么原因……""谈谈你的想法……"等替代"为什么"。

（5）避免在整个咨询过程中将提问技术作为主要的反应模式，如不断提问可能会使患者有被盘问的感觉；避免产生依赖性，降低患者的责任心、参与度；避免引发患者的防御、对抗。

（三）鼓励技术（encouragement）

鼓励技术，是指治疗者通过言语或非言语等方式对患者进行鼓励，促使其进行自我探索和改变的技术。鼓励，即直接地重复患者的话或仅以某些词语引导下去，如"后来呢?""还有吗?"等，来强化患者叙述的内容并鼓励其进一步讲下去。

鼓励除促进会谈继续外，另一个功能则是通过对患者所叙述内容的某一点、某一方面做选择性关注，引导患者的会谈朝着某一方向进一步深入。鼓励不同的主题就可以引导患者朝着不同的方向，达到不同的深度。因此，治疗者应把握患者所谈的内容，根据经验并结合需要有选择性地给予鼓励。

（四）内容反应技术（paraphrase）

内容反应技术，也称释义或说明，是治疗者把患者的主要言谈、思想加以综合整理，再用自己的言语反馈给患者，以达到加强对患者情绪、情感的理解，促进沟通。内容反应技术有 3 个要素：认真关注患者的基本信息；提纲挈领向他们复述概括后的信息；观察反应，客观评估患者的肯定、否定或怀疑的反应。

释义使患者有机会再次剖析自己的困扰，重新组合那些零散的事件和关系，深化会谈的内容。释义还能帮助患者把注意力集中在重要的情境、事件、想法和行为上，避免谈话偏离主题，从而控制讨论内容和话题。释义因为重复关键词语和想法，会使问题的实质凸现出来。内容反应技术的要点有 3 个方面。

（1）要选择患者的实质性内容，强调和关注患者所表达信息的最关键词语和想法。最好是引用患者言谈里最有代表性、最敏感、最重要的词语。

（2）有效的释义不是鹦鹉学舌，要有治疗者的理解。

（3）在编排时应小心用词，应能够引起进一步的讨论或增加对患者的理解。

（五）情感反应技术（reflection of feeling）

情感反应技术，是指治疗者对患者用言语与非言语行为中包含的情绪、情感加以概括、综合与整理后，再用自己的言语反馈给患者，以达到加强对患者情绪、情感的理解，促进沟通。目的是进一步澄清事件背后隐藏的情绪，推动对感受相关内容的讨论。

情感反应与内容反应很接近，内容反应着重于患者认知的反馈，而情感反应则着重于患者的情绪反应。

恰当的情感反应会让患者感觉到被理解，患者会更自由地与治疗者进行交流。情感反应可以鼓励患者表达出情感，帮助患者准确识别和区分不同的情感，进而管理情绪。强烈的情绪，例如，恐惧、害怕、愤怒、依赖等会使患者陷入一种混乱的情绪状态，引导患者打开和释放这些强烈情绪，会使患者从情绪陷入状态转入情绪觉察状态，从而对应激做出有效的应对。

（六）面质技术（confrontation）

面质技术，又称质疑、对质、对峙、对抗、正视现实等，是指治疗者直接指出患者身上存在的矛盾。是治疗者运用言语描述在患者的感受、想法和行为中存在的明显差异、矛盾冲突和含糊的信息，并当面提出质疑。目的是协助对感受、信念、行为及情境的深入；激励消除有意或无意的防御、掩饰心理，并进行富有建设性的活动；促进患者实现言行、理想我与现实我的统一；进一步了解患者的潜能、优势并善加利用。

通过治疗者的面质，给患者树立学习、模仿面质的榜样，以便将来自己有能力去对他人或者自己做面质，而这一点是健康人生所需学习的课题。

使用面质技术务必谨慎、适当。过分小心，害怕使用面质技术与方法，对患者的成长不利。而过分使用，则又有可能伤害患者的感情，影响咨询关系，甚至导致咨询失败。

（七）解释技术（interpretation）

解释技术，是指依据某一理论或几种理论、科学知识或个人经验对病人的问题、困扰、疑虑做出说明，从而使病人从一个新的、更全面的角度来审视自己和问题，并借助新的观念和思想加深了解，产生领悟，促进改变。解释技术是治疗技术中最复杂的一种。

（八）非言语性技巧（non-verbal skills）

非言语交流的途径，包括面部表情、目光接触、言语表情及躯体言语等。目光接触以交流为起点，目光是心灵的语言，也是传递信息的重要手段。眼睛是心灵的窗户，要注意患者用眼睛说话。

（九）自我开放（self disclosure）

自我开放，亦称自我暴露、自我表露，指治疗者提出自己的情感、思想、经验与患者共同分享。治疗者的自我开放可以建立并促进和谐的咨询关系，能使患者借助治疗者的自我开放来实现更多的开放。自我开放一般有两种形式。

（1）治疗者把自己对患者的一些看法、评价、感觉等告诉患者。如果感受是积极、正面、赞扬性的，则为正信息；如果感受是消极、反面、批评性的，则为负信息。例如，"你迟到了20分钟，我觉得有些不愉快，或许你有什么原因，你能告诉我吗？"传达负信息的自我开放时，应注意到它可能会产生的副作用。也就是说，不能只顾自己表达情绪而忽视了体谅患者的心情。

（2）治疗者把与患者所谈内容有关联的个人经历、体验、感受告诉患者。

（十）总结性概述（summary overview）

总结性概述，又称影响性概述，指治疗者将自己所叙述的主题、意见等经组织整理后，以简明扼要的形式表达给患者。总结性概述可使患者有机会重温治疗者所说的话，加深印象，亦可使治疗者有机会回顾讨论的内容，加入新的资料，强调某些特殊内容，提出重点，为后续交谈奠定基础。总结性概述要点有两个方面。

1. 条理清楚

一次访谈可能涉及相当多的问题，信息量比较大，如果最后不能分门别类整理，患者会感到混乱，不知所措。

2. 重点突出

概述的重点主要为主题、原因、目标及达到的可能性、改变措施及行动方案。

第三节　精神分析疗法

一、精神分析理论与治疗特点

精神分析疗法（psychoanalytic psychotherapy），是心理治疗中最主要的一种方法，由奥地利的精神病学家弗洛伊德于 19 世纪末创立，其基本理论核心是潜意识理论和人格结构理论，治疗方法包括自由联想、释梦、阻抗、解释和移情 5 个部分。弗洛伊德通过长期的临床经验，对大量精神病患者、神经症患者进行观察和治疗，以及对他自己内心世界的艰苦分析，提出精神分析理论。此疗法可使患者从无拘束的会谈中领悟到心理障碍的症结所在，并逐步改变其行为模式，促进人格成长，从而达到治疗的目的。

（1）潜意识理论。弗洛伊德把人的心理活动分为 3 个层次，即意识、前意识和潜意识。潜意识深藏于意识之后，是人类行为背后的内驱力。弗洛伊德把它形容成浮在海里而沉入海水中的冰山的主体部分，虽然我们意识不到潜意识的内容，但我们大多数行为的动机是潜意识的。潜意识的动机在某种程度上影响着我们各方面的行为，人的重要行为表现是源于人们自己意识不到的动机和内心冲突。在一定条件下，潜意识可通过某种转换机制以病态的方式表现出来，形成各种心身症状或精神疾病。

（2）人格结构理论。弗洛伊德把人格分为 3 个部分，即本我、自我和超我。弗洛伊德认为，在一个健康的人格中，本我、自我、超我三者的作用是平衡的。如果本我、自我、超我 3 种力量若不能保持这种动态平衡，则必将导致心理异常。

（3）性心理发展学说。弗洛伊德认为，性本能背后有一种驱力叫力比多（libido），性本能冲动是人一切心理活动的内在动力，当这种能量（力比多）积聚到一定程度时，就会造成机体的紧张，从而驱使人们寻求释放能量的途径以获得快感的满足。他把人的各种快感都归之为性，因此，人的发展便是性心理的发展。

精神分析疗法的实施过程，是指治疗者在熟悉掌握心理动力学理论的基础上，通过会谈全面了解患者的成长过程、生活经历、性格形成和处理问题的方式，并分析患者所暴露的、压抑在潜意识中的心理资料，使患者逐步加深对自我的认识，意识到不良情绪的根源，为改变自己性格上的弱点找到努力的方向。会谈一般是在安静、温暖的房间内，让患者斜躺在舒适的沙发椅上，面朝天花板，便于集中注意力，专注地回忆过去，治疗者坐在患者身后。会谈的时间每次为 45～50 分钟，每周会谈 3～5 次。治疗过程需要半年至 2 年之久。

精神分析疗法适用于各种神经症和心身疾病的患者。其优点是解释性较强，能帮助患者找到心理问题的深层次根源，经典的弗洛伊德理论对多种学科领域都有着广泛的影响。缺点是对治疗者的专业知识要求高，同时要求患者也要有一定的内省能力，治疗时间长，费钱费力，治疗目标高。因此，经典的精神分析疗法临床上很少应用，人们多采用"新精神分析法"。

二、精神分析治疗的一般内容

精神分析理论认为，心理障碍是由潜意识中的矛盾冲突引起的，所以精神分析疗法致力于挖掘患者压抑在潜意识中的幼年创伤性经验，将其带入意识之中，启发患者重新认识这些经验，使潜意识的矛盾冲突获得解决，从而消除患者的症状。

（一）自由联想（free association）

自由联想，是精神分析的基本方法。弗洛伊德认为，浮现在脑海中的任何东西都不是无缘无故的，都是具有一定因果关系的。自由联想就是让患者毫无保留地诉说他头脑中所想到的一切，即使是一些自认为荒谬的、奇怪的、羞耻的、与治疗无关的想法，鼓励患者尽量回忆童年时期所遭受的精神创伤。精神分析学说认为，通过自由联想，患者潜意识的大门不知不觉地打开了，潜意识的心理冲突可以被带入意识领域，治疗者从中找出患者潜意识之中的矛盾冲突，并通过分析促进患者领悟心理障碍的症结，从而达到治疗的目的。

（二）梦的分析（dream analysis）

梦的分析，是弗洛伊德独创的心理分析的重要手段。弗洛伊德在他的著作《梦的解析》中认为，"梦乃是做梦者潜意识冲突欲望的象征，做梦的人为了避免被他人察觉，所以用象征性的方式以避免焦虑的产生"，"分析者对梦的内容加以分析，来发现这些象征的真谛"。可见梦的内容与被压抑的潜意识的活动有着某种联系。由于人的防御机制的存在，梦并不是无意识活动的直接表现，因此发掘潜意识中心理资料的另一技术就是要求患者在会谈中也谈谈他做过的梦，并把梦中不同内容自由地加以联想，以便治疗者能理解梦的外显内容（又称显梦，即梦的表面故事）和潜在内容（又称隐梦，即故事的象征意义）。

（三）阻抗（resistance）

阻抗，或称抗拒，是自由联想过程中患者在谈到某些关键问题时所表现出来的自由联想困难。阻抗表现多种多样，如正在叙述过程中突然沉默或转移话题等。阻抗的表现是意识的，但根源却是潜意识中本能地阻止被压抑的心理冲突重新进入意识的倾向。当自由联想接近这种潜意识的心理症结时，潜意识的阻抗就自然发生作用，阻止其被真实地表述出来。精神分析理论认为，当患者出现阻抗时，往往正是患者心理症结所在。因此，治疗者的任务就是不断辨认并帮助患者克服各种形式的阻抗，将压抑在潜意识的情感发泄出来。克服阻抗往往需要很多时间。

（四）移情（transference）

移情是精神分析治疗的核心内容，是指患者在沉入对往事的回忆中，将童年期对他人的情感转移到治疗者身上。移情有正移情（positive transference）和负移情（negative transference）。正移情，是患者将积极的情感转移到治疗者身上，即患者把治疗者当成过去喜欢的、思念的、热爱的对象。负移情，是患者将消极的情感转移到治疗者身上，即患者把治疗者当成过去憎恨的、敌对的、厌恶的对象。借助移情，把患者早年形成的病理情结加以重现，重新"经历"往日的情感，进而帮助他解决这些心理冲突。面对患者的移情，治疗者应保持清醒、冷静的头脑，从而避免被移情所困惑或卷入。

（五）解释（interpretation）

在治疗过程中，治疗者的中心工作就是向患者解释他所说话中的潜意识含义，帮助患者克服抗拒，而使被压抑的心理资料得以源源不断地通过自由联想和梦的分析暴露出来。解释是逐步深入的，根据每次会谈的内容，用患者所说过的话做依据，用患者能理解的语言告知他心理症结的所在。解释的程度随着长期的会谈和对患者心理的全面了解而逐步加深和完善，患者也会通过多次会谈逐渐成长，并不断地培养、发展自己，应用成熟的应对方式解决问题。

第四节　认识领悟疗法

一、认识领悟疗法的理论

认识领悟疗法是我国钟友彬教授于 20 世纪 70 年代末，根据心理动力学理论，与中国实情相结合，在自己多年的临床实践经验基础上创立的中国式心理分析疗法。心理动力学源于心理分析，故认识领悟疗法又称为中国式心理分析，或称"钟氏领悟治疗法"。钟教授认为，人在幼年时期的生活经历尤其是创伤性体验，对以后的个性形成产生影响，并可以成为成年后心理障碍的根源。认识领悟疗法就是通过解释使患者改变认识、得到领悟，而使症状得以减轻或消失，从而达到治病目的的一种心理治疗方法。

认识领悟疗法就是要找出一个人不现实的、不合理的或非理性的、不合逻辑的思维特点，并帮助他建立较为现实的认识问题的思维方法，来消除各种不良的心理障碍。在生活中，有时我们的主观愿望和现实往往不能相符，问题是要善于不断调整自己的愿望，要从实际出发，如果明白这一点，就可以减少不必要的困扰。特别是患了某种疾病后，要学会在感情上容忍和承认自己的不足之处，参加力所能及的各项活动，并感受其中的乐趣。同时，不断调整自己的心态，正确对待生死，成为生活的强者。另外，如果遇到一些与自己有较大关系的问题，可能会产生焦虑、紧张、困惑，这时必须要识别不正确的自动思维，要了解其认知的错误之处，然后进行真实的检验，这是纠正不良信念的关键所在。同时，要锻炼自己的意志力，要学会忍，忍是意志力的表现。心理创伤会诱发身体上、心理上的疾病，关键是要正确对待，及时排遣，所以，正确地认知事物是防止产生心理上、身体上病态的一个重要方面。

认识领悟疗法的适应证，包括神经症、心境障碍、应激障碍、性心理障碍和心身疾病等。

二、治疗方法与步骤

（1）认识领悟疗法采取直接全面的交谈方式。每次时间为 60 ～ 90 分钟，疗程由双方商定，可相隔几天、一周或更长时间。会见最好单独进行，如患者同意，也可有家属参加。每次会谈后，要求患者写出对治疗者解释的意见，并结合自己对病情的体会提出问题。

（2）初次会谈时，要患者及家属叙述症状产生、发展和症状的具体内容，尽可能在 1 小时内叙述完。同时，进行躯体和精神检查以确定诊断。如果是认识领悟疗法的适应证，即可进行初次讲解，说明他的病是可以治疗的，但需主动与治疗者合作。对治疗者的提示、解释要联系自己的认识思考。疗效的好坏取决于自己的努力程度。认识领悟疗法不把治疗重点放在回忆、挖掘幼年症结或初期焦虑的具体事件上，而是和患者一起讨论、分析症状的幼稚性。如果初次会见时间许可，即可告诉患者，他的病态情绪和行为是幼年的恐惧体验在成人身上的再现，或用幼年的方式来对付成年人的心理困惑，或满足成年人的欲望等，且解释的内容可因疾病不同而及时调整。

（3）在以后的会谈中，继续询问患者的生活史和容易回忆的相关经历，不要求深入回忆，对于梦也不做过多的分析。主要通过会谈建立患者与治疗者间相互信任的良好关系，并使患者领悟症状的根源，真正地接受治疗者的解释。

（4）随后与患者一起分析症状的性质，引导他相信这些症状大都是幼稚的、不符合成人思维逻辑规律的感情或行动；有些想法近似儿童的幻想，在健康成年人看来是完全没有意义的，不值得恐惧，甚至是可笑的。只有几岁的儿童才那么认真地对待、相信和恐惧，不自觉地用一些幼稚的手段来"消除"这些幼稚的恐惧，或用幼年取乐的方式来解决成年人的问题等。这些解释要结合患者的具体病情来谈。

（5）当患者对上述解释和分析有了初步认识和体会后，即向患者进一步解释病的根源在于过去，甚至幼年期。例如，强迫症和恐惧症患者指出其根源在于幼年期的精神创伤。这些创伤引起的恐惧情绪在大脑中留下痕迹，在成年期遇到挫折时会再现出来影响患者的心理，以致用儿童的态度对待在成年人看来不值得害怕的事物。使患者认识到自己已是成年人，不应当像孩子那样认识、相信某些事情，恐惧感自然就消除了。对于性心理障碍者，结合他可以记忆起的儿童性游戏行为，讲明他的表现是用幼年方式来对待成年人的性欲或心理困难，因而是幼稚的和愚蠢可笑的。对于社交恐惧症患者，可指出他实际上还处在青春初期对异性感兴趣而又怕羞的年龄阶段，并分析是什么原因妨碍了他的心理发育，促使他改变认识，逐步成长，达到成熟。

上述的解释需要经过患者与治疗者多次共同的讨论，才能使患者完全理解，最终产生新的认识，从而使症状减轻或消除。

第五节 认知疗法

认知疗法（cognitive therapy）于 20 世纪六七十年代在美国产生，是根据人的认知过程影响其情绪和行为的理论假设，通过认知和行为技术来改变患者的不良认知，从而矫正不良行为的心理治疗方法。它是新近发展起来的一种心理治疗方法。认知疗法的主要着眼点在患者非功能性的认知问题上，试图通过改变患者对己、对人或对事的看法与态度来解决所呈现的心理问题。由于文化、知识水平及周围环境背景的差异，人们对相同的问题往往有不同的理解和认识。

认知，是指一个人对一件事或某个对象的看法，包括对自己的分析、对他人的想法、对环境的认识和对事物的见解等。正如主要代表人物贝克（A. T. Beck）所说："适应不良的行为与情绪，都源于适应不良的认知。"因此，认知疗法的策略，在于重新构建认知结构。认知疗法常采用认知重建、心理应付、问题解决等技术进行心理辅导和治疗，其中，认知重建最为关键。以下介绍两种代表性的认知疗法。

一、艾利斯的理性情绪疗法

（一）基本理论

理性情绪疗法（rational-emotive therapy，RET），又称合理情绪疗法，是阿尔伯特·艾利斯（Albert Ellis）于 20 世纪 50 年代末创立的。该疗法的创立基于他独特的人性观：人既可以是理性的，也可以是非理性的。当人按照理性去思考、去行动时，人就会快乐，行动也富有成效。人都会有一些不合理的思维和信念，当人处于非理性时，常常通过内化言语重复某种不合理的信念而导致情绪困扰、行为异常。

理性情绪疗法的基本理论主要是 ABC 理论。艾利斯认为，人的情绪和行为障碍不是由某一激发事件（activating event，A）所直接引起，而是由经受这一事件的个体对它不正确的认知和评价的信念（belief，B）所引起，最后导致在特定情境下的情绪和行为后果（consequence，C），这就是 ABC 理论。在 ABC 理论模式中，A 是指诱发性事件；B 是指个体在遇到诱发事件之后相应而生的信念，即他对这一事件的看法、解释和评价；C 是指特定情境下个体的情绪及行为结果。通常认为情绪和行为后果的反应直接由激发事件所引起，即 A

引起 C；而 ABC 理论则认为，A 只是 C 的间接原因，B 即个体对 A 的认知和评价而产生的信念才是直接的原因。人们的情绪及行为反应与人们对事物的想法、看法有关。在这些想法和看法背后，有着人们对一类事物的共同看法，这就是信念。合理的信念会引起人们对事物适当的、适度的情绪反应；而不合理的信念则相反，会导致不适当的情绪和行为反应。当人们坚持某些不合理的信念，长期处于不良的情绪状态之中，将会导致情绪障碍的产生。因为情绪是由人的思维、人的信念所引起的，所以艾利斯认为每个人都要对自己的情绪负责。人们之所以陷入情绪障碍之中，是因为他们自己使自己感到不快乐，是他们自己选择了这样的情绪取向。

常见的认知曲解有 6 种。

1. **要求的绝对化**（demandingness）

要求的绝对化是非理性信念中最常见的一个特征，即从自己的主观愿望出发，认为某一事件必定会发生或不会发生，常用必须（must）或应该（should）的字眼，例如，"我必须获得成功""别人必须很好地对待我""生活应该是很容易的"等。怀有这样信念的人极易陷入情绪困扰中，因为客观事物的发生、发展都有其规律，是不以人的意志为转移的。就某个具体的人来说，他不可能在每一件事情上都获得成功，他周围的人和事物的表现和发展也不可能以他的意志为转移。因此，当某些事物的发生与其对事物的绝对化要求相悖时，他们就会受不了，感到难以接受、难以适应并陷入情绪困扰。理性情绪疗法就是要帮助他们改变这种极端的思维方式，认识其绝对化要求的不合理、不现实之处，帮助他们学会以合理的方法去看待自己和周围的人与事物，以减少他们陷入情绪障碍的可能性。

2. **过分的概括化**（overgeneralization）

过分的概括化，即对事件的评价以偏概全，一方面，是对自己的非理性评价，即常凭自己对某一事物所做的结果的好坏来评价自己为人的价值，其结果常导致自暴自弃、自责自罪，认为自己一无是处、一文不值，从而产生焦虑、抑郁情绪。另一方面，对别人的非理性评价，别人稍有差错，就认为他很坏，一无是处，其结果是导致一味责备他人，并产生敌意和愤怒情绪。

3. **糟糕透顶**（awfulizing）

糟糕透顶，是指认为事件的发生会导致非常可怕或灾难性的后果。这种非理性信念常使个体陷入羞愧、焦虑、悲观、绝望和极端痛苦的情绪体验中，不能自拔。这种糟糕透顶的想法常常是与个体对己、对人、对周围环境事物的要求绝对化相联系的。

4. **个人化**（personalization）

个人化，指患者主动为别人的过失或不幸承担责任，即将一切不幸、事故或别人生病均归罪于自己的过失，引咎自责。例如，一位朋友生病去世，患者责备自己忙于个人的事务，未能照顾朋友的健康状况，为此内疚不已。

5. 过度引申（excessive extension）

过度引申或称过度泛化，即在一件小小失误的基础上，引申出关于能力或价值的普遍性结论。例如，一位母亲不慎打碎一只碗，遂认为自己"不是一个好母亲"。

6. 夸大（exaggerate）

夸大，指夸大自己的失误、缺陷的重要性，而贬低自己的成绩或优点，与实际情况不相符，表现为对客观事件的意义做出歪曲的评价。

（二）基本方法

艾利斯的理性情绪疗法，是用理性思维的方式来替代非理性思维的方式，最大限度地减少由非理性信念所带来的情绪困扰和不良影响。此疗法的治疗过程一般分为 4 个阶段。

1. 心理诊断（psycho-diagnosis）阶段

这是治疗的最初阶段。首先，治疗者要与患者建立良好的医患关系，帮助患者建立自信心。其次，澄清患者所关心的各种问题，将这些问题根据所属性质和患者对它们所产生的情绪反应分类，从其最迫切希望解决的问题入手。

2. 领悟（insight）阶段

这一阶段，主要帮助患者认识自己不适当的情绪和行为表现或症状是什么，产生这些症状的原因是自己造成的，要寻找产生这些症状的思维根源，即找出它们的非理性信念。在寻找非理性信念并对它进行分析时要按 5 个步骤进行：①要了解应激事件的客观证据；②分析患者对事件的感觉体验是怎样反应的；③要患者回答为什么会对它产生恐惧、悲痛或愤怒的情绪，找出造成这些负性情绪的非理性信念；④分析患者对事件同时存在理性的和非理性的看法或信念，并且将两者区别开来；⑤将患者的负性情绪和不安全感、无助感、绝对化要求和负性自我评价等区别开来。

3. 修通（working throngh）阶段

这一阶段，治疗者主要采用辩论的方法动摇患者的非理性信念。用夸张或挑战式的询问，要求患者回答有什么证据或理由对事件的看法与众不同等。通过反复不断的辩论，患者理屈词穷，不能为其非理性信念自圆其说，使他真正认识到，他的非理性信念是不现实的、不合乎逻辑的，也是没有根据的。开始分清什么是理性的信念、什么是非理性的信念，并用理性的信念取代非理性的信念。

这一阶段是此疗法最重要的阶段，治疗时还可采用其他认知行为疗法，例如，布置患者做认知性的家庭作业，或进行放松疗法以加强治疗效果。

　　4. 再教育（re-education）**阶段**

　　这一阶段，也是治疗的最后阶段，为了进一步帮助患者摆脱旧有思维方式和非理性信念，还要探索是否存在与本症状无关的其他非理性信念，并与之辩论，使患者学习到并逐渐养成与非理性信念进行辩论的方法、用理性方式进行思维的习惯，这样就将理性思维融入患者的信念系统，从而达到改善情绪、巩固新目标的作用。

　　由于与非理性信念进行辩论（disputing，D）是帮助患者的主要方法，并能够获得所设想的疗效（effect，E），因此由 ABC 理论所建立的此疗法可以用"A、B、C、D、E"5 点作为其整体模型。

二、贝克的认知转变疗法

（一）基本理论

　　认知转变疗法，是由贝克在研究抑郁症治疗的临床实践中逐步创建的。这种心理疗法的理论基础是贝克的情绪障碍认知理论。贝克认为，认知产生情绪及行为，异常的认知产生异常的情绪及行为。认知是情感和行为的中介，情感问题和行为问题与歪曲的认知有关。贝克认为，心理障碍不一定都是由神秘的、不可抗拒的力量所产生；相反，日常生活中的平常事件，例如，错误的学习、依据片面的或不正确的信息做出的错误推论等也会引起心理障碍。

（二）基本方法

　　认知转变疗法的主要目标在于改变患者歪曲的认知，从而改善失调的情绪与行为。其治疗的基本过程有 4 个方面。

　　1. 识别负性自动式思维（identifying negative automatic thoughts）

　　负性自动式思维，是指介于外部事件与个体对事件的不良情绪反应之间的那些想法，表现为患者对自己、对周围世界和对未来三者的消极评价。这种负性的自动式思维，一般人不会意识到它的存在，因此，在治疗过程中患者首先应学会识别负性自动式思维。治疗者可用提问、指导患者想象或角色扮演等方式来识别负性自动式思维。

　　2. 识别认知错误（identifying cognitive errors）

　　为了帮助患者识别认知错误，治疗者应该听取和记下患者诉说的自动式思维及不同的情境与问题，然后要求患者归纳出一般规律，找出共性。

　　3. 真实性检验（reality testing）

　　这是治疗的中心环节。一旦认识了一种或一组歪曲的信念，就可训练患者按下列顺序进行更严格的检验："我的证据是什么""对那个问题是否还有别的认知存在""假设哪些是真的""结果是否就会那么糟"。在患者能够认识和评论这些不正确的自动式思维和信念时，新的、更接近现实的信念便会逐渐代替旧的、不真实的信念。随后要求患者按照这些新的认知结构去实践，检验它是否切实可行。治疗者还要通过给患者布置一定的家庭作业，并让患者反复练习，以巩固新的认知结构。

4. 监控情绪变化（monitoring emotion change）

情绪障碍患者往往认为他们的焦虑会一成不变地存在下去，但实际上，焦虑的发生是波动的，有一个产生、上升至高峰和消退过程。因此，治疗者应向患者介绍焦虑情绪的基本知识，并鼓励患者对自己的焦虑水平进行自我检测，例如，通过记录和观察行为达到对现实的正确认识，进而改变患者的认知，去注意监控苦闷与焦虑水平，促使患者认识焦虑波动的特点，增强抵抗焦虑的信心。这就是认知转变疗法常用的一项技术。

贝克认知疗法的独到之处，是注重从逻辑的角度看待当事人的非理性信念的根源，以及通过鼓励当事人自己收集与评估支持或反对其观点的证据，以瓦解其错误信念。

（三）适应证

认知转变疗法，适用于各种神经症、自杀、进食障碍、人格障碍、性功能障碍、儿童品行或情绪障碍，以及婚姻家庭矛盾等。

第六节　行为疗法

一、行为主义理论

行为疗法，亦称矫正疗法或行为矫正（behavior modification），是由美国心理学家华生在巴甫洛夫条件反射学说的基础上创立的。华生主张，心理学应该摒弃意识、想象等太多主观的东西，只研究所观察到的并能客观地加以测量的刺激和反应，无须理会它的中间环节，华生称之为"黑箱作业"。他认为，病态的行为都是经过学习而获得的，也可以通过学习而更改、增加或消除，查明环境刺激与行为反应之间的规律性关系，就能根据刺激预知反应，或根据反应推断刺激，达到预测并控制动物和人的行为的目的。他还认为，行为就是有机体为了适应环境的刺激而产生的各种心理和躯体反应的组合，有的表现在外表，有的隐藏在内部。在他眼里，人和动物没什么差异，都遵循同样的规律。

行为疗法，包括经典条件反射、操作性条件反射及模仿学习的原理。它的主导思想是所有的行为都是学习获得的，人的非适应行为是后天学习而获得的，那些不良或不适应的行为也可以通过学习而戒除，同样，也可通过学习获得适应性行为。治疗者可以通过对个体的再训练，重新建立条件反射，使他对周围环境中的刺激做出新的适宜反应，把不正常的行为转变为正常。

行为治疗的应用相当广泛，它不仅适用于各种神经症、某些心身疾病（如高血压、雷诺综合征、慢性疼痛和失眠），还适用于性功能障碍、进食障碍、品行障碍、多动注意缺陷障碍、孤独症及精神发育迟滞等。

1930年起，出现了新行为主义理论，以托尔曼为代表的新行为主义者修正了华生的极端观点。他们指出，在个体所受刺激与行为反应之间存在着中间变量。这个中间变量，是指个体当时的生理和心理状态，它们是行为的实际决定因子，包括需求变量和认知变量。需求变量，本质上就是动机，包括性、饥饿及面临危险时对安全的要求。认知变量，就是能力，它们包括对象知觉、运动技能等。

在新行为主义中，有一种激进的行为主义分支，它以斯金纳的操作条件反射理论为代表。斯金纳在实验箱内安装了杠杆，压一次杠杆就会出现食物。他将一只饥饿的老鼠放入箱内，它会在里面乱跑乱碰，自由探索，偶然一次压杠杆就得到食物，此后老鼠压杠杆的频率越来越多，即学会了通过压杠杆来得到食物的方法，斯金纳将其命名为操作性条件反射或工具性条件作用。食物便是强化物，运用强化物来增加某种反应（即行为）频率的过程叫作强化。斯金纳认为，强化训练解释的是机体学习过程的主要机制。

二、治疗方法

（一）系统脱敏疗法（systematic desensitization）

系统脱敏疗法，又称交互抑制法（reciprocal inhibition），是20世纪50年代由精神病学家沃尔帕（J. Wolpe）所创，它是整个行为疗法中最早被系统应用的方法之一。其基本原理为，在引起焦虑的刺激物出现时，让身体逐步放松以抑制焦虑反应，这可削弱直至最终切断刺激物与焦虑的条件联系，即运用放松技术来对抗刺激引起的条件性焦虑。这实质是一种交互抑制，即治疗者缓慢地、逐步地诱导患者暴露于焦虑的情境，并通过心理上的逐步放松来对抗焦虑情绪，最终消除焦虑症状。

最初，沃尔帕把一只猫置于笼子里，每当食物出现引起猫的进食反应时，即施以强烈电击。多次重复后，猫即产生强烈的恐惧反应，拒绝进食。最后发展到对笼子和实验室内的整个环境都产生恐惧反应，即形成了所谓"实验性恐惧症"。然后，沃尔帕用系统脱敏疗法对猫进行矫治，逐渐使猫消除恐惧反应，只要不再有电击，猫回到笼中就食也不再产生恐惧。此后，沃尔帕便把系统脱敏疗法广泛运用于人类的临床实践。

系统脱敏疗法在临床上多用于治疗恐惧症、强迫症、焦虑症及某些适应不良性行为。

实施这种疗法时，首先要深入了解患者的异常行为表现（如焦虑和恐惧）是由什么样的刺激情境引起的，把所有焦虑反应由弱到强按次序排列成"焦虑等级"，然后，教会患者一种与焦虑、恐惧相抗衡的反应方式，即松弛反应，使患者感到轻松而解除焦虑，进而把松弛反应技术逐步地、有系统地和那些由弱到强的焦虑等级同时配对出现，形成交互抑制情境；即逐步地使松弛反应去抑制那些较弱的焦虑反应，然后抑制那些较强的焦虑反应。这样循序渐进地、有系统地把那些由不良条件反射形成的焦虑反应，由弱到强一个一个地予以消除，最后把最强烈的焦虑反应（即靶行为）也予以消除或脱敏。异常行为被克服了，患者也重新建立了一种习惯于接触有害刺激而不再敏感的正常行为，这就是系统脱敏疗法。

具体操作有 3 个步骤。①学习放松技术。让患者学习一种渐进性自我放松技术，当焦虑情境出现时能主动地运用自我放松来对抗；②制定焦虑情境等级表。治疗者与患者一起划分出引起患者焦虑的各个具体情境，并由弱到强排列成等级次序表；③脱敏训练。治疗者按照等级表上焦虑情境由弱到强的次序，引导患者在深度放松状态下，想象自己身临等级表上的每一情境，若能保持放松状态，则能对每一组情境所致的焦虑去条件化。如此操作，去条件化过程由轻到重一步步进行下去，从而能完全对整个焦虑情境不再过敏。反之，则须在这一等级反复训练直至能轻松应对。

（二）厌恶疗法（aversion therapy）

厌恶疗法，是指用厌恶性刺激（引起身体痛苦反应的刺激）与不良行为相结合，形成条件反射，从而消除已建立的不良行为的方法。其基本原理为操作性条件反射。这一疗法也是行为治疗中最早和最广泛被应用的方法之一。在日常生活中，人们常常使用某种惩罚性手段来减少或戒除不受社会欢迎却又对行为者本身具有吸引力的不良行为。这实际上是厌恶疗法自发性的具体运用，例如，用在乳头上涂辣椒的方式给婴儿断奶，殴打孩子以纠正某些不良习惯，等等。

具体实施过程有 3 个步骤。

（1）确认靶症状厌恶疗法具有极强的针对性，因此必须明确改变的行为是什么。每次只能选择一个行为作为治疗的靶行为。

（2）选择合适的厌恶刺激。厌恶刺激必须是强烈的，但同时又必须是无害和安全的。常用的厌恶刺激有 4 种。①橡圈刺激。让患者在自己的手腕上套一根橡皮圈，当不良行为出现时，自己用力弹拉橡皮圈，产生痛觉，从而放弃不良行为；②想象刺激。当患者欲实施或正在实施某种不良行为时，让患者主动地想象某些可怕的、令人难堪的情况发生，如被人发现、当场抓获、扭送公安部门、受到严厉处罚等；③电刺激。以一定强度的感应电作为疼痛刺激，或以轻度电休克作为负性刺激；④药物刺激。利用药物的恶心和呕吐作用进行厌恶治疗。催吐的各种药物均有较大的毒性，不良反应较大，使用要谨慎。目前，常用的药物有戒酒硫、阿扑吗啡等。

（3）实施经过一定时间的反复训练，使患者在不良行为和不愉快的体验之间建立了条件反射。患者为了避免不愉快的体验，就逐步减轻和消除了不良的行为，也就达到了治疗的目的。由于电刺激和药物刺激都比较痛苦，故实施几天后，应该训练患者自己应用"想象厌恶刺激"。但是，这种方法使用受限，如果患者想象不生动逼真，则厌恶体验就不深刻，疗效就会受到很大的影响。

厌恶疗法的适应证，主要是各种成瘾行为（如酒精依赖、药物成瘾、烟瘾、毒瘾等），以及性变态、肥胖、强迫症或其他不良行为。运用该疗法应注意，厌恶刺激必须与问题行为同时出现，且有足够的强度使患者产生精神痛苦，且持续时间较长，否则难以见效。

（三）行为塑造法（shaping）

行为塑造法，是根据斯金纳的操作条件反射原理设计出来的，目的在于通过强化或奖励而造成某种期望出现的良好行为的一项行为治疗技术。行为塑造法一般采用逐步晋级的作业，并在完成作业时按情况给予奖励，以促使增加出现期望获得的良好行为的次数。动物精湛的杂技表演，例如，海豚钻火圈；鸽子会按观众的要求啄击写有相应文字的木牌；黑猩猩能在电子计算机的面板上回答提问者提出的简单问题，并能用聋哑人的手势语表达自己的要求、判断和情绪体验等。这些复杂的行为反应并不表明这些动物真正懂得人的语言，更不意味着这些动物生来就有这种能力，而是在特殊环境中经过人的精心训练而学习得来的。训练这些动物所采用的基本方法便是行为塑造法。

在临床工作中，行为记录表是一种最有效的强化因子，即要求患者把自己每小时所取得的进展正确记录下来，并画成图表。这样做本身就是对行为改善的一种强大推动力。根据图表所示的进展，治疗者还可应用其他强化因子，当作业成绩超过一定的指标时即给予表扬或奖励。此外，还可采用让患者得到喜爱的食物或娱乐等办法，通过这种方式来塑造新的行为，以取代旧的、异常的行为。为了使治疗效果得以保持和巩固，在应用这一治疗方法时，需要特别注意如何帮助患者把在特定治疗情境中学会的行为转换到家庭或工作的日常生活现实环境中来。

此法适用于儿童孤独症、恐惧症、神经性厌食症和精神发育迟滞等，也可以用来改善或促进精神分裂症患者的社交技巧和行为方式。

（四）代币治疗法（token economy）

代币治疗法，又称标记奖励法，是运用行为强化的原理，以"代换券"作为二级强化物，对良好的行为进行强化，以建立患者的适应性行为。

代币治疗是以替代钱币的筹码来奖赏患者的适应性行为，此筹码可换取一定的实物奖励。这是在斯金纳的操作条件反射理论，特别是条件强化原理的基础上形成并完善起来的一种行为疗法。它通过某种奖励系统，使患者在做出预期的良好行为表现时，马上就能获得奖励，即可得到强化，从而使患者所表现的良好行为得以形成和巩固，同时使其不良行为得以消退。

代币作为阳性强化物，可以用不同的形式表示，如用记分卡、筹码和证券等象征性的方式。代币应该具有现实生活中"钱币"那样的功能，即可换取多种多样的奖励物品或患者所感兴趣的活动，从而获得价值。用代币作为强化物的优点在于不受时间和空间的限制，使用起来极为便利，还可进行连续的强化。只要患者出现预期的行为，强化马上就能实现。用代币去换取不同的实物，从而可满足受奖者的某种偏好，可避免对实物本身作为强化物的那种满足感，而不至于降低追求强化（奖励）的动机；并且在患者出现不良行为时还可扣回代币，使阳性强化和阴性强化同时起作用而起到双重强化的效果。

代币疗法不仅可用于个体，而且可在集体行为矫治中实施；可以在医院，也可以在学校中广泛使用，甚至可在精神病院、在特殊教育的班级中及在工读学校、管教所和监狱中使用。临床实践表明，在儿童多动症、药物依赖和慢性精神疾病的康复中，此疗法都有良好的效果。

（五）暴露疗法（exposure therapy）

暴露疗法，又称为冲击疗法（pulse therapy）或满灌疗法（flooding therapy），1967 年，斯坦夫尔和列维斯首先报告一种使患者逐步暴露于恐怖情境来治疗恐惧症的行为疗法。它与系统脱敏法虽然都是将患者置于（暴露）他所惧怕的情境中，但前者是采取缓和的、逐步消除的方式矫正患者的心理或行为障碍，而暴露疗法是从治疗开始就把患者置身于能引起他极大恐惧的情境中，并保持相当一段时间，不允许患者逃跑，如果并没有真正可怕的事情发生，紧张、不安便会明显减轻。这一过程实际上是通过两种机制在起作用：①强迫患者置身此情境，随着无伤害性结果的出现，使患者产生后果无害化的认识，从而不再惧怕此环境；②焦虑症状不可能持续高水平地发展下去，它是遵循开始、高峰、下降的过程，其能量是逐渐减少的。最终患者对环境刺激出现习惯化，不再产生大的反应。

此方法的优点是简单、疗程短、收效快。缺点是患者痛苦较大，实施起来比较困难，而且一旦实施失败，则可能加剧恐惧反应。所以实施时应注意患者的心理承受能力和合作性。

暴露疗法的程序有4个步骤：①体格检查。首先要排除重大疾病（心脑血管病、呼吸系统疾病、内分泌系统疾病、精神疾病等）。②约法三章。详细介绍治疗原理、过程、痛苦、疗效等，待患者下决心后签订协约。③准备。首先，确定刺激物，选择患者最恐惧的刺激物或环境，安排的刺激物需使患者随时感受到，并无处逃避；其次，还要准备必要的药物，以防意外。④实施。呈现刺激物，患者可能出现惊叫、失态、气促、心悸、出汗、颤抖、头晕目眩等，医师应密切观察，一般如无重大问题，应持续呈现刺激物。例如，患者有闭眼、耳塞、面壁等回避行为，应进行劝说、予以阻止。如果出现了一些特殊的生理反应，例如，换气过度综合征、晕厥或休克，则应停止刺激并对症处理。若患者自己提出终止治疗或说一些激烈的言语，医师应冷静应对，酌情处理。患者在应激反应高峰，往往意味着成功近在咫尺。每次刺激情境应使患者达到最高的焦虑紧张程度。通常每次治疗时间是 30～60 分钟，每日或隔日 1 次，2～4 次即可完成。不仅可用于个别治疗，还可用于集体治疗。例如，对场所恐惧症，可对 5～6 名患者同时进行治疗，即同时暴露于恐怖情境中，疗效与个别应用时相同。

（六）放松训练（relaxation training）

这是一种通过自我调整训练，由身体放松进而导致整个心身放松，以对抗由于心理应激而引起交感神经兴奋的紧张反应，从而达到消除紧张和强身祛病目的的行为训练技术。这种训练可使被试者学会交替收缩或放松自己的骨骼肌群，同时，能体验到自身肌肉紧张和松弛的程度，并能有意识地去感受四肢和躯体的松紧、轻重和冷暖的程度，从而取得轻松、舒适的效果。我国的气功、印度的瑜伽和日本的坐禅等都能起到类似的作用。一般认为，不论何种松弛反应训练技术，若要产生松弛反应都必须包含4个要素：①安静的环境；②被动、舒适的姿势；③心情平静，肌肉放松；④精神集中（一般通过重复默念一种声音、一个词或一个短句来实现）。

据国内外的实验研究证实，松弛反应训练能产生如下生理效应：交感神经系统活动降低，耗氧量降低，心率、呼吸率减慢，收缩压下降，脑电波多呈 α 波等。因此，一般说来，能产生松弛反应的疗法，都能对抗紧张和焦虑。松弛反应疗法由于简便易行，还可以自我训练，故它不仅是系统脱敏法的一个重要环节，而且与生物反馈仪并用可收到生物反馈治疗单独进行时所得不到的效果。对于高血压、失眠、头痛、心律失常及各种由于心理应激（紧张）所造成的疾患都有良好的疗效。今天，各种松弛反应训练技术在世界各国已广泛成为人们用以增强体质，预防和治疗疾病，特别是慢性病的一种有效方法，而且还广泛地运用于体育竞赛、文艺表演及一切可能产生紧张、焦虑的情境，以对抗不良情绪，从而保持和发挥良好的竞赛和表演效果。

（七）自控法（automaic control method）

自控法，是通过确定目标、自我监察、自我强化等手段达到消除不良习惯性行为的一种方法。主要适用于戒烟、戒酒、戒毒瘾及治疗贪食症等。

第七节　暗示疗法

一、暗示疗法概述

暗示疗法（suggestive therapy），是一种古老的治疗方法，目前尚无统一的定义。通常指治疗者利用语言或非语言的手段，通过给患者积极的暗示，引导患者接受治疗者的意见，来消除或减轻疾病症状的一种治疗方法，多应用于心理疾病的治疗。

暗示疗法的原理是生理学家巴甫洛夫的经典条件反射。实验证明，人的生理活动和心理活动是相互影响、相互作用的。暗示之所以能够对人的躯体和心理行为产生巨大影响，是因为暗示是一种人类所固有的普遍的心理特性，通过言语的联想过程转化为情绪状态，并产生心理冲动，直接作用于机体的各种功能和行为活动而发挥其作用。

二、基本方法

暗示心理治疗，可以分为他人暗示疗法和自我暗示疗法两类。

（一）他人暗示疗法（suggestion therapy）

他人暗示疗法，即由治疗者对患者施加的暗示。它主要是通过治疗者在求治者心目中的威望，把某种观念暗示给患者，从而增进和改善人的心理状态，调节人的行为和机体的生理功能，达到治疗疾病的目的。在临床上应用较为广泛。

他人暗示疗法，可分为觉醒状态与非觉醒状态下的两类方法。觉醒状态的暗示治疗，又分直接暗示治疗和间接暗示治疗。非觉醒状态下的暗示疗法，是医师使患者处于催眠状态时实施的治疗。此类暗示治疗常用以下几种方法。

1. 言语暗示

言语暗示，是指将暗示的信息通过言语的形式传达给受暗示者，从而对受暗示者产生心理上的影响。例如，在临床治疗工作中医师对焦虑患者说"这个药对治疗你的焦虑、紧张有奇效"。那些易受暗示的患者服药后，会感到镇静、安神。

2. 操作暗示

操作暗示，是指通过对受暗示者进行某些操作，如躯体检查、仪器探查或虚拟的简单手术而引起其心理、行为改变的过程。

3. 药物暗示

药物暗示，是指给患者使用某些药物，利用药物的作用而进行的暗示。安慰剂治疗也是一种药物暗示。

4. 其他方法

其他方法，包括环境暗示、笔谈暗示等多种方法，均可以取得一定的疗效。

（二）自我暗示疗法（auto suggestion）

自我暗示疗法，即由患者通过自己的认知、言语、思维等心理活动过程，调节和改变心身状态的一种心理治疗方法。自我暗示的力量是非常强大的。

暗示治疗一般对于那些易受暗示与依从性较高的人效果较好，适用于癔症、神经症、疼痛、瘙痒、哮喘、心动过速、换气过度综合征等心身疾病，以及阳痿、遗尿、口吃、厌食等行为习惯问题。

第八节　患者中心疗法

一、人本主义理论

人本主义心理学是20世纪60年代在美国兴起的一个心理学流派，创始人是马斯洛，还有戈尔德斯坦（K. Goldstein）、罗杰斯、奥尔波特等。他们认为，有机体有一种发展自身潜能的内在倾向，人除了具有一般的生物潜能外，还具有人所特有的心理潜能，如需要或动机。它有7个层次，自我实现或创造潜能的发挥是最高层次的需要，能给人"高峰体验"的喜悦，人能达到这一层次就是最有价值，并且是最健康的。建立在这一理论基础上的心理疗法，就是要实现对人的价值和尊严的关心，反对贬低人性的生物还原论和机械决定论。因此，它与弗洛伊德心理分析和行为主义相反，被西方称为现代心理学的"第三种势力"。

在人本主义理论基础上发展的心理疗法有很多种，最著名的是罗杰斯的患者中心疗法（client-centred therapy），又称非指导性心理疗法（non-directive psychotherapy），是罗杰斯于1942年在人本主义理论的基础上提出的，与自我理论有关。他认为，个人心理行为问题是因为成长受阻，而这种成长受阻是由于他人对个体施加了种种价值条件，迫使其歪曲了自我的真实感觉，结果导致其行为和真实的情感之间日趋分离，焦虑、抑郁等问题就此发生，成长过程也就停止。因此，治疗者就是帮助患者认识自己真实的情绪、情感，不给予患者来自治疗者价值观的指导、说教、解释，而给予其真诚理解和尊重，向患者提供重新开始的机会和自由表达的空间。

它与心理分析疗法相反，不需要患者回忆压抑在潜意识中的心理症结，而是帮助患者认识此时此地的现状。由于患者缺乏自信，不能正确认识和处理当前的现状，拒绝感受当时的情感体验而产生病态焦虑，因此，治疗的目的就是让患者进行自我探索，了解与自我概念相一致的、恰当的情感，并用此情感体验来指导他的行动，也就是靠自己本身的力量来治疗自己存在的问题。

二、患者中心疗法治疗过程和方法

（一）治疗方法

患者中心疗法强调以患者为中心，治疗者的作用就是促进患者自我探索、自我发现、自我成长的潜能的发挥、实现。因此，治疗中很少使用技巧。罗杰斯认为，心理治疗是一种过程而不是一套技术，主张不要通过教育患者的方式去解决患者的问题。只要治疗者创设一个真诚、积极尊重和设身处地的轻松氛围，那么患者就能认识、理解自己的情绪、行为问题，并开始自我成长和改变。

因此，该疗法注重的是治疗者的态度，治疗者提供的是一种人际关系。具体有3个方面。

1. 无条件的积极关注、尊重与接纳

无条件的积极关注、尊重与接纳，这是治疗者应具有的一种最基本的态度。

（1）要求治疗者把患者视为一个"人"加以尊重。治疗者应无条件地接纳患者，不加任何评判，不贴诊断标签。

（2）接受患者的感情和行为。

（3）将患者作为一个有着自我成长潜能的人来对待。治疗者以患者为主，态度和善、真诚，对患者所说的话题感兴趣，并能适当地做出反应。对其表达

出的各种消极情感、不良行为都能理解、接受，绝不歧视、排斥，不随意打断患者谈话或改变话题，努力按患者的观点去理解患者的感情，也绝不以自己的价值观试图代替、控制患者，尽量避免做解释、指导，不以"权威"自居，不代替患者做决定，不替患者承担责任，也避免给其劝告。否则，会压抑患者自我能力的发挥，造成对医师的依赖，使患者自我理解、自我成长的能力受损。

2. 通情或设身处地地理解

通情，就是治疗者站在患者的角度理解其谈话中所反映的情感和认知信息，也就是设身处地地理解患者。罗杰斯认为，设身处地就是暂时生活在别人的生活中，体贴入微而不妄加评论。患者最初表达的通常是一些消极的或含糊的情感体验，治疗者应予以理解、接受，并注意发现其暗含的情感，如敌意或疑虑等，使其认识到这些消极的情感也是自身的一部分，无须为消极情感而采取防御措施，能充分地自由表达自己的体验感受。同时，对患者所表达出的积极的情感予以接受，但不加表扬、赞许，避免因此产生自傲、浮躁情绪，从而促使患者在一种自然宽松的状态下达到对自我的理解和领悟。

3. 真诚和谐

真诚，是指治疗者是真诚一致的人，这是治疗的基本条件。信赖、和谐的治疗关系是治疗的基础和前提，是治疗得以继续的保障。罗杰斯认为，治疗者的主观态度影响着治疗关系的质量，而治疗关系对患者人格改变所产生的影响远远大于治疗者所采用的治疗技术的作用。治疗者应主动积极地与患者建立良好的信赖关系，以诚相待，尊重、理解、接纳患者，使其感受到被关注、被接受、被信任，这样他可以畅所欲言，能以同样的态度对待自己，接受和理解自己，将过去消极、否定自己，或潜藏在无意识中的情绪、体验表达出来，并自我分析、自我探索，达到一种全新的领悟，积极的情绪、理性的思维就此被引发出来，患者因此逐渐地改变和成长。

（二）治疗过程

患者中心疗法可分为若干步骤，罗杰斯强调，这些步骤并非截然分开，而是有机结合在一起的。

1. 第一步，患者主动求助

这第一步对治疗来说，是重要的前提，如果患者不承认自己需要帮助，不希望有某种改变，治疗是很难成功的。

2. 第二步，治疗者向患者说明治疗的情况

治疗者的基本作用在于创造一种有利于患者自我成长的气氛。因此，治疗者要向患者说明，对于他所提的问题，这里并无确定的答案，治疗只是提供一个场所或一种气氛，目的是帮助患者自己找到某种答案或自己解决问题。

3. 第三步，鼓励患者可以自由谈论自己的事

治疗者必须以友好的、诚恳的态度对待患者，促使患者对自己的情感体验做自由表达。患者开始所表达的大多是消极的或含糊的情感，如敌意、焦虑、愧疚与疑虑等。治疗者要有掌握会谈技巧的经验，有效地促使患者表达。

4. 第四步，治疗者要能够接受、认识、澄清患者的消极情感

这是很困难也是很微妙的一步。治疗者接受了患者的这种信息必须对此有所反应，但不应是对表面内容的反应，而应深入患者的内心深处，注意发现患者影射或隐含的情感。不论患者所讲的内容是如何荒诞无稽或滑稽可笑，治疗者都应以接受的态度加以处理，努力创造出一种气氛，使患者认识到这些消极的情感也是自身的一部分。有时，治疗者也需对这些情感加以澄清，但不是解释，目的是使患者自己对此有更清楚的认识。

5. 第五步，患者开始出现明显的改变和成长

当患者充分表达出其消极的情感之后，对患者模糊的、试探性的、积极的情感，治疗者也应予以接受，但并不加以表扬或赞许，也不加入道德的评价，而只是使患者能有这样一次机会去了解自己，使之既无须为其消极的情感采取防御措施，也无须为其积极的情感而自傲。在这种情况下，促使患者自然达到领悟与自我了解的境地。

6. 第六步，患者开始接受真实的自我

由于社会评价的作用，一般人做出任何反应总有几分保留，加之价值的条件化，使人具有不正确的自我概念，因此常常会否认、歪曲若干情感和经验。这与人的真实自我是有很大距离的。而在治疗中，患者因处于良好的、能被人理解与接受的气氛中，有一种完全不同的心境，能够有机会重新考察自己，对自己的情况达到一种领悟，进而达到接受真实自我的境地。患者的这种对自我的理解和接受，为其进一步在新的水平上达到心理的调和奠定了基础。

7. 第七步，帮助患者澄清可能的决定及应采取的行动

在领悟的过程中，必然涉及新的决定及要采取的行动。为此，治疗者要协助患者澄清其可能做出的选择。另外，对于患者此时常常会有的恐惧与缺乏勇气，以及不敢做出决定的表现应有足够的认识。此时，治疗者不能勉强对方或给予某些劝告。

8. 第八步，疗效的产生

领悟产生某种积极的、尝试性的行动，此时疗效就出现了。由于是患者自己领悟到，有了新的认识，并且付诸行动的，因此，这种效果即使只是瞬间的，仍然很有意义。

9. 第九步，疗效的巩固

当患者已能有所领悟，并开始进行一些积极的尝试时，治疗工作就转向帮

助患者发展其领悟，以求达到较深的层次，并注意扩展其领悟的范围。如果患者对自己能达到一种更完全、更正确的自我了解，则会具有更大的勇气面对自己的经验、体验并考察自己的行动。

10. 第十步，患者的全面成长

患者不再惧怕选择，处于积极行动与成长的过程之中，并有较大的信心进行自我指导。此时，治疗者与患者的关系达到顶点，患者常常主动提出问题与治疗者共同讨论。

11. 第十一步，治疗结束

患者感到无须再寻求治疗者的协助，治疗关系就此终止，通常患者会对占用了治疗者许多时间而表示歉意。治疗者要采用与以前的步骤中相似的方法，来澄清这种感情，接受和认识治疗关系即将结束的事实。

患者中心疗法的适应证，主要是各种心理障碍，如社会适应不良者、情感接受和表达困难者及神经症等。

第九节　团体心理辅导

一、基本理论

团体心理辅导（group psychology counceling），指治疗者同时对许多患者或患者进行治疗，他们常具有某些共性。这种方法能节省治疗所需的人力，也能利用集体的力量产生积极效应。团体心理咨询与治疗的目的主要是利用团体成员的互动、互知、互信而增进咨询和治疗效果。团体咨询与治疗的优越性在于咨询和治疗团体作为一个微型的社会，为那些在现实生活中受到挫折、压抑的成员提供了一个宽松的环境，在这个理解和支持的氛围中，参与者愿意尝试各种选择性的行为，探索自己与其他人相处的方式，学习有效的社会交往技巧。团体成员之间能讨论他们彼此之间的相互察觉，并获得其他成员在团体中对其察觉的反馈，用别人的观点来审视自己。团体咨询与治疗可以设计用来满足各种特殊群体的需要，是当代发展最快的心理咨询和治疗的形式之一。

团体心理咨询与治疗的理论基础，包括群体动力学、社会学习理论、人际相互作用分析、人际沟通和当事人中心治疗理论等。团体心理治疗的治疗机制有 6 个方面。

（一）团体的情感支持

1. 被接受和容纳

一个人生活在社会里，假如不被家人、朋友或他人所接受和容纳，会感到孤苦伶仃，心灵无所依托。团体治疗的基本功能，就是让参与者能感到自己被团体其他成员接受而产生归属感。

2. 宣泄情绪

一个人内心常有许多苦闷和秘密，而没有机会向人倾诉或发泄。团体治疗的功能之一，就是制造被保护的环境，参与者通过倾诉而获得关心和安慰。

3. 共性的发现

当一个人有某种困难或犯了某个错误时，往往把责任归咎于自己，或以为只有自己一人有此遭遇，因而加重心理负担。而在团体治疗里，经过互相交换经验，很容易发现他人也经历过类似的事情，也有相似的自卑感和负疚感，经由这种共同性的发现而获得解脱。

4. 树立信心和希望

经过团体治疗，参与者可产生归属感，可被别人接受与关心，为共同面对问题而感到放心，进而产生摆脱困境或解决问题的信心，对未来产生希望。这是团体心理治疗的基本治疗机制，也是重要的贡献。

（二）团体中的相互学习

1. 供给资料和交换生活经验，模仿适应行为

团体成员不仅可以交换认知的经验，还可以直接观察和模仿别人的行为举止。

2. 试探现实的界限与反应

团体治疗的可贵在于成员间可直接表达自己的思想给其他人听，或体验别人的经验与技巧并与自己对比，这对于生活经验不多的人极为重要。边缘性人格障碍者和自恋倾向者，可经过团体成员的反应而获得"现实"的反应与界限。

（三）团体的正性体验

1. 享受群体团聚性

对于没有体验过完整家庭温暖或亲密的亲友关系，对人际交往持负性态度的人，很需要尝试正性的群体体验。

2. 领悟"互利的原则"

团体治疗的功效之一，就是帮助个人体会"助人者必自助"的人生道理。愿意帮助别人，为他人着想，获得利人利己、和谐幸福的生活。

（四）学习团体的性质与系统

患者可以观察群体行为，了解群体结构和领导关系，体会团体的"系统"性质。即团体是由各个成员组成的整体，成员之间相互影响，而一个良性的整体需要个体协作以获得平衡。

（五）重复与校正"原本家庭经验"

团体心理治疗还有一些特殊的治疗机制，如重复与校正"原本家庭经验"。所谓"原本家庭经验"，是指个人小时候家庭关系的体验。由于家庭是个人最早体验的群体，因此称为"原本"的群体经验。

（六）支持体验"情感矫正经验"

团体心理治疗的另一个特殊机制就是让所有成员有"情感矫正经验"的体会。感情矫正经验认为单靠认知上的领悟不能改善问题，还必须加以情感上的矫正。最好让患者重复面对遭遇的心理创伤或面对处理的问题，在治疗者和团体的保护下重复处理，以便抛弃和纠正遗留的不良情感。

二、基本方法

团体心理治疗方法大致可以分为两大类：一类是着重于个体作用的集体心理治疗，另一类是着重于团体作用的集体心理治疗。

多种心理治疗方法，如精神分析疗法、行为疗法、催眠疗法等，都可以在团体条件下进行。在第一类团体治疗中，虽然也重视利用团体内人与人关系相互作用的积极一面，但主要目的还是将治疗手段直接用于团体中的每一个人。例如，集体松弛训练，目的是使每一个成员学会这个技术；再如支持疗法也可集体进行，主要是采取集体教育的方式，其直接目标就是针对每一个体所存在的具体问题。

另一类集体治疗，主要是通过团体成员之间和各种心理接触来实现，国外流行的各种问题小组大都属于此类。例如，T 小组或训练小组（training group）、相遇技术（encounter techniques）、心理剧（psychodrama）、格式塔小组（gestalt group）等。这一类的治疗方法是在治疗者的领导下，重点通过团体内部的社会心理过程，使团体成员认识并改善各种情感、人际关系及行为方面的问题。这类团体心理治疗特别重视治疗者的社会角色作用，治疗者往往要经过特殊的训练培养过程才能胜任此项工作。此外，家庭治疗和婚姻治疗也可包括在这类团体治疗之中。

（一）心理剧技术

心理剧利用多种多样的角色扮演技术，帮助患者把他们的问题通过戏剧化的方式表现出来，这种方式有利于增加他们对自身冲突的理解。作为一种咨询技术，角色扮演常常帮助患者更好地去透视自己和其他人。例如，它可以用来实地演练那些对患者来说存在困难的社交场景。角色扮演甚至可以由指定的工作人员在某个小组场景中加以使用，不过在这种时候应当强调，如果使用不当就会引起很多并发症。有时，通过角色扮演可能会把那些具有威胁性或危险性的东西过早地表露出来，可能导致创伤性结果。

（二）T 小组技术

T 小组或训练小组的一个最主要的作用，是帮助患者明白他们自己做决定的过程。Jones 描述过这样一个练习：让患者置身于一条远离陆地的游艇上，游艇正在下沉。给小组一张表，表上有 15 个条目，要求患者达成共识，把表中对于他们能够幸存具有重要意义的条目列出来。然后，要求小组对他们的体验、领导方式的探索、冲突的解决和做决定的过程等内容进行讨论。

（三）相遇技术

相遇技术可用来增加患者的自我意识（self-awareness）。例如，"信任行走"——用来扩展知觉意识的范围和对人际关系的信任程度。参加练习的是一位患者和他的同伴，这个同伴的眼睛被蒙住，要求患者用手和胳膊搀扶他的同伴，引导他以一种知觉探索的方式行走。引导的目的主要是保护同伴，让他避开台阶、树或墙之类的危险，并促使他以非言词的方式去探索各种各样的气味和物品的质地。双方调换角色，然后讨论他们的感受。相遇技术的另一个例子是，两个同伴背对背地坐在一起进行一次谈话，这样，两个人就会体验到一个特殊的谈话过程，在这个过程中，双方都可能从对方身上找到可见的、能够加以利用的交谈线索。

（四）格式塔小组

格式塔小组方法用于强化和澄清小组成员的意识体验。这类练习的做法之一是引出语言与人格二者之间的联系。例如，告知患者，个人化的语言是使用"第一人称（我）的陈述"。领导人可以帮助患者意识到他们是怎样使用语言来贬损自己的各种体验的，比如，使用语言来否认他们在能力和责任方面所具备的实力。使用"但是"这个词，通常把说话者先前的陈述打上折扣。为了增加患者对语言的这种力量的意识，要求患者用"不能"代替"不会"，用"我需要"代替"我想要"，用"我选择"代替"我必须"。让患者注意他们在改变语言模式时各种感受的差异。

格式塔小组也探讨情感的多极性。在治疗方法之一的反转技术中，要求患者显露他们自己极少表达的一面。比如一个总是"很好"的人，让他面对小组中的每一个人说出某些"粗糙"的东西，以便使个体对多极性的整合变得更容易。在"优势者—劣势者"冲突中，一个患者和另一名成员配成一对，由一人扮演"优势者"的角色，他把自己放在公正合法的地位上，对另一人进行威吓或指责，告诉这人他应当怎样去生活。那"劣势者"则悲悲切切，满怀歉意，说他试图愉快起来，但有很多情形总在妨碍他。在真正进入角色状态后持续 10 分钟，然后颠倒角色。小组成员感受到了"优势者"的权威和"劣势者"带有操纵意味的消极性，接下来就是每个成员都来讨论对于这种感受的体验。

（五）行为技术

小组治疗也使用很多行为技术，诸如模型化、应对技巧训练、放松、解决问题训练等。行为技术的一个例子是使用行为演练。在训练小组中，患者设计一个将会使他们变得更有信心的场景，给小组成员分配各自的角色进行角色扮演或者演练这个场景。有些患者承担观察员的角色，演练过程通常被拍摄成录像，以便进行复习和小组反馈。这个场景可以反复演练，直到患者对他充满信心的行为能力感到满意为止。

团体治疗的策略，是指在团体治疗中，领导人可以使用前面说过的所有技术；另外，他必须使用一些对小组工作独一无二的、与小组工作相适应的技术。前面提到的一些方法和技术只做了一般性说明。因此，要成为一个有能力胜任的小组治疗行家，必须进行大量深入细致的研究，并接受合作领导人的训练。积极有效的小组工作包含了技术知识以外的更多东西。各种技术应当在其有利于澄清小组患者体验的时候使用。但是，领导人必须知道怎样以各种训练有素的、知识渊博的和充满爱心的方式来处理患者的各种体验。

第十节　家庭治疗技术

一、家庭治疗的基本理论

家庭治疗（family therapy），是指以整个家庭为对象，把治疗焦点放在家庭各个成员之间关系的一种治疗方法。家庭治疗起始于 20 世纪 50 年代，Ackerman（1958）提倡治疗患者时要把治疗个体的观点转向整个家庭，才能更广泛地了解家庭结构和功能。之后的研究者发现，家庭关系中的"双重束缚"、沟通不良、权力倾斜等是导致精神分裂症的主要原因。也就是说，"个人心理"是"家庭"的表现。目前的家庭治疗已经不再强调对全部家庭成员进行治疗，而是以"家庭取向（family oriented）"的观点来认识和干预心理问题，通过改善人际关系达到治疗目的。其基本理论主要有4个方面。

（一）系统式家庭治疗

系统式家庭治疗认为家庭是一个系统，同时又包含许多子系统，每个子系统既相对独立又相互联系，不断发生相互作用和进行信息交流，个人深深植根于大系统之中。个人在系统中的行为是由相互交往模式塑造的，认识和解决问题是用环性或循环的方式而不是线性的因果方式，强调治疗时要把焦点从个人动机、目的转移到行为、行动上来。

（二）结构式家庭治疗

结构理论认为，家庭内部存在一种结构式组织，使每个成员有归属感，同时又允许成员保持各自的个体化。这种结构必须有灵活性，以适应环境的变化。结构中要有明确的界线或规则，明确每个人有自己的权利。如果家庭结构混乱或者界限不清，家庭的组织、关系、角色、权利执行都会混乱，表现出不适当行为。

（三）行为式家庭治疗

依据行为学理论，重点放在可观察到的家庭成员之间的行为表现上。治疗时，要建立具体的行为改善目标，充分运用学习理论，对目标行为给予适当的奖惩，促进家庭成员行为的改善。

（四）策略式家庭治疗

策略式家庭治疗的基本理论认为，个人症状是错误的观念和误导的行为造成的结果，一定程度的模式化行为会强化症状。在治疗时，对家庭问题的本质要有充分的了解，用合适的治疗策略，从认知层面分析、改变家庭问题。

二、家庭治疗的基本方法

（一）家庭雕塑

用空间、姿态、距离、造型等非言语的方式来表现家庭中的相互关系和权力斗争的情况。事先可以不做计划，仅用治疗者的创造性和自发性，来激发家庭成员的情感，促进相互作用，促进家人成长。

（二）参与

参与，是指治疗者与来访的家庭联结起来，暂时成为家庭系统的一员，这是保证治疗能顺利进行的条件。家庭治疗时，需要承受挑战与冲突；治疗者在接受、理解的同时，还要表现出竞争性和权威感。

（三）互动

在治疗时重行动，轻描述或评论，寻找家庭中新的相互作用模式，挑战旧的、适应不良但稳定的模式。在治疗者的干预下，诱导家庭在互动中向健康良好的新模式发展。

（四）重塑家庭边界

治疗者用各种具体的方法，来调整家庭中的亚系统及其边界界限。对于互相过分涉入的家庭，要加强其亚系统的边界，鼓励家庭成员独立自主；对于过分解离的家庭，要鼓励家庭成员不要回避冲突，要直接地、大胆地进行互相讨论和交往。

（五）假设—循环—中立

假设，是从了解家庭时所获得的信息中得出，它是对家庭进行探索的出发点，也是指向新信息的路标。循环，指的是治疗者的一种能力，能够从连续的特定提问中，利用得到的反馈信息来引导自己，通过向家庭成员提问来了解和传达信息。循环提问，是指治疗者请每一个家庭成员表达对其他家庭成员之间关系的看法，常常使会谈的阻力减少，治疗者可了解家庭中的家庭规则及各成员对患者症状的具体赋义。中立，是指在家庭治疗时，治疗者总体上要用一种超然的态度保持不偏不倚，不偏袒任何一方，不评价好坏，不强迫改变，不深挖过去。

（六）去诊断

去诊断，是指将患者从病态标签的压抑下解放出来，解除其"患者"角色。

（七）积极赋义

积极赋义，是指对当前的症状，从积极的方面重新进行描述，放弃挑剔、指责态度而代之以一种新的观点。

（八）悖论干预与症状处方

悖论干预与症状处方，是指要求患者故意保持或"加重"症状行为，常可迅速控制不适应的行为。可能的机制是患者及家属对于病态体验的过分关注，被治疗者故意夸张、放大，达到了让他们自己都觉得荒谬的地步，从而产生领悟。

（九）治疗性家庭作业

症状的消长及家庭的变化往往是在 2 次治疗之间发生，由此可见治疗性家庭作业的重要性。它主要是为了巩固会谈时干预措施的效果，促进家庭关系的改变。

第十一节　其他心理治疗

一、森田疗法

（一）森田疗法概念和基本理论

森田疗法（Morita therapy），是日本学者森田正马经过多年的钻研，于1919年创立的具有东方文化背景的适用于神经质症的心理治疗方法；是一种顺其自然、为所当为的心理治疗方法，具有与精神分析疗法、行为疗法可相提并论的地位。主要用来治疗各种强迫症、疑病症、神经衰弱等。森田称这些病为神经质症。他认为，有神经质症的人具有强烈的生存欲、健康欲和完全主义，内省力过强、敏感，对个人的各种躯体或精神上的不适感过分关心，一遇到某种合适的契机，便会将一直向外的、用于学习和工作的精神能量投向自己的心身，并为之所困，使患者对学习、生活、工作漠不关心，行为局限，情绪消极，生活倒退，注意力经常集中于各种病态体验中，并在注意力和病觉的恶性循环中使症状固定、强化。

森田疗法正是把握住了患者的整个人格特征，并去探索和矫正其病态心理。森田疗法主张打破患者的精神交互作用，将集中于躯体不适的注意力转向外界，把固着于自身的精神能量改变方向，使之向外，从而使患者摆脱心理上的冲突，达到治疗疾病的目的。

森田疗法的基本理论有4个方面。

1. 疑病素质论

森田认为，神经质发生的基础是某种共同的素质倾向，称为疑病素质。所谓疑病素质，是指一种精神上的倾向性，其表现有两个方面。

（1）精神内向，是指经常把活动目标拘泥于自身，偏重于自我内省，对自己躯体方面和精神方面的不快、异常疾病等感觉，特别注意关心，并为此忧虑和担心，以自我为中心，被自我内省所束缚。

精神外向，是指精神活动趋向外界，追逐现实，目的明确。精神外向有时表现轻率，这种人热情，常因事业的追求，无暇关注个人身体疾病等。弗洛伊德也说过："精神时常向内活动，从而封闭在自我心身内部的人，易成为神经症；精神经常向外活动的人，就不会得神经症。"

（2）疑病症，即害怕疾病的意思，是一种担心患病的精神倾向。其实这是人人都有的一种表现，神经质的人只不过是程度过强而已。森田认为，神经质是一种先天性素质，是一种侧重于自我内省、很容易疑病的气质。

2. 精神交互作用和思想矛盾

（1）精神交互作用，是指因某种感觉偶尔引起对它的注意集中和指向，那么，这种感觉就会变得敏锐起来，而这一敏锐的感觉又会更加吸引注意力，进一步固着于这种感觉，感觉与注意交互作用彼此促进，致使该感觉越发强大起来，这种精神活动过程称为精神交互作用。

（2）思想矛盾，即心理冲突，主要指应该如此和事实如此之间的矛盾，是理想与现实之间的冲突。这里的事实也包括自身的自然现象，例如，从理智上认识到世界上是没有鬼的，但夜间走过坟地照样会感到害怕恐惧，所以单靠理智上的理解是不成的，如果企图用理性来克服这种恐惧便会造成思想矛盾即，心理冲突。

3. 生的欲望和死的恐惧

森田认为生的欲望的含义至少有 5 个类型。

（1）希望健康地生存。

（2）希望更好地生活，希望被人尊重。

（3）求知欲强，肯努力。

（4）希望成为伟大的、幸福的人。

（5）希望向上发展。

以上 5 种类型是人类本性的表现，是人人都有的一种表现。但是，神经质的人想将自己生的欲望达到一种完美的境界，这种苛求完美的理想主义是神经质人格的又一特征，其表现是在完成自己生的欲望的同时，绝对不能容忍丝毫的心身异常的出现，从而出现一种强迫性求全欲，甚至对自己内在的性格，如容易出现焦虑、神经过敏等倾向，也非常不满，想成为完美的人，由于克服这种焦虑的愿望很强烈，由此形成思想矛盾。由于神经质的人生的欲望非常强烈，因此死的恐惧也非常强烈，二者成正比例，死的恐惧中包含对生的欲望追求的同时，还包括怕失败、怕疾病、怕死亡，或怕失去种种有价值的东西等，焦虑与死的恐惧具有相同的意义，这是神经质者所特有的病理学的概念。

4. 精神抗拒作用

森田认为，人的精神活动也存在一种类似于属神经相互调节的抗拒作用。

（二）基本方法

森田疗法的基本治疗原则，就是"顺其自然，为所当为"。即接受和服从事物运行的客观法则，它能最终打破神经质患者的精神交互作用。而要做到这一点，就要求患者在这一态度的指导下正视消极体验，接受各种症状的出现，把心思放在应该去做的事情上。这样，患者心里的动机冲突就排除了，他的痛苦就减轻了。森田疗法分门诊治疗和住院治疗两种。

1. 门诊治疗

症状较轻的可让当事人阅读森田疗法的自助读物，坚持写日记，并定期到门诊接受治疗者的指导。每周 1 次，接受生活指导和日记指导，疗程约 2 ～ 6 个月。

2. 住院治疗

症状较重的则需住院。住院生活分 4 个时期。

（1）绝对卧床期：4 ～ 7 天。禁止患者做任何的事情，患者会有无聊的感觉，感到十分苦恼，使其能体验"生的欲望"。此期的主要目的是从根本上解除患者精神上的烦恼和痛苦。使之静卧不仅可调整心身疲劳，还可通过对精神状态的观察进行鉴别诊断。让患者任其自然地安静修养，通过情感的变化规律使其烦恼和痛苦自然消失。

（2）轻微工作期：3 ～ 7 天。此期间除可轻微劳动外仍然不能做其他事情，但开始让患者写日记，目的是恢复患者精神上的自发性活动。

（3）普通工作期：3 ～ 7 天。患者可开始读书，让他努力去工作，以体验全心投入工作及完成工作后的喜悦。通过这样的实践与体会，让患者自然而然地不再与其焦虑症状做强迫性的斗争，以便让症状自然消失。

（4）生活训练期：3 ～ 4 天。为出院准备期，患者可进入一些复杂的实际生活。即患者开始打破人格上的执着，摆脱一切束缚，对外界变化进行顺应、适应方面的训练，为恢复其实际生活做准备。

二、催眠疗法

（一）催眠疗法的基本理论

催眠（hypnosis），就是通过一定的诱导、暗示方法（即催眠术），使人进入一种既不同于睡眠又不同于觉醒的、特殊的恍惚意识状态，即催眠状态。在此状态下，人接受暗示性增高，自主判断能力、自主意愿及行为能力明显减弱或丧失，感知觉、记忆及生理功能也会发生不同程度的歪曲、改变或丧失。因此，根据人的这一特性，发展出催眠疗法。

催眠疗法（hypnotherapy），是通过言语暗示或催眠术使患者处于类似睡眠的状态（催眠状态），然后进行暗示或精神分析来治病的一种心理治疗方法。催眠疗法即用催眠的方法使患者的意识范围变得极度狭窄，借助暗示性语言，以消除病理心理和躯体障碍的一种心理治疗方法。患者所具有的可暗示性，以及患者的合作态度和接受治疗的积极性是催眠治疗成功的必要条件。通过催眠方法，将患者诱导进入一种特殊的意识状态，将治疗者的言语或动作整合入患者的思维和情感，从而产生治疗效果，使某些症状减轻或消失，疾病明显好转。

催眠疗法有下面 3 种较重要的理论。

1. 部分退化（partial regression）理论

催眠使患者思维退化至某种较幼稚的阶段，失去了正常清醒时所具有的控制，落入一种较原始的思维方式，因而凭冲动行事并进行幻想与幻觉的制作。

2. 角色扮演（role playing）理论

角色扮演理论，认为是患者在治疗者的诱导下过度合作地扮演了另外一个角色。患者对角色的期望和情境因素，使他们以高度合作的态度做出某些动作。但是，很多学者坚持认为催眠是意识的另一种状态，而不是角色扮演，因为即使最合作的患者也不会同意在不给麻醉药的情况下进行手术。

3. 意识分离（dissociation in consciousness）理论

希尔加德（E. R. Hilgard，1977）根据实验观察，认为催眠将患者的心理过程分离为两个（或两个以上），且为同时进行的分离。第一个分离是患者所经历的意识活动，性质可能是扭曲的；第二个分离是患者难以察觉、被掩蔽的意识活动，但其性质是比较真实的，希尔加德称之为"隐蔽观察者"。意识分离是生活中一种经常出现的正常体验，例如，长途驾车的人对路上状况做出了一些反应，但多不能回忆，就是由于当时意识明显地分离为驾驭汽车与个人思考 2 部分。

（二）催眠疗法的方法

催眠的方法，可分为直接法（或自然法）和间接法。直接法，就是通过简短的言语或轻柔的抚摸，使患者进入类似睡眠的状态。间接法，是指借助光亮的小物体或单调低沉的声源，让患者凝视、倾听，或以"催眠物"接触头或四肢，而治疗者则在一旁反复暗示患者进入催眠状态。其过程体现在 4 个步骤。

1. 开始准备工作

（1）治疗说明。向患者解释催眠治疗的原理和治疗过程，消除患者对治疗的疑虑。

（2）环境要求。选择安静、温暖、舒适、昏暗、面积大小适宜的房间，尽量避免各种噪音、冷风、强光的刺激与干扰，以防止患者注意力的分散。同时，安置舒适的催眠床或躺椅、沙发等，便于患者放松。

（3）了解患者。充分掌握患者的背景材料，如家庭背景、个人学习、工作经历、社交活动、恋爱婚姻、幼年生活经历（包括正性与负性的经验）等。

（4）易感性测定。对患者进行暗示敏感性测定，掌握患者的催眠感受性、人格特点及对催眠治疗的态度等。

2. 催眠诱导

治疗者诱导患者进入催眠状态。在此过程中一方面要诱使患者的意识进入一种全面的抑制状态（除接受治疗者的指令外），另一方面又要保持患者和治疗者之间的信息联系的畅通。催眠诱导的基本技术是语言诱导，因此，暗示性的诱导语言，在任何时候都必须准确、清晰、简单、坚定。模棱两可、含糊不清的语言，只能使患者无所适从，而难以进入催眠状态。催眠诱导的方法很多，常用的方法是凝视法。凝视法是通过刺激患者的视觉器官而使其注意力集中的方法，这种方法又可分为光亮法、吸引法和补色法。催眠诱导还可以采用进行性肌肉放松法（言语诱导，使其逐步放松全身肌肉）、倾听法（刺激听觉器官，使其注意力集中）、抚摩法（刺激皮肤，使其注意力集中）、观念运动法（通过体验某种观念并与身体某个部位运动相结合，使其注意力集中，如十指紧贴法、双手并拢法、身体摇摆法等）。

3. 实施治疗

催眠本身不是心理治疗，而是心理治疗所借助的手段或技术。催眠的目的在于解除患者的防御机制、改善情绪、缓解症状、分析病因、寻找症结、消除病症、健全人格等。因此，在进入催眠状态后的治疗实施就更为重要。主要方法有直接暗示、引发想象、催眠分析、年龄回归等。

4. 催眠唤醒

整个治疗结束后，应用催眠使患者逐渐苏醒。这是治疗中的必要环节。唤醒方法应得当，否则造成患者不舒适的感觉，影响治疗效果和彼此的医患关系。通常采用数数暗示法、定时暗示法、转入睡眠法、快速唤醒法。

（三）催眠疗法的适应证

催眠治疗，主要适应于神经症、失眠症、心身疾病、性功能障碍、儿童行为障碍及戒酒、戒烟、止痛等。催眠治疗也可以与其他心理治疗方法联合使用，如精神分析、行为矫正等。它是一种方便易行并行之有效的方法，但治疗前慎选实施对象。

三、生物反馈疗法

（一）生物反馈疗法概念与理论基础

生物反馈（biofeedback）治疗，是一种借助电子仪器，让人们能够知道自己身体内部正在发生变化的行为矫治技术。生物反馈治疗有助于患者调整和控制自己的心率、血压、胃肠蠕动、肌紧张程度、汗腺活动和脑电波等几乎包括所有的身体功能的活动情况，从而改善机体内部各个器官系统的功能状态，矫正对应激的不适宜反应，达到防治疾病的目的。其原理主要源于操作性条件反射及信息论、控制论的基本思想。

生物反馈是在 20 世纪 60 年代开始由美国心理学家米勒根据操作式条件反射学习理论，首先在动物身上进行内脏反应训练的实验研究，于 1967 年首次获得成功，从而创立了这一崭新的治疗技术。传统的观念认为，骨骼肌（随意肌）是人能够随意控制的，而内脏和腺体等平滑肌（不随意肌）则受自主神经支配，是不能随意控制的，米勒所创立的生物反馈技术第一次打破了这一传统观念，用科学事实证明，通过特殊的学习和训练，人也可以学会知道和随意地控制自己的心脏、血管、胃肠、肾脏和各种腺体等内脏器官的活动，就像随意控制骨骼肌群那样。

临床实践证明，生物反馈确实是一种行之有效的行为治疗技术。生物反馈和松弛反应训练相结合，可以使人更快、更有效地通过训练学会使用松弛反应来对抗并消除一般的心理、情绪应激症状。

目前，临床应用的生物反馈种类主要有肌电反馈、皮肤电反馈、心率反馈、血压反馈、皮肤温度反馈、括约肌张力反馈、脑电反馈等。

（二）方法与治疗步骤

生物反馈疗法实际是一种认知行为疗法，具体方法是让患者在安静的诊疗室里，躺在生物反馈仪旁，接上仪器的电极就可以进行治疗。首先，进行肌感练习，以达到消除紧张的目的。患者一边注意听仪器发出的声调变化，一边注意训练部位的肌肉系统，逐步让患者建立起肌感。同时，在进行训练时，要采取被动注意的态度，患者利用反馈仪会很快掌握这种技巧，迅速打破长期紧张的疾病模式而进入放松状态。其次，为了逐步扩大放松的成果，将仪器灵敏度减低，使患者适应性提高，这就是所谓的塑造技术。此技术能将放松水平提高到一个新的水平上。最后，患者学会在没有反馈仪的帮助下，也能运用放松技术得心应手地处理所遇到的各种事件。这就是将技能转换成完全适应日常生活的技术，可以使患者完全自觉地运用放松技术，这就达到治疗的目的了。

生物反馈疗法，主要适用于紧张性头痛、血管性头痛、支气管哮喘、消化性溃疡、高血压、腰背痛、儿童多动症、痛经、类风湿性关节炎等。

四、移情易性疗法

（一）基本理论

移情易性疗法（transference therapy），又称"移情变气疗法"，是指治疗者运用各种方法来转移患者的精神意念活动，借以调理和纠正其气机紊乱等病理状态，促使疾病得以康复的一种心理疗法，是中医心理治疗的主要内容之一。此疗法是在"形神一体"理论指导下，通过"治神以动其形"而达到治疗目的。

（二）治疗方法

移情易性疗法应从不同患者的不同实际出发，采取不同的措施，进行灵活运用。移情，是强调转移或改变患者情绪的指向性，而不是压制患者的感情；易性，是注重完善患者的人格和排除患者的消极因素，并不是完全改变患者的个性。例如，对愤怒者，要消散其怒云；对屈辱者，要助长其自尊；对悲痛者，要增强其承受挫折的能力；对痴情思念者，要设法转移目标以冲淡思念的缠绵；对疑神疑鬼者，要用科学的道理与事实消除其愚昧的偏见。具体治法分为两类。

1. 精神转移法

精神转移法，即将患者的精神意念活动从疾病及其内心思虑的焦点上转移或分散至其他地方，以缓解或消除这些精神意念的恶性刺激引起的病理改变，促使疾患趋向康复。

2. 情志导引法

情志导引法，即主要通过治疗者指导患者进行呼吸吐纳锻炼，或配合一些动作来引导或控制其精神意念活动，而达到心情舒畅的治疗目的。

情志导引法具有心理、生理调节的双重效应，不仅适用于心身疾患，而且对一般疾患都有积极的治疗作用。

五、音乐疗法

（一）音乐疗法的基本理论

音乐疗法（music therapy），是通过生理和心理两个方面的途径来治疗疾病。一方面，音乐声波的频率和声压会引起生理上的反应，适度的物理能量会引起人体组织细胞发生和谐共振现象，能使颅腔、胸腔或某一个组织产生共振，这种声波引起的共振现象，会直接影响人的脑电波、心率、呼吸节奏等。科学家认为，当人处在优美悦耳的音乐环境之中，可以改善神经系统、心血管系统、内分泌系统和消化系统的功能，促使人体分泌一种有利于身体健康的活性物质，可以调节体内血管的流量和神经传导。另一方面，音乐声波的频率和声压会引起心理上的反应。良性的音乐能提高大脑皮质的兴奋性，可以改善人们的情绪，激发人们的感情，振奋人们的精神。同时，有助于消除心理、社会因素所造成的紧张、焦虑、抑郁、恐惧等不良心理状态，提高应激能力。

(二) 音乐治疗方法

音乐疗法，多数针对具有情感淡漠、退缩及思维贫乏等阴性症状的精神分裂症患者，有较好的治疗效果；也有少数适用于抑郁症、神经症与心身疾病患者。音乐疗法的疗程一般定为 1～2 个月，也有以 3 个月为一疗程，每周 5～6 次，每次 1～2 小时。原则上，应适合患者的心理（尤其情绪方面），更要适合患者的病情；然后编制设计，规定出一系列适用的音乐处方，故宜深入这方面的研究讨论，以促成相对统一的定式化、规范化。至于音乐治疗的作用机制，目前尚未明了，一般认为对精神病的阴性症状效果较好，也有报道认为作用不持久。推测由于适用的音乐在心理上能调动和激活潜在的情绪功能、提高兴趣和爱好以及促进思维联想等，是一种辅助疗法。音乐治疗主要有两种方法。

1. 体感振动音乐疗法

体感振动音乐疗法，是由体感音乐、治疗方案和体感音响设备 3 个方面组成。体感音乐，是一类特殊制作的、富含低频、以正弦波为主的治疗性乐曲。治疗目的不同，体感音乐乐曲有所差别。治疗方案，是在临床研究的基础上确定的，内容包括治疗对象心身状态评估、体感音乐的选择和确定音量、振动强度和治疗时间及疗程等。体感音响设备，主要包括音源和分频—放大—换能装置、床、床垫、台、椅和沙发等，其效用是使人在聆听音乐的同时身体也能感受到音乐声波振动。体感音响设备不同，音乐声波频率范围和振动强度也有所差别。

2. 高频音乐疗法

高频音乐疗法，是根据法国著名音乐学家阿尔弗雷德·托马提斯的理论制作而成，适用于 2 岁以上的所有人群，是一种系统的、科学的音乐治疗产品。高频音乐疗法主要针对自闭症、多动症、阅读困难症和抑郁症患者。

总之，音乐治疗不同于一般的音乐欣赏，它是在特定的环境气氛和特定的乐曲旋律、节奏中，使患者心理上产生自我调节作用，从而达到治疗的目的。

【知识链接】

In summary, each theory of medical psychology has its own core concepts, theoretical frameworks and explanation to psychological phenomena and behavior. According to some cases, many psychologists tend to explore the reasons of behavior disorder and irrational beliefs by applying the appoaches they have mastered. The approaches in psychoanalysis, behaviorism, humanism and cognitive psychology have been used widely in medical clinic to promote the healthy level.

Now, many new techniques of postmodern counseling and therapy have been developed, such as solution focused brief therapy (SFBT), narrative theory, object relation theory, self psychology, etc. If you have strong interest in them, you might as well read the relative articles and books to enrich your vision.

复习思考题

一、名词解释

心理治疗　支持疗法　暗示疗法

二、简答与论述题

1. 心理治疗的原则有哪些?

2. 支持疗法的理论观点是什么，举例说明。

3. 简述艾利斯的理性情绪疗法，并举例说明。

4. 常见的行为疗法有哪些?

第六章　心理应激与心理危机

心理因素致病是生物－心理－社会诸因素相互作用系统中的一个环节。在当今医学模式转变、整体医学概念逐渐被医学界接受的条件下，"心理社会因素"（psychosocial factor）一词的含义从传统的词义延伸到人的心理、躯体、健康与疾病、社会及文化传统等诸多方面。自从 Selye 提出"应激"这一概念以来，它吸引了医学、心理学、生理学、社会学与其他学科的广泛注意。

第一节　心理应激概述

一、应激理论

"应激"一词的原意，是指一个系统在外力作用下，竭尽全力对抗的超负荷过程。Selye 将这个词引入生物和医学领域，并根据对其本质认识的发展而不断进行修正、补充和扩大。当前，在医学心理学领域中，应激的含义可概括为三大类。

（一）应激是一种刺激物

应激是一种刺激物，这是把人类的应激与物理学的定义等同起来，即金属能承受一定量的"应力"（stress）。当应力超过其阈值或"屈服点"（yield point）时就引起永久性损害。人也具有承受应激的限度，超过它也会产生不良后果。

（二）应激是一种反应

应激是对不良刺激或应激情境的反应。这是由 Selye（1956）的定义发展而来的。他认为，应激是一种机体对环境需求的反应，是机体固有的，具有保护性和适应性功能的防卫反应，从而提出了包含 3 个反应阶段（警戒期、阻抗期、衰竭期）的一般适应综合征学说。

（三） 应激是一种察觉到的威胁

应激是一种察觉到的威胁，这是 Lazarus（1976）综合了刺激与反应两种学说的要点而提出的。他指出，应激发生于个体处在无法应对或调节的情境之下时。它的发生并不伴随特定的刺激或特定的反应，而发生于个体察觉或估价一种有威胁的情境之时。这种估价来自对环境需求的情境及个体处理这些需求的能力（或应对机制，coping mechanism）的评价。这种说法，可以解释对应激性刺激（应激源）做出反应的个体差异，该理论认为，个体对情境的察觉和估价是关键因素。

应激是不断发展的概念，相信在今后相当长的时间里，不同学术领域和不同专业工作者对应激的认识差异还会继续存在。但医学心理学界至少在一个方面的认识是较一致的——应激是由应激刺激（应激源）、应激反应和其他许多有关因素构成的多因素的概念。但这些因素之间到底是怎样的关系，则在不断的探索中。因此，要对应激下一个能全面正确反映其所有内涵的定义还是有一定困难的。

姜乾金等通过大量有关应激因素之间相互关系的理论与实证研究，证明应激是多因素相互作用的系统，由此提出"心理应激系统模型"（见图 6－1）。并将应激定义为个体的生活事件、认知评价、应对方式、社会支持、人格特征和心身反应等生物、心理、社会多因素构成相互作用的动态平衡系统，当由于某种原因导致系统失衡时，就是心理应激。

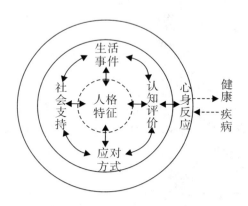

图 6－1　心理应激系统模型

二、应激源

根据近年来学者的见解，应激过程的模式归纳见图 6－2。此模式表明，一个应激过程可以分为 4 个部分：应激源、应激中介变量、应激反应和结果。

姜乾金等认为，应激过程模式符合人们通常的因果逻辑思维习惯，同时，也便于理解及解释某些疾病的发生机制。

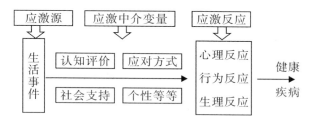

图 6 – 2　认知心理应激过程作用模式

应激源（stressor），是指向机体提出适应要求，并可引起应对反应、稳态失衡的客观变化的环境事件或情境，也可称为刺激物或刺激。刺激物强调事物性，刺激强调动作性。一切环境变化都是潜在的应激源，只有被个体认知性评价观察到，对自身具有威胁或挑战时才能成为实际有效的应激源。人类的应激范围十分广泛，远不限于 Selye 早年提出的生物学刺激物。从心理应激的研究中，对造成应激反应的各种应激源从不同的角度进行分析总结有两个方面。

（一）按应激源的性质分类

1. 躯体性应激源

躯体性应激源，指直接作用于躯体而引起心理应激，造成心身紧张状态的理化与生物学刺激物，主要包括物理的、化学的、生物的刺激物，如高温、噪声、辐射、环境污染、微生物等，人体的内因自生性变化如月经、衰老等也包括在此类。这里的躯体性应激源就是 Selye 早年提出的生理应激源，最初只是把这些刺激物看作引起生理反应的因素，现在则认为刺激物可导致心理反应。

2. 心理性应激源

心理性应激源，指人们头脑中的紧张信息，包括人际关系的冲突、个体的强烈需求或不切实际的期望、能力不足或认知障碍等。

3. 社会性应激源

社会性应激源，主要指造成个人生活方式上的变化并要求人们对其做出调整和适应的情境与事件。大体可以概括为两类。

（1）客观的社会学指标：指经济、职业、婚姻、年龄、受教育水平等差异。

（2）社会变动性与社会地位的不合适：包括世代间的变动（亲代与子代的社会环境变异）；社会学指标的变迁；个人的社会化程度、社会交往、生活、工作的变化；重大的社会政治、经济的变动等；战争、恐怖事件、重大的社会动荡、自然灾害；等等，都属于社会性应激源的范畴。

4. 文化性应激源

文化性应激源，是指因评议、风俗、习惯、生活方式、宗教信仰等引起应激的刺激或情境。最常见的是文化性迁移，即从一种语言环境或文化背景进入另一种语言环境或文化背景中，小到社区、城市，大到民族、种族、区域或国家。例如，迁居异国他乡，语言环境突然改变等。由于文化环境的影响，人们面临全新的生活环境、陌生的风俗习惯、不同的生活方式，从而产生应激。

(二) 按生活事件的现象学分类

医学心理学中常用"心理社会因素"一词来泛指心理应激源。为了进行研究，不少学者致力于对心理社会因素客观评定的探索。Meyer 首先研究出一种称为"生活大事表"的诊断工具，用以记录患者一生中所遇到的重大事件及所患的疾病，发现两者有一定联系。Holmes 及 Rahe 在 Meyer 表的基础上做了补充修订，他以生活变化单位计量，提出了可供客观定量评定的"社会再适应评定量表"。我国郑延年、杨德森（1983）、张明园等（1987）也先后编制了适合国情的生活事件量表。由于生活事件的内容很广，目前各种生活事件评估量表对生活事件的分类各有不同。按生活事件的现象学角度将生活事件内容分为 8 个类型。

1. 与工作有关的生活事件

与工作有关的生活事件，指与工作有关的、与个体的要求不相适应的职业性应激源，主要包括不良的工作环境和恶劣的工作条件，如高温、噪音、空气污染等；特殊的工作性质，例如，要求高度注意力集中、超负荷、责任重的岗位，或者单调重复的流水线工作；超过个人实际能力限度的工作；职业人际关系及管理问题，如裁员、调动或转岗后的不适应等。

2. 人际关系事件

人际关系事件，即领导、同事、亲朋好友、邻居等之间的意见分歧和矛盾冲突等。

3. 婚姻家庭事件

婚姻家庭事件，属于人们日常生活中最常见的应激源，主要包括恋爱、失恋、夫妻矛盾（分居、外遇和离异）；亲人暴病、手术、亲人亡故、子女教养、老人赡养等。

4. 个人健康事件

个人健康事件，指疾病或健康变故给个人造成的心理威胁，如患病、意外伤害、手术、癌症等。

5. 自我实现和自尊方面事件

自我实现和自尊方面事件，指在事业或学业上的挫败、违法犯罪、判罚坐牢和遭人诽谤、陷害等。

6. 经济方面的事件

经济方面的事件，包括经济困难或变故、负债、失窃、亏损等。

7. 喜庆事件

喜庆事件，如订婚、结婚、生子、授奖、晋升等。

8. 社会生活事件

社会生活事件，是指社会动荡、战争、恐怖事件、洪涝灾害、地震、海啸等。

【知识链接】

Stress is an inevitable and necessary part of life. In modern times, each one of us is faced with challenges and obstacles. Life has organized itself to adapt and prosper in our environment and to maintain its identify in the face of external and internal demands. In doing so, humans and other complex organisms sense and respond to environmental pressures and opportunities with coordinated physiological and behavioral activity. And we remain healthy to the extent that we can maintain this organization.

Stress is a multifaceted and highly disputed concept which continues to generate debates about definition and conceptualization. It refers to not only the circumstances that threaten or are perceived to threaten one's well-being and that thereby tax one's coping abilities, but also the pattern of responses that an organism makes to stimulating events that disturb its equilibrium and tax or exceed its ability to cope. Stress is a common, everyday event, and even seemingly minor stressors or hassles can be problematic. To a large degree, stress lies in the eyes of the beholder, as appraisals of stress are highly subjective.

第二节 应激反应与中介机制

一、应激的反应

应激反应（stress reaction），指由应激因子（stressor）对机体的有害作用所引起的非特异性的一切紧张状态，也称为应激的心身反应（psychosomatic response）。应激反应包括生理反应、心理反应、行为反应，这三者是互相交叉而又互为影响的。人在做出应激反应的同时，要受内外环境诸多因素的制约，心理反应形式也就相当复杂，不可用简单的刺激—反应模式来理解。从多种不同程度、不同情境的应激反应研究中，我们可以总结归纳出应激心身反应的4个特点。

（1）应激反应可由多种应激源引起。语言刺激（心理刺激）可以引起心理反应和生理反应。刺激的内容具有广阔性，引起的反应形式更具多样性。

（2）应激反应不是决定于刺激本身的物理性质，而是决定于刺激与机体需要之间的关系。只有在刺激对机体需要的作用或与之的利害关系被人理解后，才产生相应的情绪反应。

（3）对同一应激源，不同的人有不同的应激反应方式。同一个体对不同情境可引起不同的应激反应。不同的个体对同一个应激源也有不同的应激反应。超强应激下出现反常相与超反常相的反应，强大的应激却可引起感情麻木状态，而不是更强烈的情绪反应。

（4）个体应激反应强度的指标难以量化，无法客观测定。

（一）应激的心理反应

应激的心理反应可分两类。一类是积极的心理反应；另一类是消极的心理反应。积极的心理反应，是指适度的皮层唤醒水平和情绪唤起，注意力集中，积极的思维和动机的调整。这种反应有利于机体对传入信息的正确认知评价、应对策略的抉择和应对能力的发挥。消极的心理反应是指过度唤醒（焦虑）、紧张，过分的情绪唤起（激动）或低落（抑郁），认知能力降低，自我概念不清等。这类反应妨碍个体正确地评价现实情境、选择应对策略和正常应对能力的发挥。

应激时，人们的情感体验总是多于躯体功能变异的感知，人们总是更多地用思维或情感的变化来描述自己的应激体验，这些体验构成了应激反应的心理部分，包括情绪性及认知性两类。情绪性反应，如焦虑、抑郁、恐惧、愤怒等，常与现实情境有关。多数情况下，应激源撤除，情绪就恢复，若长期存在就会引起严重后果。有时恒定的情绪唤起持续存在，甚至难以辨别其引起的原因，结果构成"一般性焦虑障碍"（general anxiety disorder），或称"无端的焦虑"（free-floating anxiety）。焦虑与抑郁是应激时常见的情绪反应，前者是对应激的预测，后者是应激改变之后的状态。

应激时，人们的认知功能也受影响，典型的认知应激反应是注意分散、思维清晰度降低、正确回忆减弱、意识障碍，这是应激引起的唤醒超过了最适工作水平所致。

1. 抑郁（depression）

抑郁常表现为精神不振，情绪低落，思维和动作迟缓，沉默寡言；自我评价降低，对生活和工作都感到索然无味；不愿见熟人和参加社交活动，整个生活中充满着一种压抑，弥漫着灰暗的气氛，个体陷入痛苦之中，重者有轻生的念头，或者反向爆发做出常人难料的事，严重者可有自伤、自杀行为。对此类人员要细心观察，严加监护，以防不测。

2. 焦虑（anxiety）

焦虑，是指一个人主观上认定某事对自己构成威胁，而陷入惊慌失措、焦躁不安、不能自拔的境地。轻度的焦虑可充分调动人的主观能动作用，穷思竭虑，找出问题的症结。严重的焦虑往往使人焦灼难耐、头昏脑涨，造成自主神经紊乱，重则使人精神崩溃。

3. 愤怒（anger）

当人们的主观愿望与客观事物相悖时，会产生一种强烈的情绪反应，即愤怒。愤怒时交感神经极度兴奋、难以控制，表现为心跳加快、血管突暴、全身紧张，可能发生攻击性行为，严重的可导致心搏骤停、心脏破裂而猝死。

4. 恐惧（fear）

恐惧，是一种力图摆脱险境的逃避情绪。恐惧的关键就是自我意识已无能力、无条件去处理可怕的情境或危及生命的现实。只有在惶惶不安中消极地采取回避或逃跑的方式。过强而持久的恐惧会造成精神分裂。

5. 敌意（hostility）

敌意，是指憎恨和不友好的情绪，常与愤怒及想伤害或羞辱、讽刺别人的欲望一同出现。敌意的强弱不能由外表行为做出真实判断。敌意情绪下的个体常提出不合理、过分的要求或具有争论性或攻击性的问题。敌意不仅公开表明，还会转移、投射，临床上要注意加以识别。

（二）应激的行为反应

伴随应激的心理反应，个体在外显行为上也可能发生某些变化，如谩骂、指责、脸部肌肉抽搐、眼球突出、呼吸急促等。在医疗过程中，对处于应激状态下的某些患者，我们应从心理角度认识他的行为改变，并正确地加以引导，绝不能发生对抗性行为。应激反应中的外显行为常与情绪反应同时出现，这是个体为缓冲应激对自身的影响，摆脱心身紧张状态而采取的应对行为策略。主要的行为反应有5种。

1. 逃避（escape）或回避（avoidance）的行为反应

逃避是指遭遇应激源后做出远离应激源的行为反应。回避是指在未遭遇应激源之前采取避免接触应激源的行为。两者都是为了摆脱情绪应激，排除紧张烦恼。例如，不愿出门见人、逃学等。

2. 敌对（hostility）或攻击（attack）的行为反应

敌对，是因内心的攻击欲望而驱使个体采取不友好、对抗、憎恨和谩骂等行为。攻击，是在应激刺激下将愤怒等情绪导向人或物，常伴有行为。攻击的对象可以是直接原因者，也可以是替代物；可以针对别人，也可以针对自己，如患者拒绝接受治疗，表现自损自伤、自杀行为。另外，还可表现为伤人毁物、争吵、谩骂、诋毁等行为。

3. 退化（regression）的行为反应

退化指个体遭遇应激时，表现出幼童期不成熟的行为方式以应对环境变化或满足自己的欲望，获得他人的同情、保护和关注，从而获得性受益，借以减轻内心的压力和痛苦。退化常伴随依赖心理和行为，即个人解除意志努力，放弃责任与义务，完全依靠他人的关心与照顾。退化行为多见于慢性患者、癔症和危重急症患者康复期。例如，出现与个人年龄特征行为不相符的幼稚行为等。

4. 物质滥用行为（substance use behaviors）

物质滥用行为，是指个体在心理冲突或应激状态下，用饮酒、吸烟、滥用毒品和药物来缓解紧张压力，逃避现实的行为反应方式。尽管明知"借酒消愁，愁更愁"，物质滥用有害心身，但使用者的常借此来暂时麻痹自己，摆脱自我烦恼，缓解心理紧张和困境。

5. 无助（helpless）行为

无助，是一种懦弱无能的行为，表现出无所适从、听天由命、任人宰割的状态，是在对某种事件虽经反复应对，但不能奏效，自认回天乏力时产生。以抑郁、苦闷、失落的复杂心理消极对待。例如，有人遇到刺激时生闷气就是一种失助的行为表现。

（三）应激的生理反应

应激信号进入大脑，经认知评价后由下丘脑进行处理。下丘脑依据刺激程度决定反应强度，并向重要器官发出指令。一是自主神经系统调节，二是内分泌激素广泛影响内脏器官的活动。这两种方式在无意识支配的情况下，迅速完成战斗动员，特称应激的能量动员阶段，在这个阶段里，机体各部协调，反应敏捷，体力充沛以应付眼前的挑战。例如，矛盾解决，紧张状态会迅速解除；否则，生理应激将继续进行。

在应激反应早期，由于交感神经活动增强，肾上腺髓质分泌的儿茶酚胺增加，体能迅速得到动员和补充，机体则可从容处理面临的问题。例如，应激源强烈而持久，肾上腺皮质系统参加活动，经中枢神经加工的信息传送到下丘脑，引起肾上腺皮质激素分泌，作用于脑垂体，使腺垂体释放促肾上腺皮质激素，而引起一系列的生理变化，为机体的应激提供能源。

有研究证明，应激可明显地影响免疫系统。其作用过程是情绪刺激下丘脑，下丘脑刺激脑垂体，脑垂体刺激肾上腺，肾上腺开始分泌儿茶酚胺，儿茶酚胺抑制免疫反应，从而导致免疫功能降低。

二、应激的中介机制及中介影响因素

（一）中介机制（mediating mechanism）

中介机制，是指应激源与应激反应之间的联系环节，主要说明应激源是如何引起心理反应，继而如何转变为生理反应的。过去将其划分为神经、内分泌和免疫3条途径。现在认为，个体首先要对应激源进行认知评价，当察觉到威胁或挑战的存在时，由新皮质通过边缘系统去唤起应激系统，影响包括免疫系统在内的各种内脏活动。中介机制包括心理中介与生理中介两种。

1. 心理中介机制

察觉或认知评价是引起个体对环境刺激的防卫和抵抗的关键。在心理学中，察觉或认知评价涉及个体的智力水平。它既受气候、饮食、药物、家庭关系和特异环境等外部条件的影响，也受遗传、既往经历等内在因素的影响。每个人都以自身的不同方式来察觉环境刺激，这就是各人对同一应激源会引起不同反应的原因。Selye认为，这也是几种不同形式的环境刺激引起同样的一般适应综合征或成套生理反应的原因。

个体对应激的认知评价分为积极的应激（eustress）和消极的应激（distress）两种。积极的应激给人力量并提高个体识别与作业的能力；消极的应激则耗费能量储备，并以维护和防卫的形式增加机体系统的负担。消极的、适应不良的应激反应最终将使这种生理意义上有限度的适应能耗尽而导致死亡。

2. 生理中介机制

对心理社会因素如何转变为生理反应的关键部位及详细机制尚未完全明了。但是，目前现有的生理学研究已经在脑与行为、心理—神经—内分泌系统及心理—神经—免疫系统等领域积累了不少经验，为应激反应的中介机制研究提供了重要的资料。

（二）中介影响因素

中介影响因素是介于生活事件和疾病间起调节作用的因素。中介影响因素常分成两类：第一类是造成个体器官脆弱倾向，或潜在致病因素的生物性中介影响因素，包括身体素质、生理状态、遗传特性和自然环境等；第二类是认知、应对、人格和社会支持等心理社会中介影响因素。

1. 认知评价（cognitive appraisal）

认知评价，是指个体从自己的角度对遇到的生活事件的性质、程度和可能的危害情况做出估计。对事件的认知评价直接影响个体的应对活动和心身反应。认知评估生活事件是造成个体应激反应的关键中间因素之一。认知应激理论的核心是强调认知因素在应激作用过程中的核心意义。许多研究证明，对事件的认知评价在生活事件与应激反应之间起着决定性的作用。例如，外科手术的应激性心理反应程度，很大程度决定于患者对手术的认知。但同时认知评价也受其他各种应激因素的影响。例如，社会支持在一定程度上可以改变个体的认知过程，个性特征也间接影响个体对事件的认知，而生活事件本身的属性也影响着个体的认知评价。所以，在近年的许多实际病因学研究工作中，虽然仍将认知因素作为应激的关键性中间变量来对待，但还要考虑其他有关应激因素的综合作用。

2. 应对方式（coping style）

应对方式，或称应对策略（coping strategies），是个体对抗应激的一种手段。一般认为，应对是个体对生活事件及因生活事件而出现的自身不平稳状态所采取的认知和行为措施。它具有两方面的功能：一是改变现存的人与环境的关系（问题指向性应对）；二是对应激性情绪或生理性唤醒的控制（情绪调节性应付）。问题指向性应对是通过改变个体的支持性行为或改变环境条件来对抗应激源；情绪调节性应对是通过应对以降低烦恼，并维持一个适当的内部状态，以便较好地处理各种信息。

3. 社会支持（social support）

社会支持，指人们之间建立的积极的相互支持关系。具有亲密、良好的社会关系的人会快乐、顽强、乐观和健康。来自家庭和朋友的支持会成为应激的缓冲垫。女性比男性更懂得利用社会支持系统。受到压力的女人会寻求支持，同时也支持其他人；而男性更容易变得富有侵略性或在情绪上退缩。很多人与他人分享良性事件，如结婚、出生、毕业和生日等，当事情变好了，他们也愿意告诉其他人。分享这样的事情可以扩大良性情绪并大大增加社会支持。很多时候，分享好消息是一种很重要的方式，通过它可使良性事件促发人的良好状态。

4. 人格（personality）

人格或称个性，是最早被重视的心身相关因素之一。人格形成是先天遗传与后天生活环境诸因素相互影响的结果，即人格因素是由相对稳定的人格特质与部分行为应对方式等多种因素统一整合的结果。人格特质在时间上具有稳定性，在空间上具有普遍性。不同的人格在相同的环境下，接受相同的应激源，其认知和应对方式不同。各种不良环境对机体影响的研究表明，成年人的性格特点起着极其重要的作用。在应激作用过程中，人格与各种应激因素存在广泛联系，人格通过与个性因素间的相互作用，最终影响应激心身反应的性质和程度，并与个体的健康和疾病相联系。

第三节　心理应激与健康的关系

心理应激是有机体在某种环境刺激作用下，由于客观要求和应付能力不平衡所产生的一种适应环境的紧张反应状态。不同的应激反应对机体的健康存在不同的影响，主要包括积极的影响和消极的影响。

一、心理应激对健康的积极影响

当生活中遭遇突发事件时，紧急的情境刺激机体，使其激活水平很快改变，引起情绪的高度应激化。在危险的境遇下独立采取果断的决定，在瞬息变化的情况下做出迅速的反应，这些都是应激状态。应激可能使人的活动变得积极，思想变得清晰明确。人的个性特征在应激反应中起决定作用，迅速的判断力、意志自觉性、果断性、坚毅的精神、类似的行为经验，都是积极应激反应不可缺少的条件。

（一）心理应激是个体成长和发展的必要条件

个体的成长发育取决于先天遗传和后天环境两个主要方面。研究表明，个体的早期特别是青少年时期，适度的心理应激经历可以提高个体后来在生活中的应对与适应能力。例如，青少年艰苦的家庭条件与生存环境，锤炼出他们坚强的意志与毅力，使他们在以后的各种艰难困苦面前应对自如，社会适应能力大大增强。所以有位哲人说过，痛苦和逆境是最好的老师。这样的实例是很多的。心理治疗的临床经验也从反面证实了这种情况：缺乏心理应激的青少年（如被父母过度保护）适应环境的能力较差，在离开家庭走向社会的过程中，往往容易发生环境适应障碍和人际关系问题。

（二）心理应激是维持正常功能活动的必要条件

人的生理、心理和社会功能都需要刺激的存在。一只刚出生的猫被蒙上眼睛 2 个月之后，由于失去了光线的刺激，它便终生失明。经常参加紧张的球赛，运动员的骨骼肌、心肺功能、神经反射功能、大脑分析、判断、决策功能均得到增强；同样，紧张的学习、工作使人变得聪明、机灵、熟练，大大增强了个体的生存适应能力。心理学的许多实验研究证明，人在被剥夺感情或处于缺乏刺激的单调状态超过一定时间限度后，会出现幻觉、错觉和智力功能障碍等心身功能损害。流水线上的工人从事单调和缺少变化的工作，容易发生注意力不集中、情绪不稳定的现象。

二、心理应激对健康的消极影响

心理应激对人健康的消极影响是它的主要方面。心理应激会引起一系列的心理和生理反应，如果这些反应比较强烈，就会以临床症状和体征的形式表现出来，并成为人们身体不适、虚弱、精神疾病的根源和就医寻求帮助的原因。因此，心理应激与疾病的发生发展都有密切的关系。20 世纪 70 年代有人提出："现代人类疾病一半以上与应激有关。"目前，人类的疾病谱及死亡顺位的变化也证实了这一结论。由于应激的心理和生理反应有着较大的个体差异，因此，临床表现也不尽相同。

（一）直接引起生理和心理反应，使人产生身体不适与精神痛苦

强烈的心理刺激作用于体弱或（和）应激能力差的人，往往会感到不舒服或痛苦。①急性心理应激状态：临床常见的有急性焦虑反应、血管迷走反应和过度换气综合征等。②慢性心理应激状态：固然"失败是成功之母"，可以锤炼人的意志和勇气，然而人不能总是失败、受挫、失意。强度虽小，但长期的心理应激常使个体出现头晕、疲惫、乏力、心悸、胸闷伴心率加快、血压升高等症状和体征，还会出现各种神经症表现、情感性精神障碍和精神分裂样表现，并常常被医师忽略而久治不愈。

（二）加重精神和躯体疾病，或使旧病复发

患病的个体抵抗应激的心理、生理功能较低，心理应激造成的心理、生理反应很容易加重原有疾病或导致旧病复发。Paykel 的研究发现，门诊神经症患者的心理应激程度与疾病的严重程度呈线性关系。躯体疾病的例子则更为常见。例如，高血压病患者在工作压力增大时病情加重；冠心病患者在争执或激烈辩论时应激发生心肌梗死；病情已得到控制的哮喘患儿，在母亲离开后哮喘继续发作；等等。

（三）导致机体抗病能力下降

人是心、身的统一体，身可以影响心，心也可以影响身。严重的心理应激会引起个体过度的心理和生理反应，造成内环境的紊乱，各器官、系统的协调失常，稳态破坏，从而使机体的抗病能力下降，使机体处于对疾病的易感状态。体内比较脆弱的器官和系统在严重的心理应激作用下极易受累发病，如心身疾病。临床上的应激性胃溃疡就是典型的例子。

第四节　心理危机概述

随着社会不断发展，生活节奏日趋加快，人们的"心理负荷"不断增加，心理危机的发生也日益增多。世界卫生组织专家曾断言，21世纪是"心理疾病"的时代，没有任何一种灾难能像心理危机（mental crisis）那样给人们带来持续而深刻的痛苦。

一、基本概念

心理危机，是指由于突然遭受严重灾难、重大生活事件或精神压力，尤其是遇到用以往的应付方式和经验难以克服的困难，使生活状况发生明显的变化，以致当事人陷于痛苦、不安的状态。常伴有绝望、麻木不仁、焦虑，以及自主神经症状和行为障碍。由定义可知，确定心理危机必须符合3个条件：①存在应激（具有重大心理影响的事件或决定）；②引起急性情绪紊乱、认知改变、躯体不适和行为改变，但尚未达到精神病程度，不符合任何精神病的诊断；③运用以往解决问题的方法不能应付。

心理危机通常为一过性，多在1～6周内消失。在危机期，个体会发出需要帮助的信号，在此期内处于危机状态的个体更愿意接受非医源性的帮助和干预。当个体通过自我心理调适或他人的支持、帮助和干预渡过危机后，就会使危机个体的心理成熟度得到一定的提高。

Parad（1965）指出，危机干预（crisis intervention）是通过深入个体或家庭的生活境遇中，帮助调节受危机影响的精神世界的一种短期帮助过程。瞿书涛教授认为，危机干预是一种短期的帮助过程，其目的是随时对经历危机、处于困境或遭受挫折和将要发生危险的人提供支持和帮助，使之恢复心理平衡。它以解决问题为目的，不涉及求助者的人格矫治。

二、心理危机干预的适用范围

在心理危机阶段，求助者较为开放，很少是保守的，他们往往乐于且易于接受他人的干预和帮助，甚至主动求助。心理危机干预适用于人格稳定和面临暂时困境或挫折的人，以及家庭问题、婚姻问题、儿童问题、蓄意自伤、自杀或意外伤害等急诊情况。可以说，危机干预没有绝对的禁忌证。一般认为，有

4 类人是危机干预的首选。

（1）目前的心理失衡状态直接与某种特殊生活事件相关的人。

（2）急性极度的焦虑、紧张、抑郁和失望等情绪反应或有自杀危险的人。

（3）近期暂时性丧失处理或解决问题能力的人。

（4）求助动机明确并有潜在改善能力的人。

如果危机反应长时间得不到缓解，便会引发心理障碍或产生过激行为，严重的可导致自伤、自杀、伤人、杀人等行为。

三、心理危机评估

心理危机评估，是指运用适当的心理评估量表结合访谈、观察等方法对求助者的危机严重程度、个体心理状态及支持系统的有效性进行评估，为制订危机干预计划、确定应对策略提供依据。

一个人表现情绪障碍的时候不一定处于心理危机状态，因此，在做出心理危机的判断前必须进行准确的评定。未经过专业培训的危机干预工作者，如果不经过详细的危机评定或检查技术培训便为求助者提供帮助，往往会适得其反，甚至会对当事人造成遗憾终生的不利影响。

危机的评定是与干预技术和避免危机后果发生等紧密相连的，没有明确和深入的检查和评估，随之的干预措施就很难有的放矢地去帮助求助者，解决问题、消除危机等既定目标将会难以实现。

从危机爆发到危机缓解或解决的整个过程中，对求助者的心理危机状况进行评估是危机干预工作的重点，心理危机状态评估可以从心理创伤严重程度、当前情绪状态和自杀性评估等几个方面来进行。临床常用的评定量表有汉密尔顿抑郁量表（Hamilton depression scale，HAMD）、汉密尔顿焦虑量表（Hamilton anxiety scale，HAMA）及生活事件评定量表（life event scale，LES）等。由于我国具体情况与国外不同，西方的评定量表对国人心理危机的严重程度、个体心理状态等评定存在一定的困难。因此，有必要研制符合我国国情的心理危机评定量表。

第五节　常用心理危机干预技术及危机干预步骤

危机干预是近半个世纪以来国外常用于自杀患者和自杀企图者的一种有效的心理社会干预方法。最初由 Lindeman 于 20 世纪 40 年代提出，20 世纪六七十年代以后经 Caplan 等进一步发展、完善，至今已形成了很多关于心理危机的理论。对危机干预的界定，Lindeman 和 Caplan 认为，危机干预是指化解心理危机并告知如何应用较好的方法处理未来的应激事件。有学者认为，危机干预是通过改变个体的行为、思想或情感以平息或减低个体在危机情境中的强烈反应，帮助解决问题或提供支持，使症状得到缓解或持久消失，心理功能恢复并获得新的应付技能，以预防将来心理危机的发生。该定义较全面地阐明了心理危机干预的实质及目的。

一、常用危机干预技术

危机干预主要应用3类技术：沟通技术、心理支持技术和干预技术。

（一）沟通技术

危机干预技术应用首先要建立良好的沟通关系，如果不能与求助者建立良好的沟通和合作关系，干预技术就较难实施，从而达不到危机干预的最佳效果。因此，建立和保持咨访双方的良好沟通和相互信任，有利于求助者恢复自信和减少对生活的绝望感，保持心理稳定，以及改善人际关系。

影响人际沟通的因素有许多，一般来说，危机干预工作人员应该注意5项：①消除内部的干扰，以免影响双方诚恳沟通，提高表达能力；②避免双重和矛盾的信息交流，如工作人员口头上对当事者表示关切和理解，但在态度和举止上却并不给予关心或体贴；③避免给予过多的保证，因为一个人的能力是有限的；④避免应用专业性或技术性的难懂的语言，多用通俗易懂的言语交谈；⑤具备必要的自信，利用可能的机会改善患者的自我内省和感知。

（二）心理支持技术

我们应该给予求助者以心理支持，而不是支持求助者的认知错误或行为，这类技术的应用旨在尽可能地解决目前的心理危机，使求助者的情绪得以稳定。可以应用暗示、保证、疏泄、环境改变、镇静药物等方法，如果有必要，可考虑短期的住院治疗。有关指导、解释、说服主要应集中在放弃自杀的观念上，而不是对自杀原因的反复评价和解释。同时，在干预过程中须注意，不应带有教育的目的。心理教育虽说是心理医师的任务，但也是危机解除以后和康复过程中的工作重点。

（三）干预技术

干预技术，亦称解决问题的技术，危机干预技术是以改变求助者的认知为前提，一般可以先采取4种方法。

（1）会谈，疏泄被压抑的情感。

（2）认识和理解危机发展的过程及与诱因的关系。

（3）学习问题的解决技巧和应对方式。

（4）帮助求助者建立新的社交天地，尤其是人际交往关系。同时，鼓励他们积极面对现实和注意社会支持系统的作用。

二、心理危机的干预步骤

在危机干预的过程中，危机干预工作人员首先应该思考和询问如下一些问题：求助者当前遇到的挫折或问题是什么，为什么此时此刻来寻求帮助，危机干预人员能够给予其什么样的帮助。然后按照4个步骤实施干预。

（一）心理危机的评估

危机干预工作人员在干预的初期，必须全面了解和评价求助者有关遭遇的诱因或事件，以及寻求心理帮助的动机，同时建立起良好的咨访关系，取得对方的信任。需要明确目前存在的主要问题是什么、有何诱因、什么问题必须首先解决、然后再处理的问题是什么、是否需要家属和同事的参与、有无严重的躯体疾病或损伤，等等。

（二）危机干预计划的制订

危机的解除必须有良好的计划，这样可以避免走弯路或减少不必要的意外发生。要针对当时的具体问题，并适合求助者的功能水平和心理需要来制订干预计划，同时还要考虑有关的文化背景、社会生活习惯及家庭环境等因素。危机干预的计划是限时、具体、实用和灵活可变的，并且有利于追踪随访。

（三）危机干预计划的实施

因为危机干预的主要目标之一是让求助者学会面对困难和挫折的一般性方法，这不但有助于渡过当前的危机，而且也有利于以后的适应。干预的基本方法有6种。

1. 主动、冷静和耐心倾听并热情关注

让求助者倾诉自己的内心感受，给予心理上支持；可以应用询问技术，询问他是否想自杀。

2. 提供疏泄机会

鼓励求助者将自己的内心情感表达出来；认可他表露出的情感，建立同感，不要说服他们改变自己的感受。要相信他说的话，当他说想自杀时，要认真对待。当他要求你对他想自杀的事情保密时，则不要答应。

3. 解释和指导

创伤性应激事件使求助者情绪焦虑水平上升，并影响到日常生活。要解释危机的发展过程，使求助者理解目前的境遇、他人的情感，树立自信，让他相信我们的帮助能够缓解所面临的困境。

4. 提高信心

给予求助者恢复健康的希望，给予肯定和支持，保持乐观的态度和心境。

5. 鼓励自助

鼓励求助者培养兴趣，鼓励积极参与社交活动。

6. 注意社会支持系统的作用

鼓励求助者多与家人、亲友、同事接触和联系，减少孤独和隔离。

（四）心理危机的解决及随访

一般经过 4～6 周的危机干预，绝大多数的求助者会渡过危机，情绪危机得到缓解，这时应该及时中断干预性治疗，以减少依赖性。在结束阶段，应该注意强化学习新习得的应对技巧，鼓励求助者在今后面临或遭遇类似应激或挫折时，学会举一反三地应用解决问题的方式和原理来自己处理问题和危机，自己调整心理平衡，提高自我的心理适应和承受能力。对已终止干预的个体还要进行跟踪随访，以便及时发现求助者的问题、及时解决问题。心理危机干预是一个国家和地区精神文明与社会发展的重要标志之一，应引起全社会的重视。世界著名精神卫生专家呼吁，除了现有的专业危机干预之外，还应广泛建立社区服务网络，让所有处在心理危机状态的人都能得到及时疏导和有效干预。

第六节　危机干预与创伤治疗方案

一、灾难

灾难（tragedy），是指因人为或自然的原因对人们日常生活的稳定和社会经济发展秩序造成巨大影响的突发性事件。灾难主要包括自然灾难（地震、海啸等）、生态灾难（生物多样性减少、动物种群的突增或突减、食物链的改变等）和人为灾难（恐怖袭击、战争等）。

（一）灾难干预目标

在灾难及紧急事件发生后，为受灾人群提供及时的社会心理支持，同时进行有效的心理评估，制定干预目标，是对受灾人群进行有效干预的首要任务。主要干预目标有 4 种。

（1）重建家庭、社区、学校和（或）工作环境。

（2）将灾难作为生活体验的一部分，让灾民没有连续的痛苦。

（3）增强日常活动能力的同时，稳定身体、认知、行为和情绪反应。

（4）减少侵入的表象和与灾难有关的刺激所致活动水平的改变。

（二）灾难危机干预

根据受灾人群的心理行为表现，结合临床心理评估与观察、面谈的结果，对重点人群或个人制定具体的短期危机干预目标，采用"稳定情绪""放松训练""心理辅导"等干预技术积极开展心理危机救助，帮助他们顺利渡过危机期。

1. 普通人群

普通人群，是指目标人群中经过评估没有严重应激症状的人群。对普通人群采用心理危机管理技术开展心理危机管理。从灾难当时的救援，到整个事件的善后安置处理，都需要有心理危机管理的意识与措施，以便为整个灾难救援工作提供心理保障。对普通人群的具体干预措施有4种。

（1）对灾难中的普通人群进行妥善安置，避免过于集中。在集中安置的情况下，建议实施分组管理，最好由熟悉的灾民一起组成，并在每个小组中选派小组长，作为与心理救援协调组的联络人。对各小组长进行必要的危机管理培训，负责本小组的心理危机管理，以建立起新的社区心理社会互助网络，及时发现可能出现严重应激症状的人员。

（2）依靠各方力量参与。建立与当地民政部门、学校、社区工作者或志愿者组织等负责灾民安置与服务的部门或组织的联系，并对他们开展必要的培训，让他们协助参与、支持心理危机管理工作。

（3）利用大众媒体向灾民宣传心理应激和心理健康知识，宣传应对灾难的有效方法。

（4）心理救援协调组应该积极与救灾指挥部保持密切联系与沟通，协调好与各个救灾部门的关系，保证心理危机管理工作的顺利进行。

对在心理危机管理中发现的问题，应及时向救灾指挥部汇报，通过一定的危机干预机构或心理危机干预工作者进行及时的评估并制定干预对策，使问题得到及时化解。

2. 重点人群

重点人群，是指目标人群中经过评估有严重应激症状的人群。对重点人群可采取以下4种措施。

（1）寻求和建立社会支持网络。让重点人群确认自己的社会支持网络，明确自己能够从哪里得到相应的帮助，包括家人、朋友及社区内的相关资源等。画出能为自己提供支持和帮助的网络图，尽量具体化，可以写出他们的名字，并注明每个人能给自己提供哪些具体的帮助，如情感支持、建议或信息、物质方面等。强调让重点人群确认自己可以从外界得到帮助，有人关心他，可以提高重点人群的安全感。

（2）了解心理危机状况，及时进行情感宣泄。在充分理解受灾人群的心理危机状况后，引导重点人群说出在灾难中的体验、感受，帮助重点人群认识到灾难时的害怕、紧张、焦虑、恐惧等各种应激反应的正常性。

（3）共同寻找应对方式。帮助重点人群思考选择积极的应对方式；强化个人的应对能力；思考采用消极的应对方式会带来的不良后果；鼓励重点人群有目的地选择有效的应对策略；提高个人的控制感和适应能力。

（4）对严重心理创伤的人群采取团体或一对一的心理干预方法，或采取综合性干预方法进行及时的危机干预。对因灾难受到严重心理创伤的人群，例如，有严重精神症状或自伤自杀行为者，可及时送当地精神卫生机构治疗。

二、急性应激障碍

急性应激障碍（acute stress disorder，ASD），是在剧烈的、异乎寻常的精神刺激、生活事件或持续困境的作用下引发的精神障碍。急性应激障碍不包括癔症、神经症、心理因素所致的生理障碍和精神病性障碍。可发生在各年龄期，多见于青壮年，男女发病率无明显差异。

（一）急性应激障碍临床表现

急性应激障碍的初期为"茫然"阶段，以茫然、注意狭窄、意识清晰度下降、定向困难、对外界的刺激不做反应为特点；随后，出现对周围环境的茫然、激越、愤怒、恐惧性焦虑、抑郁、绝望及自主神经系统亢奋症状，如心动过速、震颤、出汗、面色潮红等。或可有选择性遗忘症状。上述症状常于24～48小时后开始减轻，一般持续时间≤3天。如果症状存在时间＞4周，则可考虑为"创伤后应激障碍"。急性应激障碍还有一种临床亚型，为"急性应激性精神病"，是指由强烈并持续一定时间的心理创伤性事件直接引起的精神病性障碍。以妄想、严重情感障碍为主，症状内容与应激源密切相关，较易被人理解。一般病程时间≤1个月。

（二）急性应激障碍的干预

急性应激障碍干预的基本原则是及时、就近、简洁。急性应激障碍干预的基本方法是心理干预为主、药物治疗为辅。灾难发生后24～48小时是理想的干预时间，在事件发生后24小时内不宜进行心理危机干预。

（1）让患者尽快摆脱创伤环境，避免进一步的刺激。

（2）建立良好的医患关系后对患者进行解释性或支持性心理治疗。要帮助患者建立起自我的心理应激应对方式，发挥个人的缓冲作用，避免过大的伤害。在与患者进行心理会谈时，不要避免和患者讨论应激性事件；而要因人而异，与患者谈论事件的经过，包括患者的所见所闻和所作所为，以帮助患者减少对自身感受的消极评价。社会支持干预系统中，家庭支持治疗效果最显著，应在正确评估者家庭支持能力的同时，帮助其强化这些能力，以减少个体缺乏理性的恐惧。

（3）提高个体的认知水平，与患者共同寻找科学依据，纠正不合理思维，提高患者应对生理、心理的应激反应能力。

（4）药物治疗。急性期药物对症治疗可以较快地缓解患者的抑郁、焦虑、恐惧、失眠等症状，便于心理治疗的开展和奏效。

三、创伤后应激障碍

创伤后应激障碍（post-traumatic stress disorder，PTSD），是指由于某种异乎寻常的威胁性或灾难性心理创伤，导致延迟出现且长期持续的精神障碍。简而言之，是一种创伤后的心理失衡状态。通常在创伤事件发生 1 个月后出现（在这之前的被称为急性应激障碍），但也可能在事发后数个月至数年间延迟发作。

（一）创伤后应激障碍的表现

PTSD 的核心症状有 3 组，即闯入性症状、回避症状和激惹性增高症状。儿童与成人的表现不完全相同，且年龄愈大，重现创伤体验和易激惹症状也越明显。成人大多主诉与创伤有关的噩梦、梦魇；儿童因为大脑语言表达、词汇等功能发育尚不成熟的限制，常常描述不清噩梦的内容，时常从噩梦中惊醒、在梦中尖叫，也可主诉头痛、胃肠不适等躯体症状。

病理性重现、噩梦惊醒、持续性警觉性增高、情感钝化和回避，以及对创伤经历的选择性遗忘和对未来失去信心的精神异常状态，一般在遭受创伤后数日至半年内出现。大多数患者 1 年内可以恢复，而少数患者可持续数年不愈，甚至终身精神残疾。

（二）创伤后应激障碍的干预

创伤后应激障碍的干预目的是预防疾病、缓解症状、减少共病、阻止迁延。危机干预具有短程、及时和有效的特点，因此，干预重点是预防疾病和缓解症状，目前主要的干预措施是认知行为疗法、心理疏泄、严重应激诱因疏泄治疗、想象回忆治疗、其他心理治疗技术的综合运用及药物干预治疗。

1. 心理疏泄治疗

心理疏泄治疗，也称心理发泄，就是让患者充分表达与症状有关的体验和情感反应，帮助患者接受所面临的不幸与自身反应，鼓励患者面对创伤性事件，表达、宣泄与创伤性事件相伴随的情感，或让患者尽情发泄内心的痛苦，从而达到缓解或消除症状的效果。

2. 认知治疗

在建立良好的医患关系前提下，帮助患者提高识别负性自动思维的能力，改变患者错误的认知，达到控制或消除病理性重现、噩梦惊醒、持续性警觉性增高、情感钝化和回避等精神异常状态的目的。

3. 药物干预治疗

药物治疗是 PTSD 的重要治疗手段之一。应激早期应用苯二氮卓类抗焦虑药（BZ），可预防 PTSD 的发生，但长期应用易导致依赖，停药会出现戒断反应，还会损害认知功能，不宜首选。选择性 5 - 羟色胺再摄取抑制剂类（SSRIs）抗抑郁药疗效和安全性好，不良反应轻，被推荐为一线用药。药物治疗能改善症状，治疗共病疾患，减轻会干扰心理治疗和（或）日常功能的相关症状。

目前，用于 PTSD 治疗的药物较多，主要有苯二氮卓类抗焦虑药、抗抑郁药、非典型抗精神病药、抗惊厥药等。早期以苯二氮卓类等为主。近年来被 SSRIs 取代，如帕罗西汀、氟西汀、舍曲林等。

四、抑郁

抑郁（depression），是以情感低落、兴趣减退、悲伤、失望、活动能力减退，以及思维、认知功能迟缓等为主要特征的一类情感障碍。主要表现为情绪低落、悲观、思维迟缓、缺乏主动性、自责自罪、饮食、睡眠差，担心自己患有各种疾病，感到全身多处不适，严重者可出现自杀念头和行为。

(一) 抑郁的主要表现

抑郁常见的表现以情绪低落为主要特征，表现为闷闷不乐或悲痛欲绝，持续至少 2 周。

（1）生理方面的表现。胃口变差、食欲减退或增加、体重明显减轻或增加、失眠或嗜睡。

（2）心理方面的表现。忧郁、心情沮丧或掉到谷底、无望、易流泪、悲伤、激动易怒、害怕与恐惧、寂寞、无聊、感情淡薄、对自己不满意。

（3）孩童与青少年期常见的表现。功课突然退步，突然开始坐立不安，身体动作突然变慢，讲话音调变单调或变得沉默不语，无法解释的情绪激躁，无法解释的常常哭泣。

（4）严重的忧郁症患者常有无用妄想、罪恶妄想、惩罚妄想、疾病妄想、贫穷妄想、幻听等症状，易被误诊为精神分裂症。

（二）抑郁的干预

抑郁产生的心理原因很多，主要包括学习压力、人际关系、事业的不顺利、爱情婚姻关系等。一个好的心态和心理素质就比较容易承受住心理和精神上的压力，因此，性格和心态上的调整对避免抑郁的产生具有重要的意义。抑郁干预方法很多，如心理治疗、睡眠剥夺治疗、光疗和电痉挛治疗等，但当代仍以药物治疗为主、心理治疗为辅。需要指出的是，抑郁患者常有消极悲观念头，重者轻生厌世，危机干预工作者应高度警惕并告诫家人严加防范。

1. 药物治疗

目前，药物治疗仍然是抑郁干预的主要手段之一。以选择性 5－羟色胺再摄取抑制剂为主，临床以这类药应用最多最广。

2. 心理治疗

使用理性/同情性思维方式挑战危机者的观念，建立自信和自我社会价值观。挑战消极观念，建立新的行为模式，对挫折与失败做好充分的心理准备。

3. 自我调适

生活要正常规律化，做最感兴趣的事。参加体育锻炼改善精神状态，提高自主神经系统的功能，有益于人的精神健康。广交良友，避免服用某些可引发抑郁的药物（口服避孕药、巴比妥类、可的松、磺胺类药、利血平等）。多吃些富含维生素 B 和氨基酸的食物，如谷类、鱼类、绿色蔬菜、蛋类等。

4. 运动疗法

不同的运动形式可以帮助人们减轻压力，放松心情，减轻抑郁情绪，使人精力充沛，增加平衡性及柔韧性。从总体功能上来讲，运动疗法安全、有效且简单易行。

5. 电痉挛疗法

对严重的抑郁症或难治性抑郁症可采用电痉挛疗法（ECT）治疗，它用一定量的电流通过脑部，激发中枢神经系统放电，使全身性肌肉有节奏地抽搐，从而达到减轻或消除抑郁症状的目的。此法在专业医师的操作下，几乎不会感受到痛苦，它能使抑郁症状和抑郁情绪迅速得到缓解，总有效率可达 70%～90%。

五、自杀

（一）自杀的概述

自杀（suicide），是指个体蓄意或自愿采取各种手段结束自己生命的行为。自杀作为一种复杂的社会现象，学者们对其分类有不同的看法。美国国立精神卫生研究所自杀预防研究中心把自杀分为"完全性自杀、自杀企图、自杀观念"。Bowsell（1963）把自杀分为"自杀姿态、矛盾的自杀企图、严重的自杀企图、完全性自杀"。根据自杀的结果，一般分为自杀意念、自杀未遂和自杀成功3种形态。19世纪末，法国社会学家涂尔干把自杀分为利他性自杀、自我性自杀、失调性自杀和宿命性自杀4种类型。我国学者把自杀分为情绪性自杀和理智性自杀两类。

自杀者存在的动机有9种因素：①失恋；②与重要的人关系破裂；③家庭破碎、亲人亡故；④身患重病或处于濒死状态；⑤诬陷坐监、失去自由；⑥工作或学习压力过大；⑦下岗失业、巨额资金被盗、地位下降、自尊受伤；⑧酗酒及药物滥用；⑨厌世、绝望、无助等。

（二）自杀的三级预防

自杀的干预主要在预防，预防自杀可分为三级，即一级预防、二级预防和三级预防。

一级预防：主要是指预防个体自杀倾向的发展。其主要预防措施有管理好农药、毒药、危险药品和其他危险物品，监控有自杀倾向的高危人群，积极治疗自杀高危人群的精神疾病或躯体疾病，广泛宣传心理卫生知识，提高人群应付困难的技巧。

二级预防：主要是指对处于自杀边缘的个体进行早期危机干预。通过心理热线咨询或面对面咨询服务帮助有轻生念头的人摆脱困境，打消自杀念头。

三级预防：主要是指采取措施预防曾经有过自杀未遂的人再次发生自杀。

（三）自杀的干预

自杀干预，应包括对有自杀意念或决定自杀的人的干预，以及对一般人进行的自杀预防。对有自杀意念或决定自杀的人进行干预是一项技术性很强的严肃工作。危机干预、生命热线等是自杀干预的主要力量，心理咨询人员是协同力量。任何有同情心、有责任感、乐于助人的人，虽然没有受过充分的专业训练，如果掌握一些有关知识，在自杀救助中都能发挥重要作用。与求助者在感情上接近的人，在自杀干预中起着关键作用。在学校里，班主任与学生接触的机会较多，是对处于自杀危机状态的学生进行识别、支持、转诊的重要资源。做好这一工作应注意4个方面。

（1）要掌握有关自杀问题的知识，提高对自杀干预工作重要性的认识，敏感于寻求自杀者发出的呼救信号，防患于未然。有一个值得注意的问题，是要消除对自杀有关问题的诸多误解。例如，威胁别人说要自杀的人一定不会自杀；只有患精神病的人才会自杀；一个人自杀未遂后，自杀危险就会结束；儿童不可能理解自杀的结局，也没有能力成功地完成自杀计划，因而不会自杀；等等。

（2）救助有自杀意念的人，首要的是要有镇定、关心的态度和真诚待人的精神，不应有冷漠、震惊、可怜等消极表现。反复保证，确保安全，实行个人化的沟通，建立相互信赖的关系，使求助者确信干预者对他的真诚的关心。对求助者不责备、不说教，不讨论自杀的对与错；不要让求助者保守自杀危机的秘密，也不承诺为其保密，为确保安全，应通知亲属或有关负责人；不要让求助者单独留下，与其失去联系。

（3）救助有自杀意念的人的工作重点是重构其思维，使其认识到自己有可能做出有利的选择，相信自己有控制能力，认识到自己是有价值的，是一个值得活下去的人。不要在其暂时脱离高危机状态时，放松对其监护。

（4）与地方危机干预中心、心理治疗机构、保安部门联系，及时干预、转介或转诊。

六、突然死亡/事故死亡（居丧反应）

居丧（bereavement），是居丧者失去所爱的人后的一种自然反应。居丧者与亡故者的关系越亲密，对居丧者来说越重要，那么居丧者的痛苦会越深。痛失亲人是人生最大的悲哀之一。

与死者关系越密切的人，产生的悲伤反应也就越严重。亲人如果是猝死或是意外死亡，例如，突然死于交通事故或自然灾害，引起的悲伤反应最重。当痛失亲人后，居丧者往往会出现3个阶段的反应变化。

（一）急性反应

当突然听到亲人亡故的噩耗后陷于极度痛苦之中。严重者情感麻木或昏厥，也可出现呼吸困难或窒息感，或痛不欲生呼天喊地的哭叫，或者处于极度的激动状态。干预原则是将昏厥者立即置于平卧位，如果血压持续偏低，应静脉补液。处于情感麻木或严重激动不安者，应给予苯二氮卓类药物使其进入睡眠状态。当居丧者醒后，应表示同情，营造支持性氛围，让居丧者采取符合逻辑的步骤，逐步减轻悲伤。

（二）悲伤反应

在居丧期出现焦虑、抑郁，或自己认为对待死者生前关心不够而感到自责或有罪，脑子里常浮现死者的形象或出现幻觉，难以坚持日常活动，甚至不能料理日常生活，常伴有疲乏、失眠、食欲降低和其他胃肠道症状。严重抑郁者可产生自杀企图或行为。干预原则为鼓励居丧者充分表达内心感受及对死者的回忆，对居丧者给予支持性心理治疗。用苯二氮卓类药物改善睡眠，减轻焦虑和抑郁情绪，对自杀企图者应有专人监护。

（三）病理性居丧反应

如果悲伤或抑郁情绪持续6个月以上，居丧者会出现明显的激动或迟钝性抑郁，自杀企图持续存在，存在幻觉、妄想、情感淡漠、惊恐发作，或活动过多而无悲伤情绪，行为草率或不负责任等。干预原则是采取适当的心理治疗和抗精神病药、抗抑郁药、抗焦虑药等治疗。

七、暴力

暴力（violence），是指不能用和平方法协调彼此的利益时，采用强制性手段达到自己目的的行为。在此主要包括家庭暴力、工作场所暴力。

（一）家庭暴力

1. 家庭暴力的概述

家庭暴力（family violence），是指发生在家庭成员之间的，以殴打、捆绑、禁闭、残害或者其他手段对家庭成员从身体、精神、性等方面进行伤害和摧残的行为。家庭暴力直接作用于受害者身体，使受害者身体上或精神上感到痛苦，损害其身体健康和人格尊严。家庭暴力发生于有血缘、婚姻、收养关系生活在一起的家庭成员间，如丈夫对妻子、父母对子女、成年子女对父母等，但妇女受丈夫的暴力侵害是最普遍的，她们受到的心身伤害也最大。家庭暴力会造成死亡、重伤、轻伤、身体疼痛或精神痛苦。

2. 家庭暴力干预

家庭暴力是一个全球性社会问题，在世界各国，家庭暴力的现象都十分常见。家庭暴力引起的后果是严重，而且是多方面的，因为暴力发生在家庭中而得不到及时有效的制止和处理，很容易导致婚姻的破裂和家庭的离散，同时使施暴人有恃无恐。并且，发生家庭暴力的家庭中，孩子通过耳濡目染、潜移默化，在成长后使用暴力的可能性大大增加。

家庭暴力极大地危害了社会治安、家庭稳定及妇女儿童的心身健康。因此，在世界各国，都应当建立更为健全的法律制度以消除对妇女、儿童的暴力。要充分利用现有的法律框架来制止和处罚家庭暴力行为；建立多层次多机构的社会支持体系，充分发挥社会各界力量，对家庭暴力实行综合治理；加强反家庭暴力的宣传力度，甚至制定反家庭暴力法。然而，最重要的是提高婚姻质量，建立和睦家庭，从根本上消除家庭暴力。

危机干预工作者在可能的情况下为受暴人提供房屋、可生存下去的物质、工作培训、教育、孩子的看护等过渡性服务；运用心理健康教育或咨询、干预的各种有效方法帮助受虐者尽快走出困境。

尽管已经有越来越多的人开始关注这一社会问题，但家庭暴力历史根源长、受害范围广、危害程度深，对家庭暴力的处理仅仅依靠法律"以暴制暴"是远远不够的，在可能的情况下促进存在暴力现象的家庭和睦是最高目标，家庭治疗和婚姻治疗在家庭暴力的干预中将发挥重要作用。

（二）工作场所暴力

工作场所发生的各类危机事件不仅会危及当事人，而且对整个组织机构，尤其对当事人所在的团队会带来严重的、突发的负面影响。除了地震、甲型H1N1流感等天灾之外，在工作场所中更常遇到的是人为的危机事件，如大规模裁员、工伤、遭受抢劫、自杀或试图自杀、谋杀、同事突然死亡、交通事故、工作场所暴力等。

复习思考题

一、名词解释

心理应激　心理危机　心理危机干预

二、简答与论述题

1. 什么是心理应激？应激对健康有什么影响？
2. 简述应激的中介机制。
3. 简述急性应激障碍与创伤后应激障碍的区别与联系。

第七章　心身疾病

第一节　心身疾病概述

一、心身疾病基本概念

现代医学和心理学的研究证明，很多疾病都能找到其致病的社会心理因素。所谓心理因素，是指个体在心理活动中产生的冲突、紧张、不良习惯和人格特征等。这些因素与人们熟知的病毒、细菌、遗传等一样也能引起躯体疾病。心身反应、心身障碍和心身疾病的概念就是在这个基础上提出来的。

心身反应（psychosomatic reactions），是指由心理应激源引起的躯体功能改变，一般随刺激作用的消失而恢复。心身障碍（psychosomatic disorders），指过强或作用持久的应激源使心身反应持续存在，而不伴有器质性改变的状态，如神经性呕吐、偏头痛。心身疾病（psychosomatic diseases），是指心理社会因素在疾病发病发展过程中起重要作用的躯体器质性疾病，如冠心病、原发性高血压和溃疡病。在临床实践中，后两者统称为心身疾病，即广义的心身疾病。心身疾病，就是指心理社会因素在疾病的发生、发展过程中起重要作用的躯体器质性疾病和躯体功能性障碍。从定义可知，心身疾病是一种生理上的躯体疾病，但又与一般的生理性疾病不同，而且也不同于神经症，因为神经症只具有比较模糊的躯体症状，往往找不到具体的器质性改变。由于心身疾病往往具有生理上的障碍，故将心身疾病称为心理生理疾病（psychophy-siological diseases）（见图 7－1）。

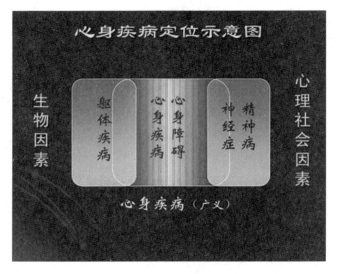

图 7-1　心身疾病定位示意图

二、心身疾病的流行病学资料

近 50 年来，心身疾病已成为严重危害人类健康和导致人类死亡的主要原因，许多久治不愈、长期影响人们心身健康的疾病均属于心身疾病。人类的主要死亡原因，如心脑血管病和肿瘤，也大都可归入心身疾病的范畴。欧美国家调查发现，人群心身疾病的患病率为 10%～60%；据国内资料粗略统计，在综合性医院初诊患者中，略高于 1/3 的患者是躯体疾病，不足 1/3 是心理疾病，其余 1/3 是与心理因素密切相关的躯体疾病，即心身疾病。心身疾病的患病率城市高于农村，脑力劳动者高于体力劳动者，女性高于男性，中年高于少年。近年来，中青年心身疾病的发病率呈现逐年增加的趋势。

【知识链接】

Psychosomatic medicine has its roots in the earliest writings of the history of medicine in which the awareness of body-mind linkages was recorded by ancient philosophers and physicians many centuries ago. Body and mind were always inseparably connected. Current understanding of psychosomatics takes into account the physical and psychic body and mind interaction between in all disorders and diseases.

Psychosomatic disease distributes in various systems and many kinds of plants, mainly subjected by the system of innervation and organ. There are many modern psychosomatic medicine views and it is difficult to generalize them completely. Psychosomatic disease is closely related to psychological and social factors, but it also mainly connects with the somatic symptoms.

三、心身疾病的分类

早期提出的典型心身疾病，主要有消化性溃疡、类风湿关节炎、原发性高血压、甲状腺功能亢进、支气管哮喘、冠心病等 7 种疾病。近年来，范围有所扩大，几乎包括所有的躯体疾病，如糖尿病、肥胖症，甚至癌症也纳入心身疾病范畴内。现按各器官和学科分为 12 个类别。

（1）心血管系统：冠心病、原发性高血压、心律不齐、雷诺病等。

（2）消化系统：胃、十二指肠溃疡、溃疡性结肠炎、胃痉挛、神经性厌食、神经性呕吐、过敏性结肠炎、肠道易激综合征等。

（3）呼吸系统：支气管哮喘、过度换气综合征、神经性咳嗽等。

（4）内分泌系统：甲状腺功能亢进症、肥胖症、糖尿病等。

（5）神经系统：紧张性头痛、偏头痛、痉挛性斜颈、自主神经障碍等。

（6）泌尿生殖系统：遗尿、阳痿、月经不调、经前期紧张综合征等。

（7）肌肉骨骼系统：包括免疫机制疾病，如类风湿关节炎、肌痛、颈臂综合征等。

（8）皮肤科：荨麻疹、湿疹、过敏性皮炎，皮肤瘙痒症、牛皮癣、白癜风等。

（9）眼科：原发性青光眼、弱视、眼肌痉挛等。

（10）耳鼻喉科：梅尼埃综合征、口吃、咽部异物感、耳鸣等。

（11）妇科：功能性子宫出血、不孕症、更年期综合征、心因性闭经等。

（12）口腔科：舌痛、口炎、口臭等。

四、心身疾病的病因及发病机制

生理－心理－社会医学模式认为，心身疾病是多种因素复合形成的。不同的心身疾病及疾病的不同阶段，各种因素所起的作用是不同的。历史上有关心身疾病的致病学说反映了不同时期学者的认识，但是没有一种理论可以解释所有的心身疾病。现在的多因素发病学说就是在各家的基础上逐步发展起来的。心身疾病的发病机制比较复杂，是目前医学心理学领域亟待深入研究的中心课题之一。综合国内外心身疾病的研究，主要有心理动力学、心理生理学和行为学3种主要的理论。

（一）心理动力学理论

心理动力学理论重视潜意识心理冲突在心身疾病发生中的作用，认为个体特异的潜意识特征决定了心理冲突引起的特定的心身疾病。潜意识冲突导致个体精神紧张，改变了交感或副交感神经系统的功能，扰乱了神经内分泌系统功能而出现器官症状或躯体症状。心身疾病的发病有3个要素：①未解决的心理冲突；②身体器官的脆弱易感倾向；③自主神经系统的过度活动性。心理冲突多出现于童年时代，常常被压抑到潜意识之中，在个体成长的过程中，受到许多生活变故或社会因素的刺激，这些冲突会重新出现。如果这些复现的心理冲突找不到恰当的途径疏泄，就会由过度活动的自主神经系统引起相应的功能障碍，造成所支配的脆弱器官受到损伤。例如，哮喘的发作被解释为试图消除被压抑的矛盾情绪（如与母亲隔离引起的焦虑）或避开危险物，此时患者不是以意识的行为，而是以躯体症状——哮喘来表达；溃疡病是由于患者企图得到他人喂食与款待的潜意识欲望被压抑；原发性高血压是由于患者对自己的攻击性决断的潜意识被压抑；等等。

（二）心理生理学理论

如果说心理动力学是强调病因，则心理生理学理论侧重于说明发病机制，重点说明哪些心理社会因素，通过何种生物学机制作用于何种状态的个体，导致何种疾病的发生。心理生物学理论指出，从大体上来看，心理神经中介途径、心理神经内分泌途径和心理神经免疫学途径是心理社会因素造成心身疾病的3项中介机制，不同心身疾病的发生可能存在不同的心身中介途径。

1. 神经生理机制的研究

心理社会因素的应激可传入脑内，若主观认为是恐惧的信息，就会引起惊恐、焦虑或愤怒。这种恐惧心理又对大脑功能产生不良影响，导致功能障碍。当心理反应时，交感神经中枢兴奋，通过网状结构向下传递，引起总体性交感神经反应，从而导致血压上升、全身代谢增强、胃肠道抑制等。例如，副交感神经活动亢进时，上述的功能活动起着相反作用。因此，长期持续的心理反应能使交感和副交感的对立统一出现失调。

2. 神经内分泌机制的研究

下丘脑—垂体—肾上腺轴对心身疾病的产生具有重要的作用。心理应激因素能改变激素水平，从而影响所有的代谢过程，例如，高度紧张或抑郁状态时，血液儿茶酚胺含量增高，一旦这种因素多次反复刺激，可引起肾上腺素和去甲肾上腺素分泌持续增高，激素水平的改变影响机体的代谢过程。经过反馈作用，促使神经递质更新率提高，儿茶酚胺增高，增强大脑皮质的兴奋性，可使整个功能的稳定性改变，从而导致心身疾病的产生。

3. 免疫机制的研究

中枢神经系统与免疫有密切关系。心理因素影响激素的分泌，从而可使免疫功能降低而引起疾病。例如，支气管哮喘和部分癌症患者在病前多有心理因素的既往史。免疫抑制可形成条件反射，改变免疫功能。免疫后的大鼠下丘脑内侧核电活动增加，推测抗原刺激与下丘脑功能之间存在着传入联系，实验性破坏下丘脑可以阻止变态反应。心理社会因素的应激使交感神经系统通过释放儿茶酚胺类物质，与淋巴细胞膜上的 β 受体结合，从而影响淋巴细胞功能。

心理生理学理论已经不限于情绪活动对器官功能变化的观测，同时也注重遗传素质（个体致病性）等生物学因素和社会生活的影响。

（三）行为学习理论

巴甫洛夫的经典条件反射实验是狗的唾液分泌反射，说明条件反射是一种独立的生理反应。心理神经免疫学奠基人之一的 Ader，通过厌恶性味觉实验证明，免疫系统可以形成条件反射。他用具有免疫抑制作用的致吐剂环磷酰胺为非条件刺激物，用大剂量糖精为条件刺激物制作条件反射动物模型，消退期只给糖精水，不给予环磷酰胺强化，动物死亡率随糖精摄入量的增加反而上升，说明经过学习，糖精水具有环磷酰胺的免疫抑制作用，中枢神经系统能够影响免疫系统功能。

该理论认为，某些社会环境刺激引发个体习得性心理和生理反应，表现为情绪紧张、呼吸加快、血压升高、心跳加快等，由于个体素质问题，或特殊环境因素的强化，或通过泛化作用，使这些习得性心理和生理反应可被固定下来而演变成为症状和疾病。紧张性头痛、高血压等心身疾病症状的形成，都可以用此做出解释。

心身疾病有一部分属于条件反射性学习，例如，哮喘儿童可因哮喘发作，获得父母的额外照顾而被强化（奖励性强化）；也有的是通过观察或认知习得的，例如，儿童的有些习惯可能是对大人习惯的模仿，因为这些习惯的养成并无强化的影响；又如医学生中常见的是学什么病，出现什么症状，则完全是认知后的自我暗示，可以纳入本能性强化。

传统的行为学习理论只是指条件反射，不论是巴甫洛夫的经典条件反射，还是斯金纳的操作性条件反射，都是将强化作为学习过程中的一个要素来说明的。但人类心身疾病症状的形成机制，还包括班杜拉的社会学习理论中的观察学习和模仿。他认为，观察学习和模仿在心身疾病的发生过程中可能起着更为重要的作用。

（四）心身疾病综合发病机制

目前，心身疾病研究不再拘泥于某一学派，而是综合心理动力学、心理生理学和行为学习理论多种理论学派，互相补充。心理—神经—内分泌—免疫网络间相互作用机制的大量实验研究，证实了神经系统对内分泌和免疫系统的调控作用，新的进展体现在免疫系统的免疫细胞通过产生多种细胞因子和激素样物质，反馈作用于神经内分泌系统，成为解释心身疾病产生的重要理论，有力地支持了心身交互作用的观念。当然，心身疾病的发病机制是目前医学心理学领域亟待深入研究的中心课题之一，尽管目前已取得了一定的进展，但很多细节问题有待进一步澄清和证实。

五、心身疾病的诊断与防治原则

按照生物－心理－社会医学模式，人类任何疾病的发生都受生物、心理和社会因素影响。因此，心身疾病的诊断和预防原则，都应该兼顾个体的心理、生理和社会3个方面。

（一）心身疾病的诊断原则

（1）躯体症状有明确的器质性病理改变，或存在已知的病理生理变化。

（2）病因中存在心理社会因素，明确其与疾病的发生、发展和疾病的症状发作在时间上有密切关系。

（3）疾病症状与应激情绪的生理反应有相似性，但表现强烈而持久。

（4）排除躯体疾病、神经症和精神病的诊断，特别是癔症、疑病症、焦虑症等。

（二）心身疾病的诊断程序

心身疾病的诊断程序，包括躯体诊断和心理诊断。前者诊断方法、原则与诊断学相同，这里着重介绍心理诊断部分。心理诊断有4个步骤。

1. 病史采集

应兼顾生理、心理和社会3个方面。对疑有心身疾病的病例，在采集临床病史的同时，应该特别注意收集患者心理社会方面的有关材料，例如，个体心理发展情况、个性或行为特点、社会生活事件，以及人际关系状况、家庭或社会支持资源、个体的认知评价模式等资料，分析这些心理社会因素与心身疾病发生发展的相互关系。

2. 体格检查

与临床各科体检相同，除一般常规检查外，应特别重视自主神经系统支配的器官。注意体检时患者的心理行为反应方式，有时可以观察患者对待体检和治疗的特殊反应方式，恰当判断患者心理素质上的某些特点，例如，是否过分敏感、拘谨，以及不遵守医嘱或激烈的情绪反应等。

3. 心理行为检查

对于初步疑为心身疾病者，应结合病史材料，采用晤谈、行为观察、心理测量或必要的心理生物学检查方法，对其进行较系统的医学心理学检查，以确定心理社会因素的性质、内容，评价它们在疾病的发生、发展、恶化和好转中的作用。

4. 综合分析

根据以上程序中收集到的信息材料，结合心身疾病的基本理论，对是否为心身疾病、是何种心身疾病、疾病由哪些心理社会因素起主要作用、可能的作用机制等问题做出恰当的推断与评估。

心理诊断往往伴随心身疾病治疗的全过程。在治疗过程中，患者旧的心理问题解决了，新的问题又会出现，这就要求医师针对变化了的情况，重新评估和采取新的干预措施。

（三）心身疾病的治疗原则

心身疾病的治疗要兼顾患者的生物学和心理社会诸方面的表现。一方面，要采用有效的生物医学手段，在躯体水平上处理实在的病理过程；另一方面，必须在心理和社会水平上加以干预或治疗。其治疗主要围绕 3 个目标进行：①消除引起疾病症状的各种社会因素；②消除心身疾病的心理学病因；③消除心身疾病的生物学病因。

1. 心身疾病的治疗原则

主要原则是心、身同治，但对于具体病例，则应各有侧重。主要措施有 3 种。

（1）心身相结合，药物与心理治疗并重，以药物控制症状，同时，开展心理治疗。

（2）及早进行药物治疗，治疗剂量要适当，疗程充分。

（3）心理治疗要个性化，应各有所侧重。

2. 心身疾病的治疗手段

根据诊断过程中所发现的各种特殊心理社会因素对疾病的影响情况，对心身疾病应采用不同层次、不同方法、不同目的的心理干预手段。对于急性发病而又躯体症状严重的患者，应以躯体对症治疗为主，辅以心理治疗。对于以心理症状为主、躯体症状为辅，或虽然以躯体症状为主，但已呈慢性经过的心身疾病，则可在实施常规躯体治疗的同时，重点采用合适的心理治疗方法。具体方法有 3 种。

（1）适应环境。应尽可能帮助患者适应生活和工作环境，减少或消除应激源。

（2）药物治疗。药物治疗是心身疾病的基本治疗手段。可用抗焦虑药，如苯二氮卓类等药物，以消除焦虑、紧张等，促进疾病的恢复。

（3）心理治疗。保证解除患者的疑虑等治疗外，还应根据具体病情使用认知治疗、行为治疗、生物反馈治疗、松弛训练、自我训练等心理治疗方法。

（四）心身疾病的预防

心身疾病，是心理社会因素和生物因素综合作用的产物，因而心身疾病的预防不能单纯着眼于生物学因素，也应同时兼顾心、身两方面进行综合预防。心理社会因素大多需要相当长的时间作用才会引起心身疾病（也有例外），故心身疾病的心理学预防应及早做起。心身疾病的预防应遵循3项基本原则。

（1）培养健全的人格。

（2）锻炼应对能力。

（3）建立良好的人际关系。

总之，心身疾病的心理社会方面的预防工作是多层次、多侧面的，也是心理卫生工作的重要内容。

第二节　临床常见的心身疾病

与临床有关的心身问题涵盖的范围很广，这里只介绍典型的心身障碍和心身疾病病因、发病机制及治疗。

一、心血管系统心身疾病

（一）冠心病

冠心病，是威胁人类健康最严重、最常见和确认最早的一种心身疾病，在许多国家是造成死亡的主要原因，其发病率呈逐年上升趋势。多见于中、老年人。

1. 冠心病的病因

冠心病的发生发展是由多元化因素共同作用所致，除了遗传、高血压、高血脂等生物因素外，吸烟、活动过少、心理社会压力、不良情绪，以及 A 型行为等心理社会因素也是冠心病的重要危险因素。

（1）A 型行为（type A behavior pattern，TABP）。表现为时间紧迫感、竞

争和敌意。耐心、谦虚、从容不迫、放松、有安全感、有适当的自尊心、把生活视为享受的行为则称为 B 型行为（type B behavior pattern，TBBP）。具有 A 型行为模式的人易致高胆固醇血症。此外，A 型行为的人去甲肾上腺素分泌过量，交感神经张力过高，引发反馈作用，增加心肌耗氧量、血黏度、血小板的黏附性和聚集性，使血小板释放血栓素 A_2，引起冠状动脉痉挛或动脉内血栓形成，造成心肌缺血，促使心绞痛、心肌梗死的发生，甚至心源性猝死。

（2）社会和生活因素。生活应激事件，如亲人死亡、环境变化等，被认为是冠心病的重要病因之一。经历的事件越多，冠心病的发生和复发，以及死亡率越高。

（3）高血压、高血脂等生物因素。据统计，高血压患者的冠状动脉粥样硬化的发病率比同年龄、同性别人群发病率高 4 倍，病变发生早且重。高脂血症，主要是指血浆总胆固醇和（或）甘油三酯的异常增高。高血压、高血脂是公认的导致冠心病的重要危险因素。能引起高脂血症的某些疾病，如糖尿病、甲状腺功能减退和肾病综合征等，可引起高胆固醇血症，从而导致冠心病的发生。

（4）生活方式。吸烟、缺乏运动、过食等因素与冠心病有密切关系。饮食与冠心病的关系主要集中在脂肪，脂肪是关键的连接点，它决定了血液中胆固醇的水平，后者是冠心病的重要危险因子。有研究证实，血液胆固醇水平是冠心病的重要预测指标，血液胆固醇水平在 180mg/dl 以上者患冠心病的危险性增加。

（5）遗传因素。高脂血症的家族聚集现象说明遗传因素也是危险因素之一。另外，年龄、性别、饮食结构、肥胖等因素在冠心病的发病过程中也发挥一定的作用。

2. 冠心病的发病机制

关于发病机制的学说颇多，如脂源性学说、致突变学说、损伤应答学说及受体缺失学说等，每一种学说都不能全面地阐述冠心病的发病机制。现将各学说综合归纳如下：各种致病因素一方面导致脂质代谢异常，出现高脂血症，为冠心病的发生准备了物质条件。另一方面，损伤的血管内膜使通透性升高，或内皮细胞损伤、凋亡、坏死、脱落等利于脂质渗入内膜下，为冠心病的发生确立了结构基础。此外，损伤的内皮可分泌生长因子，并能刺激血小板、单核巨噬细胞、平滑肌细胞产生并释放相应的生长因子，共同作用使渗入内膜下的脂蛋白发生氧化修饰，形成氧化型低密度脂蛋白等。在氧化型低密度脂蛋白等因子的作用下，单核吞噬细胞、中膜平滑肌细胞迁入内膜，在相应受体的介导作用下，吞噬已经氧化修饰的脂蛋白，形成泡沫细胞，导致动脉内膜的脂纹和纤维斑块的出现。当泡沫细胞大量坏死、崩解后，可促进粥样斑块形成并诱发局部炎症反应，使中膜和外膜亦发生相应改变。氧化型低密度脂蛋白及氧自由基等还可诱导细胞凋亡，在冠心病的全过程中均发生作用。

3. 冠心病的心理防治

冠心病的治疗除了生物治疗以外，还应采取综合性的心理防治措施。具体可采用 3 种措施。①心理咨询：针对患者不良的生活行为习惯，用认知疗法帮助患者进行认知重建和实施自我控制，还可以结合想象疗法、行为演练、社会支持和运动锻炼等。A 型行为采用以认知行为矫正疗法为主的综合矫正模式。②生物反馈治疗：主要进行松弛训练，消除患者过度紧张和焦虑的情绪，降低患者骨骼肌紧张程度，有利于血管扩张，降低血压，改善心肌缺血状况。③运动治疗：鼓励患者进行适度的运动（气功、书画等），降低血黏度，改善病情。

（二）原发性高血压

原发性高血压是以慢性血压升高为特征的临床综合征，也是最早确认和危害人类健康最严重的心身疾病之一，多发于中老年人。全世界成人中原发性高血压的患病率约为 10%。不同地区、不同文化背景的人群，原发性高血压的发病率有所不同。一般来说，工业化国家高于发展中国家，城市高于农村，男性高于女性，脑力劳动者高于体力劳动者，还有随年龄增长而患病率增高的趋势。

1. 病因

原发性高血压与心理、社会、生物等多因素有关，如摄盐量、体位、姿势、运动、疼痛、噪声、吸烟、所处环境、情绪等因素。

（1）心理因素。原发性高血压的发病与心理因素有明显的关系，例如，长期的不良心理状态、不良情绪反应（如焦虑、抑郁、悲伤等）；容易紧张、激动，具有内向的人格特征；不良的生活方式和生活习惯（如吸烟、高盐饮食等）；等等。这些因素均不同程度地影响个体的认知评价，产生相应的生理变化，进而导致心身疾病。例如，患者的紧张情绪造成医院里测量的血压比家中测量的血压高，这就是不良情绪引起血压升高的"白大衣综合征"现象。具有怕羞、完美主义、沉默和能自我控制的人格特征容易引起血压的升高。另外，敌意、A 型行为、神经质、焦虑及抑郁、缺乏应付能力可能与高血压的发病有关，但尚不能证实存在因果关系。

（2）社会因素。社会政治、经济文化、宗教等社会因素与原发性高血压的产生有关，且与疾病的转归相关。例如，战争、社会动荡、自然灾害与原发性高血压有关。卫国战争时，列宁格勒被围期间，被围居民中的高血压患病率，从战前的 4% 上升到 64%，即使在战争结束以后，大多数人的血压仍不能恢复正常，还造成了许多人的过早死亡。1999 年 9 月 21 日，台湾大地震灾后

196

1 年半左右的调查结果发现，灾后高血压等心身疾病患病率明显增加。另外，工作环境、性质和工作压力，以及应激和明显的社会冲突均对高血压的发病有一定的影响。

（3）遗传因素。原发性高血压患者具有明显遗传倾向，在同一家族中发病率较高。

（4）其他因素。年龄、低钙饮食、肥胖、糖尿病、肾内分泌失调等在原发性高血压的发病过程中可能有一定的关系。

2. 原发性高血压的发病机制

目前，原发性高血压的发病机制尚不十分清楚，各种学说从不同侧面进行阐释。

（1）心理社会因素。不良的心理社会因素（如精神紧张、易激动等）影响大脑皮质的认知、评价，产生异常的情绪和生理反应，导致大脑皮质的功能发生紊乱，对皮质下各级中枢，特别是血管的舒缩调节失控，致使血管收缩作用明显占优势，使外周阻力增大、血压升高。

（2）神经—内分泌系统的激活，具体通过以下途径。

1）中枢神经系统—下丘脑—腺垂体—肾上腺皮质系统激活。皮质醇、皮质酮、醛固酮等分泌增加，引起血管收缩和肾小管对 Na^+、H_2O 的重吸收增加，从而血压升高。

2）中枢神经系统—交感—肾上腺髓质系统激活。分泌大量的肾上腺素和去甲肾上腺素，加强心肌收缩力，全身细小动脉发生收缩，血压升高。

3）中枢神经系统—肾素—血管紧张素—醛固酮系统激活。由于交感神经兴奋，肾入球小动脉收缩，肾血液量减少，刺激肾小球旁细胞分泌肾素，肾素将血液中的血管紧张素原分解为血管紧张素 Ⅰ，在血管紧张素转换酶作用下，进一步转化为血管紧张素 Ⅱ 和血管紧张素 Ⅲ。血管紧张素 Ⅱ 可直接作用于细小动脉，引起血管收缩，外周阻力升高；另外，血管紧张素 Ⅱ 和 Ⅲ 引起醛固酮分泌增加，使 Na^+、H_2O 潴留，血容量增加，血压升高。近年来，临床使用血管紧张素转换酶抑制剂控制血压，正是基于此机制。

（3）其他。多基因遗传缺陷可引起血浆中血管紧张素原增加，而激素样物质使膜离子转运异常，使细胞内 Na^+、Ca^{2+} 浓度升高，细小动脉壁平滑肌细胞收缩加强，肾上腺素能受体密度增加，血管反应性加强，血压升高。

3. 原发性高血压治疗

原发性高血压的治疗，主张采用药物治疗与积极的心理治疗相配合的原则，在严格规范的个体化药物治疗的基础上，进行相应的心理社会调试，能获得较好的效果。

二、消化系统心身疾病

消化性溃疡是一种常见病、多发病，人群中约有 10% 的人在其一生中患过此病。其发病涉及幽门螺杆菌、胃酸和胃蛋白酶等因素的侵袭作用与十二指肠、胃黏膜屏障防御之间的平衡失调。大量研究提示，心理、社会因素造成的应激会刺激胃酸分泌，加剧平衡失调，促进疾病的发生和发展。

（一）溃疡病的病因

溃疡病的发生，除了与生物理化因素有关外，心理社会因素的作用是非常重要的。

1. 生物学因素

溃疡病发病的直接动因，是胃肠黏膜的损伤因素与保护因素之间的失衡。溃疡的形成是胃酸、胃蛋白酶自我消化的结果。它包括胃肠黏膜屏障功能降低和胃酸分泌增多。研究证明，幽门螺杆菌的感染与溃疡病有密切的关系，但并非所有幽门螺杆菌感染的个体都会发生溃疡病。另外，胆汁反流、长期服用水杨酸类药物（如阿司匹林）、前列腺素的合成与释放障碍、高钙血症、不良生活方式（如吸烟、酗酒、辛辣食物）等通过刺激促胃液素引起胃酸分泌增加或降低黏膜的屏障功能，诱发或促进溃疡病的发生。

2. 心理社会因素

社会生活事件（如丧偶）、性格缺陷、情绪障碍、职业与环境等因素作用于个体，产生心理应激反应，使大脑皮质功能失调，自主神经和内分泌系统功能紊乱。迷走神经兴奋性增高，胃酸分泌增加可引起十二指肠溃疡；而胃溃疡的发生是由于迷走神经兴奋性降低，胃蠕动减弱，排空障碍，滞留于胃内的食物直接刺激胃窦部，促胃液素分泌增加，引起胃酸分泌增加所致。另外，通过下丘脑—腺垂体—肾上腺皮质系统的活动加强，引起糖皮质激素分泌增多，使胃酸分泌增加，胃肠壁上毛细血管痉挛，黏膜缺血破坏，黏液分泌减少，促使胃液消化作用增强或屏障功能降低，导致溃疡病的发生。因此，对此类患者要避免使用皮质激素类药物。而发生溃疡后的各种症状（如疼痛），对大脑皮质又产生不良刺激，周而复始，形成恶性循环，使溃疡难于愈合、易复发，变成慢性病程。主要的心理危险因素有 4 种。

（1）情绪状态。溃疡病患者常伴抑郁症，应激时的抑郁情绪也很容易促使溃疡病的发生。有研究发现，采用抗抑郁药来治疗消化性溃疡，4 周有效率达到 46%～86%，有些顽固、难愈性溃疡也有好转，其药理作用除与三环类阻断 H_2 受体及抗胆碱能功能有关外，很可能与缓解或消除了抑郁情绪有一定程度的联系。

（2）生活事件与应激。严重的生活事件和重大的社会变革，如亲人丧亡、离异、家庭矛盾、经济压力、不良习惯（服用阿司匹林、饮酒、吸烟等）、自然灾害、战争、社会动乱等造成的心理应激，可促进溃疡病的发生。

（3）工作压力。较大的工作压力也是溃疡病发病的一个因素。

（4）人格特征。人格特征与溃疡病的发生有一定的关系。既可作为本病的发病基础，也可改变疾病过程而影响疾病的转归。溃疡病患者具有内向、神经质、工作认真负责、较强的进取心、强烈的依赖愿望、易怨恨不满、常常压抑愤怒等个性特点。Alp 等发现，溃疡病患者中具有孤独、自负与焦虑、易抑郁等个性者多于健康人，故认为不良个性染上不良习惯导致对社会的不适应，再加上较多生活事件压力而致溃疡病发生。

（二）溃疡病的心理治疗

在进行药物治疗的同时，进行切实有效的心理治疗是至关重要的。可以通过调整行为方式和消除不良情绪两个方面进行心理调适。

三、呼吸系统心身疾病

（一）支气管哮喘

支气管哮喘有许多不同的触发因素，除变态反应、感染、生化因素之外，心理社会因素通过自主神经系统起着始动机制的作用。哮喘患者的心理特征研究发现：①支气管哮喘没有单纯的或统一的人格类型；②许多哮喘患者有强烈的乞求他人（特别是母亲及其替代者）保护的潜意识愿望，这种愿望使患者对与母体分离特别敏感；③特殊的乞求愿望是由母亲对哮喘儿童的态度所引起的，但是对哮喘儿童及其家庭的研究并未找到一个单一形式的母子关系。

是否存在着代表哮喘的特异人格类型还不能确定。

（二）慢性阻塞性肺病

慢性阻塞性肺病，包括肺气肿、慢性哮喘及慢性支气管炎，其病程是进行性的、不可逆性的。由于心理因素导致患者的日常活动受限制，对病情严重的患者在病情缓解时做神经心理成套测试表明，患者的注意测验、语词性及视觉记忆、一般智能、数学问题解决等均有损害。EEG 及 CT 扫描的相关提示，慢性阻塞性肺病对脑的认知反应结构有持久的低氧性损害。

四、泌尿生殖系统心身疾病

心理社会因素与妇女的月经周期有密切的关系。

（一）经前期紧张综合征

有些妇女在月经前 4 ～ 5 天（有时可延长到月经来时）反复发生各种躯体、心理及行为症状。心理变化因人而异，包括情绪易激惹、神经质、不安、抑郁、疲劳。经前期发生各种严重的行为或事件（如犯罪行为、自杀企图及精神病发作等）较多，提示经前期紧张的变化与不适可加剧心理障碍。

关于病因，早年有人从意识与潜意识冲突做解释，之后企图证实人格因素的作用，未获成功。在社会因素方面，他人教育（母亲、姐姐）可以影响对症状的知觉与对月经的态度（Ruble，1977）。近年来，有学者认为，经前期综合征发病的心理学原因是促黑激素及 β - 内啡肽的异常释放，或对其过敏。这两种神经肽在黄体期可触发神经内分泌的变化，并且与应激有关。

（二）绝经期的心理障碍

绝经是妇女一生中的重大转折，由雌激素分泌低下为主的内分泌紊乱，常导致形式不同、程度不一的心理障碍。可表现为焦虑、紧张、情绪易波动、易激惹、抑郁、失眠、性欲减退或过盛，还可伴随各种躯体症状与体征。既往经历过心理障碍者可增加绝经期心理障碍的发生。国内资料表明：①早年生活事件可影响发病；②脑力劳动为主者障碍出现较早；③部分人有家庭精神病史；④性格内倾者多；⑤中年时期的生活事件，例如，家庭不和（亲子关系）及工作单位人际关系不良，常可构成恶性循环；⑥社会理解不足也是促进因素。

（三）异常月经

除闭经外，情绪障碍也有表现为过量出血，并表现为较重的神经质或明显的精神障碍。可能是下丘脑促性腺激素释放紊乱或中枢神经系统的神经体液因素对子宫血管的直接作用。正常生活方式受到扰乱，在高度精神压力下工作的妇女，常可出现月经过多、经期延长。

五、内分泌及代谢疾病

（一）甲状腺功能亢进

甲状腺功能亢进（甲亢）的患者几乎都伴有精神变化，表现为紧张、易激动、情绪易变；尽管体力上感到疲劳，但仍想去干点事情；注意力集中的时间不长，有近事记忆损害。严重甲亢者可呈现精神症状、谵妄、昏迷，甚至死亡。少部分患者，特别是老年人患慢性甲亢者，常表现为抑郁、淡漠和厌食。

1. 病因与发病机制

目前，甲亢的病因与发病机制尚不十分清楚，本病的发生是在遗传基础上的心理应激所诱发的一种自身免疫性疾病。

（1）遗传因素。遗传因素是本病发生的生理基础，研究发现，甲亢具有家族性，家庭成员中患病率明显高于一般人群。

（2）自身免疫反应。有研究发现：①患者血中球蛋白增高，有多种抗甲状腺的自身抗体，且常与其他自身免疫性疾病，如重症肌无力、糖尿病等，并存。②自身抗体中，存在针对甲状腺某种抗原的自身抗体，如长效甲状腺刺激物，但最重要的是能与促甲状腺激素（TSH）受体结合的自身抗体，具有类似 TSH 的作用。

（3）心理社会因素。不良的个性特征（如急躁、癔症、紧张等）、环境因素（如恐怖或惊险）、社会生活事件等在甲亢的发生、发展及复发等多过程中都起到重要的作用，其作用机制可能通过皮质—下丘脑—垂体—甲状腺轴功能和免疫系统的功能紊乱而促进甲亢的发生或病情恶化。

20 世纪 20 年代到 50 年代，对甲亢患者的个性因素研究发现两种特征。①甲亢由急性情绪状态或打击所促进，有时甚至可以在一次极度的惊骇或情绪创伤后几小时发生；②甲亢患者的病前人格特征为：过分地承担责任，敢于牺牲自己利益，依赖的希望与需要遭到抑制，常伴有过分夸张的怕死和怕损伤，在丧亲与严重恐惧下特别脆弱。急性情绪应激作为一种非特异性促进因素，可激活遗传的或体质上的易感倾向，其途径可能是影响免疫系统，进而引起腺体的功能障碍。

（二）糖尿病

这是一组以糖尿和高血糖为特征的多因性内分泌代谢障碍，是胰岛素缺乏或靶细胞对胰岛素敏感性降低所引起的疾病。糖尿病的病因是多元性的，一般认为糖尿病是遗传和环境共同作用的结果。虽然遗传因素的作用已经得到了双生儿研究和家族调查证实，但是遗传因素还不能完全解释所有的糖尿病患者。近年研究提示，情绪、生活事件、人格、心理应激、生活方式等心理社会因素，也是促发和加剧糖尿病的重要原因。

1. 糖尿病的心理危险因素

（1）情绪状态。心理冲击与糖尿病发病和加剧有关。在情绪应激条件下，无论是糖尿病患者还是非糖尿病患者都显示出血糖、尿糖、酮体增多等糖尿病的症状，但是当移除应激源后，非糖尿病患者很快恢复正常，而糖尿病患者不能恢复正常水平。糖尿病共病抑郁障碍的患者血糖水平与抑郁程度呈正相关，抑郁症状越明显，血糖控制越差，血糖水平越高。

（2）心理应激与生活事件。生活环境的突然改变、亲人患病或亡故、无辜的冤枉等各种原因，可造成全身处于心理应激状态，通过内分泌途径介导，致使血糖升高诱发糖尿病。回顾性和前瞻性研究发现，在一定时间内累积的生活变化单位（LCU）与糖尿病的发作和严重程度有关，并得到进一步的证实。

（3）人格因素。糖尿病患者多具有被动性、依赖性、不成熟性、适应不良、缺乏安全感、优柔寡断和受虐狂的某些行为特征。对Ⅱ型糖尿病患者进行了 EPQ 调查，结果显示，糖尿病患者多表现为内向和情绪不稳定。

2. 糖尿病的心理治疗

药物、运动、饮食、心理与教育的"五套马车"综合治疗已成为当前治疗糖尿病的重要发展趋势。常用的心理治疗主要采用认知行为治疗的基本模式，合理的情绪疗法为主的集体治疗和个别的心理辅导均有很好的疗效。

六、其他常见心身疾病

（一）癌症

癌症，是一种严重危害人类健康及生命的常见病、多发病。在我国城市，癌症已经位列人群死亡谱的前列，超过心脑血管疾病。多数癌症的病因复杂，不良的生活方式，如饮食、缺乏运动、吸烟、酗酒、肥胖、性行为、应激等，可能使人患上癌症。精神抑郁是促进癌症发展的一个重要因素。目前，已有人确认癌症是一种心身疾病，近年来心理免疫学的发展更提供了科学的依据。

1. 癌症的病因

（1）个性因素。癌症的发生与个性有关。许多研究认为，癌症患者的心理特征有"反应迟缓、不大表露感情、与父母感情较冷淡"，"抑郁加抽烟易得肺癌"，"乳腺癌患者往往是怒气难以自制而又被压抑"，"孤独、无助并处于绝望等情绪忧伤可使白血病及霍奇金病发展"。近年的研究表明，饮食因素及精神因素（社会心理因素）是胃癌的高危因素。

（2）生活事件。癌症患者发病前，尤其是青少年时期或早期的精神创伤等生活事件的发生率比其他患者高。

（3）C 型人格特征。又称癌症倾向人格。研究发现，人格特征与恶性肿瘤的发生有一定的关系，特别是 C 型人格特征与癌症的发生密切相关。C 型行为的主要特征有两种：①童年形成压抑、克制内心痛苦而不对外表达的性格；②过分合作、协调、姑息、谦让、自信心不足，过分忍耐、回避冲突、屈从让步、负性情绪控制力强，追求完美、生活单调等。这类人在遭遇重大生活挫折时，常陷于失望、悲观和情绪的抑郁中不能自拔，在行为上表现为回避、否认、逆来顺受等。用 C 型行为测试工具测量发现，具有 C 型行为特征的人，癌症发生率比非 C 型行为者高 3 倍以上。

（4）情绪状态。我国传统医学论著提出情绪与癌症有关，指出忧郁伤肝，思虑伤脾，积想在心，所愿不得志者，致经络痞涩，聚结成核……名曰乳岩；郁结伤脾，肌肉消薄，与外邪相搏而成肉瘤。

（5）社会支持。接受社会支持程度与癌症的预后有关。

2. 癌症的发病机制

心理社会因素通过心理—神经—内分泌—免疫轴，促进癌症的发生、发展。大量的实验表明，电击、创伤性恶性刺激、反复而集中的条件反射实验可引起神经系统的过度或普遍应激而促进"自发的"肿瘤生长。去大脑皮质或使用中枢抑制药物（如巴比妥钠）可促使移植肿瘤发展和使动物提前死亡；而咖啡因及小剂量士的宁可明显延缓或阻滞肿瘤发生。

毁损下丘脑背内侧核及室旁核使甲状腺的腺样增殖退化；破坏背侧下丘脑可使移植肿瘤存活期延长；带状破坏下丘脑前部可引起抗体滴度降低和过敏反应的抑制或延缓。这些实验资料提示，下丘脑在中介心理社会因素对肿瘤的影响中起重要作用，下丘脑与免疫反应之间可能是通过自主神经系统及神经内分泌等多种过程共同影响的。

3. 癌症治疗的心理反应

用药物、放射线或手术治疗癌症所伴随的副作用常可构成暂时或持久的心理冲击。患者的反应取决于治疗的躯体应激及对自尊心冲击之间的复杂相互作用。化疗及放疗所致的恶心、呕吐是暂时性副作用，一般在 24～48 小时内消失。但是，反应的严重与持续时间有很大的个体差别，例如，患者的焦虑可增强或延长反应；在预期或回忆治疗也可引起恶心、呕吐，常成为患者坚持治疗顺从性差的主要原因。秃发也是许多化疗药物带来的副作用，常要持续于整个治疗期间。虽然戴上假发可以解决不少患者的问题，但是，头发脱落这个事实会使患者为之心烦意乱，还可损害患者"否认"癌症的应对机制。

手术的结果是永久性改变。涉及颜面部，或截肢、内脏造瘘、器官切除等都可构成心理创伤。有人发现，乳房切除后适应不良者约占 20%，患者在获得装饰性乳房后，术后的抑郁降低，信心增加。乳腺癌患者术后约 1/3 有中度以上的焦虑及抑郁需要心理上的帮助，另外，结肠癌手术或癌性截肢因毁形或功能丧失而损害自尊心。

（二）睡眠障碍

睡眠障碍（sleep disorder）在临床上极为常见，既可见于正常人，也可以是各种疾病的伴随症状。睡眠障碍主要有失眠和觉醒障碍等。

常见的失眠有入睡困难、保持睡眠困难和早醒 3 种。原因常见于心理压力大、异常环境或入睡前饮用兴奋性饮料、疾病或药物影响等因素。

失眠除采用药物治疗外，还可以尝试选用几种方法来调节心理、行为，以改善睡眠。

（1）晚饭不能吃得太饱。晚饭避免进食油腻的食物，多吃蔬菜、水果，喝果汁。

（2）饭后散步半小时。

（3）制定规律的作息时间，每天入睡和起床的时间都争取一样。尽量早些躺下，前半夜睡 1 个小时比得上后半夜的 2 个小时。

（4）睡前泡个热水澡。水的温度不应超过 37℃，水太热有刺激作用。无法泡澡的人可用热水泡泡脚。

（5）睡前喝杯热牛奶，加勺蜂蜜，慢慢地用吸管吸。

（6）睡前要努力使自己静下心来。反正睡觉前也解决不了所有的问题，应当用"明天再说"来安慰自己。

（7）进行肌肉放松训练，先是脚趾，然后脚掌、膝盖、大腿。按摩手从手指开始。感受到指尖的血脉跳动，整个躯体如释重负。

（8）按摩耳垂中间的睡眠穴。

（9）用一块雪青色的布蒙上双眼，这种颜色对睡眠有好处。

（10）想象美好的大自然风光。

（11）回想你经历过的和谐、安宁的情境，尽量再现每一个细节。

（12）买一个好闹钟。避免害怕听不到闹钟而睡不实。

复习思考题
一、名词解释
心身疾病
二、简答与论述题
心身疾病的诊断和治疗原则是什么？

第八章　心理障碍

随着社会的不断发展和社会竞争的日趋激烈，各类人群心理行为问题的发生有不断增加的趋势，为了适应社会发展和医学模式转变的需要，医学生必须了解心理障碍和不良行为的判断标准、发生原因，为疾病的诊断、治疗及预防工作的顺利开展做好充分的准备。

第一节　心理障碍概述

心理障碍（mental disorder），又称精神障碍或心理疾病，指心理（精神）功能紊乱。它是一类具有诊断意义的心理问题，患者常有主观痛苦体验和社会功能损害，表现为认知、情感和行为等方面的异常改变，又称异常心理。它既可能是功能性的，又可能包括器质性的改变。

【知识链接】

Mental health is used to describe the level of cognitive and emotional wellbeing, and an absence of a mental disorder. Nowadays, under the huge pressure, people suffer a lot from the mental disorders. The burden of mental disorders in China has incrensed to 20% of all diseases burden. People with mental disorders mostly suffer from social isolation, poor quality of life as well as increased mortality. Symptoms of mental disorder are a combination of abnormal thoughts, emotions, behaviors, and relationships with others. Most of these disorders can be successfully treated.

一、心理障碍形成的原因

心理障碍是外在因素和内在因素互相结合而产生的。外因，常指心理、社会因素，是心理障碍形成的条件或诱因；内因，常指生物学因素，是心理障碍形成的基础。如果机体不具备某些特定条件，病因就不起作用，也就不会发病。如果一定的性格缺陷作为内因，心理创伤作为外因，那么，性格较健全的人，在经受巨大的精神创伤时才会发生心理障碍；而性格缺陷较明显的人，稍有精神创伤就容易发生心理障碍。

人们从不同的途径和层次探讨了心理障碍产生的原因。根据现有研究结果，主要有 3 个方面的原因，即生物学因素、心理因素和社会文化因素。

（一）生物学因素

1. 遗传

遗传，是心理障碍的重要因素，但不能认为心理障碍属于遗传性疾病。基因遗传物质异常、生化过程异常和神经递质代谢异常等均可能导致人体心理功能异常。

2. 中枢神经系统感染与外伤

这是相对明确的病因，如散发性脑炎或颅脑外伤所致。

（二）心理因素

1. 人格

人格不健全者容易患心理障碍，某些人格特征与心理障碍有密切关系，例如，过分认真追求完美的性格与强迫症，孤僻内向的性格与精神病性症状等。

2. 应激

应激，指各种生活事件及其导致的精神刺激。有学者发现，92% 的抑郁症在发病前有促发事件，当应激事件过于强大时，往往是直接病因。

（三）社会文化因素

社会文化因素对心理活动具有制约作用，心理障碍的内容和表现形式也受社会文化因素的制约。社会文化关系失调是心理障碍的重要原因。大多数心理障碍和正常心理一样，都是社会文化生活的产物。如果得到社会的同情和支持，遇到的挫折就小，个人心理状态就可能正常。当环境不稳定或恶劣时，就容易发生心理障碍。

生物学因素和社会心理因素在心理障碍的发病中共同起着决定性作用，但两者并非平分秋色。在某些心理障碍中某种因素起着主导作用，在另一些心理障碍中则另一些因素起着重要作用。例如，在神经症的发病中，心理社会因素是发病的主要因素，但也有神经生理学的改变，如焦虑症时去甲肾上腺素能系统的改变，强迫症时 5-羟色胺含量的改变等。在精神分裂症、躁狂抑郁症，以及人格障碍和精神发育迟滞的发病中，则主要是生物学因素（如遗传因素）等起着主导作用。当然，社会心理因素的影响也不能忽略，它可能起着促发作用。

　　上述的几种观点都不能完全说明所有心理障碍，而只能解释其中一部分、一个侧面，因此都不可避免地带有片面性和局限性。因此，任何心理障碍的产生都是生物学因素、心理因素和社会文化因素 3 个方面共同作用的结果。

二、心理障碍的分类

　　对异常心理进行描述、归类，为研究其发生发展规律，确定诊断、预防和治疗提供可靠根据。然而，由于心理障碍的分类工作非常复杂，到目前仍然没有一个统一的被一致认可的分类方法。医学心理学依据心理障碍产生的条件、环境，以及影响程度、心理障碍的严重程度等因素，将心理障碍分为 6 类。

　　（一）轻度心理障碍

　　轻度心理障碍，通常指与心理社会因素关系密切、程度较轻的心理障碍，如神经症、应激障碍等。先天气质、后天素质和人格类型也是轻度心理障碍症状产生的基础。其共同特点为：心理活动的完整性和统一性基本保存；与环境保持协调一致，生活自理能力基本正常；自知力基本存在；有求医、遵医意识。

　　轻度心理障碍常见类型有 3 种。①神经症性障碍：包括焦虑障碍、强迫性障碍、躯体形式障碍；②其他神经症性障碍：在各种躯体早期的心理压力及长期慢性过程的沉重负担作用下，与躯体疾患相关症状伴随的神经症样障碍；③应激反应及适应障碍：由非剧烈但持久的生活事件引起的心理障碍，以情绪障碍为主（如烦恼、不安、抑郁、不知所措和胆小害怕等），同时有适应不良行为（如退缩、回避交往等）和生理功能障碍（如睡眠不好、食欲不振等），症状最长不超过 6 个月。

　　（二）严重心理障碍

　　心理障碍程度较重，以精神活动失去常态为主要特征的精神病症突出，个体心理和社会危害比较严重。其共同特点有 3 种：①心理活动遭受严重破坏；②严重社会适应不良，心理活动脱离社会现实，严重丧失社会适应能力；③自知力缺损，不能正确评价自己的言行和所处的状态，不承认自己有严重的心理障碍，拒绝医疗帮助和社会支持。

　　其常见类型有 4 种：①精神分裂症；②心境障碍（躁狂发作、抑郁发作）；③急性应激障碍、分离（转换）性障碍；④偏执性精神障碍、分裂情感性精神病及急性短暂性精神病等。

（三）心理生理障碍

心理生理障碍，是指由心理社会因素导致的躯体功能障碍和躯体器质性病变的一类疾病。其共同特点有 3 个方面：①心理社会因素刺激引起生理功能障碍或躯体器官的病变，心理活动的完整性和统一性保存完好；②社会适应良好，自知力存在，有主动求治的要求；③有明确的生理功能障碍或者器官和组织受损的证据，自我感觉和客观评价一致。

心理生理障碍常见类型有 4 种。①进食障碍：如神经性厌食症、神经性贪食症及神经性呕吐等；②睡眠与觉醒障碍：如失眠症、嗜睡症、夜惊及梦魇等；③性功能障碍：如性欲减退、阳痿、早泄、性交高潮缺乏、阴道痉挛及性交疼痛等；④心身疾病。

（四）脑器质性疾病伴发的心理障碍

由于大脑损害或躯体疾病所致的精神障碍。共同特点为有 3 种：①大脑功能和结构明确受损；②社会适应能力部分受损，甚至完全丧失；③存在部分自知力或完全丧失自知力。

其常见类型有 4 种：①脑器质性精神病；②躯体严重感染和内脏疾病的代谢产物引起的急性脑功能障碍；③有害物质所致精神障碍，包括精神活性物质所致精神障碍和非依赖性物质（如一氧化碳、重金属及食物等）所致的中毒性精神障碍；④精神发育迟滞。

（五）行为偏离或人格障碍

行为偏离或人格障碍的共同特点有 3 个方面：①行为品质偏离常态，违反了社会伦理、道德、信仰和法律观念，本人不能靠自己的意志约束自己；②心理活动的完整性和统一性没有明显损害，已明显不能适应社会；③自知力保持完好，个人生活能自理。

行为偏离或人格障碍常见类型有 3 种。①行为偏离（不良行为）：如烟瘾、酒瘾、药物依赖、过食、纵火癖、偷窃癖等；②性变态：如恋物癖、异装癖、窥淫癖、恋童癖及易性癖等；③人格障碍：如反社会型人格、分裂型人格、冲动型人格、偏执型人格、癔症型人格、强迫型人格及依赖型人格等。

（六）特殊条件下产生的心理障碍

特殊条件下产生的心理障碍，包括药物、催眠等特殊条件下的心理异常。

目前，在临床上常采用国际疾病分类标准 ICD－10（*International Classification of Disease*）和美国医学会编的《精神疾病诊断与统计手册》（*Diagnostic Statistical Manual Classification*，DSM－Ⅴ），现将 ICD－10 和 DSM－Ⅴ简要介绍，供作参考（见表 8－1）。

表 8 - 1　心理障碍分类

ICD - 10	DSM - V
1. 器质性（包括症状性）精神障碍	1. 神经发育障碍
2. 使用精神活性物质所致的精神和行为障碍	2. 精神分裂症谱系及其他精神病性障碍
3. 精神分裂症、分裂样障碍和妄想性障碍	3. 双相及相关障碍
4. 心境（情感障碍）	4. 抑郁障碍
5. 神经症性、应激相关的及躯体形式障碍	5. 焦虑障碍
6. 伴有生理紊乱及躯体因素的行为综合征	6. 强迫及相关障碍
7. 成人人格与行为障碍	7. 创伤及应激相关障碍
8. 精神发育迟滞	8. 分离障碍
9. 心理发育障碍	9. 躯体症状及相关障碍
10. 通常起病于童年与少年期的行为与精神障碍	10. 喂食及进食障碍
11. 非特定的精神障碍	11. 排泄障碍
	12. 睡眠—觉醒障碍
	13. 性功能失调
	14. 性别烦躁
	15. 破坏性、冲动控制及品行障碍
	16. 物质相关及成瘾障碍
	17. 神经认知障碍
	18. 人格障碍
	19. 性倒错障碍
	20. 其他精神障碍

第二节　常见的心理障碍

一、焦虑障碍

焦虑障碍，是一种源于内心的紧张压力感，常表现为内心不安、心烦意乱，有莫名其妙的恐惧感和对未来的不良预期感，常常伴有憋气、心悸、出汗、手抖、尿频等自主神经功能紊乱症状。焦虑障碍并非实际威胁所引起，其紧张程度与现实情形不相称。

焦虑障碍的病因与发病机制不完全清楚，目前认为与以下几种神经递质有关：肾上腺素能活动增加，患者的脑脊液、血和尿中的去甲肾上腺素显著升高；焦虑的动物模型提示，5-羟色胺在焦虑的消长中起重要作用。研究发现，焦虑与 γ-氨基丁酸的功能不足有关。

（一）广泛性焦虑障碍

广泛性焦虑障碍（generalized anxiety disorder，GAD），是一种以焦虑为主要临床表现的精神障碍，患者常常有原因不明的提心吊胆、紧张不安，并有显著的自主神经功能紊乱症状、肌肉紧张及运动性不安。患者往往能够认识到这些担忧是过度和不恰当的，但不能控制，因难以忍受而感到痛苦。病程不定，趋于波动的并称为慢性。

1. 临床表现

典型的表现常常是对现实生活中的某些问题过分担心或烦恼，例如，担心自己或亲戚患病或发生意外，异常担心经济状况，过分担心工作或社会能力。一般来说，GAD 患者的焦虑症状是多变的，可出现一系列生理和心理症状，主要有 3 个方面。

（1）精神性焦虑。患者长期感到紧张和不安，常常感到心烦意乱，没有耐心；与人交往时紧张急切，难以沉着；遇事惊慌失措、六神无主，容易担心；严重时惶惶不可终日。

（2）躯体性焦虑。表现为运动性不安与肌肉紧张。运动性不安可表现搓手顿足，不能静坐，不停地来回走动，无目的的小动作增多。肌肉紧张，表现为主观上的一组或多组肌肉不舒服的紧张感，严重时有肌肉酸痛，多见于胸部、颈部及肩背部肌肉，紧张性头痛也很常见，有的患者可出现肢体的震颤，甚至语音发颤。

（3）自主神经功能紊乱。如心悸、出汗、胸闷、呼吸急促、口干、便秘等。诊断前需要排除躯体疾病，如甲状腺疾病、心脏疾病、物质滥用及其他功能性精神障碍。

2. 诊断要点

（1）对多种事件或活动（如工作或学习）呈现出过分的焦虑和担心（一种提心吊胆的等待和期待），而这种焦虑反应持续至少 6 个月以上。

（2）患者感到难以控制自己不去担心。

（3）这种焦虑和担心同时伴有如下 6 个症状中的至少 3 个。①坐立不安或感到紧张；②容易疲劳；③思想难以集中或脑子一下子变得空白；④易激惹；⑤肌肉紧张；⑥睡眠障碍（入睡困难、睡眠浅或易醒）。

（4）排除由药物、躯体疾病（如甲亢）、心境障碍、精神病性障碍或广泛性发育障碍所致的焦虑症状。

（二）惊恐障碍（panic attack）

1. 临床表现

惊恐发作通常持续数分钟，有较固定的躯体、认知和行为症状。

（1）躯体症状。自主神经功能失调，交感神经系统"唤醒"，表现为心脏、呼吸、神经和胃肠道症状。①心血管症状；②呼吸困难；③神经系统症状；④胃肠道症状；⑤泌尿生殖系统症状。

（2）认知症状。患者伴有恐惧感、濒死感或发疯感，惶惶不可终日。

（3）行为症状。患者体验到一种强烈的驱动力，要逃离发生惊恐的场所，找到一个安全、熟悉的地方或人。首次发作患者可清晰地回忆起最初的发作先兆。之后的发作可是自发性、突然发作和预期性焦虑的积聚、情境性发作及混合发作。

2. 诊断要点

（1）突然出现的强烈恐惧或不适感，毫无预兆且症状迅速达到顶峰（10分钟内），涉及下列其中4项或更多症状：心悸或心动过速；发冷或发热的感觉；出汗恶心；濒死感；感觉异常；颤抖或震颤；感觉眩晕或欲晕厥；呼吸困难；非真实感或人格解体；窒息感；害怕失控或发疯；胸痛或不适。

（2）在持续1个月内，患者对再次发作的持续性焦虑和关注，害怕发作产生不幸后果，并因此出现与发作相关的显著的行为改变，如回避工作或学习场所等。

（三）焦虑障碍的治疗要点

焦虑障碍的治疗方法大同小异，都是药物治疗结合心理治疗，但每一种类型的治疗方法各有侧重点，可参考广泛性焦虑障碍的治疗要点，心理治疗的技巧还需在临床经验中不断总结。

1. 药物治疗

常用苯二氮卓类、SSRIs、SNRIs联合用2～4周，然后逐渐减去苯二氮卓类。还有丁螺环酮（15～60mg/日）和坦度螺酮（20～60mg/日）等，无药物依赖性，对治疗GAD安全有效，而且维持疗效可达数月。

2. 心理治疗

（1）健康教育。帮助患者认识到被压抑的心理冲突的真正根源，鼓励患者进行适当的体育锻炼，并坚持正常生活工作。

（2）认知行为治疗。对患者进行全面的评估后，治疗者就要帮助患者改变不良认知并进行认知重建。

（3）放松训练。肌肉松弛训练、呼吸控制训练能部分缓解焦虑；还可以结合生物反馈仪，根据生物反馈信息训练患者放松，以减轻焦虑，对治疗广泛焦虑障碍有效。

二、强迫性障碍

强迫性障碍（obsessive-compulsive disorder，OCD），是以强迫症状为主要临床相的神经症，其特点是意识的自我强迫和意识的自我反强迫同时存在，两方面的强烈冲突使患者感到焦虑和痛苦，患者也意识到强迫症状的异常性，但无法摆脱。病程迁延者以仪式动作为主而精神痛苦减轻，但社会功能严重受损。

1. 病因和发病机制

越来越多证据表明，皮质纹状体环路异常即皮质纹状体介导控制（corticostriatally mediated control）和犒赏系统（reward systems）在 OCD 的病理生理机制起重要作用。发病机制与 DA、5－HT、影像学和遗传学有关。OCSDs（obsessive-compulsive spectrum disorders）是原型障碍，关键特征行为（认知和运动）抑制不能。强迫性障碍患者与双亲的同病率为 5%～7%，远远高于普通人群；许多器质性疾病也易产生强迫症状，如脑炎及额叶损伤，但大部分强迫症患者并无器质性损害的证据；对自己要求过分严格、思维过分严密、追求逻辑和思维过程的细节，行为强调秩序性、规范性、完美主义倾向的人容易出现强迫症状。这些症状具有保护性回避反应的性质。

2. 诊断标准

（1）具有强迫观念、强迫行为，或两者都有。强迫观念定义包含以下两个方面。

1）反复体验到持久的思想、强烈欲望，或意象，有时是侵入性和不必要的，多数个体引起显著焦虑或痛苦。

2）患者试图忽视或压抑这些思想、冲动、意象，或通过某些其他想法或行动来中和（neutralize）它们（即，通过执行强迫行为）。

强迫行为定义包含以下两个方面。

①重复行为（如洗手，排序，检查）或心理活动（如祈祷，计数，反复默念字句），是患者感觉被强迫观念驱使的执行反应，或必须遵照规则严格执行。

②行为或心理活动的目的在于防止或减轻焦虑或痛苦，防止某些可怕的事件或情境发生；然而，这些行为或心理活动和他们愿意中和或防止的事情缺乏实际联系，或明显过分。

（2）强迫观念或强迫行为耗费大量时间（如每天超过 1 个小时），或引起有临床意义的痛苦或社会、职业、其他重要领域的功能损害。

（3）强迫症状并非由于物质（如滥用药物，治疗药物）或其他医学障碍生理效应所致。

（4）此障碍难以用其他精神障碍的症状解释。

此外，强迫性障碍的自知力可以是完整的，也可以是缺失的。

3. 治疗

强迫症，是一种慢性、致残性精神障碍，诊断较困难、治疗需个体化，没有标准化的治疗方案；目前 SSRIs 和 CBT 是治疗强迫症一线治疗，氟伏沙明治疗强迫症安全、有效；强迫症临床治愈策略包括换药、增效和联合治疗；强迫症治疗需足量、全程的综合性治疗策略。

（1）氟伏沙明（兰释）。氟伏沙明治疗强迫效果与氯米帕明相当，可明显改善 OCD 患者的强迫症状和伴发的焦虑症状，提高强迫症患者的生活质量，且这一作用持续至维持治疗期。氯丙咪嗪和选择性 5－羟色胺再摄取抑制剂如氟西汀、帕罗西汀等，都具有抗强迫作用，但 40%～60% 的强迫症 SSRIs 单药治疗不理想或无效，非典型抗精神病药物系 5－HT2A 受体拮抗剂（中等剂量），具有抗强迫增效作用。

（2）心理治疗（详见第五章）。

三、创伤后应激障碍

创伤后应激障碍（post-traumatic stress disorder，PTSD），是指对创伤等严重应激因素的一种异常的精神反应。它是一种延迟性、持续性的心身疾病。PTSD 是由于受到异乎寻常的威胁性、灾难性的心理创伤，导致延迟出现且长期持续的心理障碍。简而言之，PTSD 是一种创伤后心理失衡状态。

导致产生 PTSD 的事件，往往是一个人经历或目睹的威胁生命的事件。这类事件包括战争、地震、严重灾害、严重事故、被强暴、受酷刑、被抢劫等。几乎所有经历这类事件的人都会感到巨大的痛苦，个体产生极度恐惧、害怕、无助感。这类事件称为创伤性事件。

许多创伤后的生还者恢复正常生活所需时间不长，但一些人却会因应激反应而无法恢复为平常的自己，甚至会随着时间推移而更加糟糕，这些个体可能会发展成 PTSD。PTSD 患者通常会经历诸如噩梦和头脑中不时记忆闪回，并有睡眠困难，感觉与人分离和疏远。这些症状若足够严重并持续时间够久，将会显著地损害个人的日常生活。

PTSD 表现有明显的生理和心理症状，它的复杂性表现在常与相关的精神失调合并发展，如抑郁、药物滥用、记忆和认知问题，以及其他的生理和精神健康问题。这类失调也会伴随损害个人在社交及家庭生活中发挥作用的能力，包括职业不稳定性、婚姻问题和离异、家庭失调和子女教养的困难。

1. 创伤后应激障碍的临床症状

创伤后应激障碍的核心症状有 3 组，即重新体验症状、回避症状和警觉性增高（易激惹）症状，但儿童与成人的临床表现不完全相同。年龄愈大，重现创伤体验和警觉性增高症状越明显；年龄越小，其临床表现就越是其特殊性。成人大多主诉与创伤有关的梦魇；儿童因为大脑语言表达、词汇等功能发育尚不成熟的限制常常描述不清恶梦的内容，时常从恶梦中惊醒、在梦中尖叫，也可主诉头痛、胃肠不适等躯体症状。研究指出，儿童重复玩某种游戏是回闪或闯入性思维的表现之一。值得注意的是，PTSD 会阻碍儿童日后独立性和自主性等健康心理的发展。

（1）重新体验症状。PTSD 最具特征性的表现，是在重大创伤性事件发生后，患者有各种形式的反复发生的闯入性创伤性体验重现（病理性重现）。患者常常以非常清晰的、极端痛苦的方式进行着这种"重复体验"，包括反复出现以错觉、幻觉（幻想）构成的创伤性事件的重新体验（flashback）。此时，患者仿佛又完全身临创伤性事件发生时的情景，重新表现出事件发生时所伴发的各种情感。患者面临、接触与创伤性事件有关联或类似的事件、情景或其他线索时，常出现强烈的心理痛苦和生理反应。

患者在创伤性事件后，频频出现内容非常清晰的、与创伤性事件明确关联的梦境（梦魇）。在梦境中，患者也会反复出现与创伤性事件密切相关的场景，并产生与当时相似的情感体验。患者常常从梦境中惊醒，并在醒后继续主动"延续"被"中断"的场景，并产生强烈的情感体验。

（2）回避症状。在创伤性事件后，患者对与创伤有关的事物采取持续回避的态度。回避的内容不仅包括具体的场景，还包括有关的想法、感受和话题。患者不愿提及有关事件，避免相关交谈，甚至出现相关的"选择性失忆"。患者似乎希望把这些"创伤性事件"从自己的记忆中"抹去"。

在遭遇创伤性事件后，许多患者存在着"情感麻痹"的现象。从外观上看，患者给人以木然、淡漠的感觉，与人疏远、不亲切、害怕、罪恶感，或不愿意和别人有情感的交流。患者自己也感觉到似乎难以对任何事物产生兴趣，过去热衷的活动也无法激起患者的情绪，患者感到与外界疏远、隔离，甚至格格不入，难以接受或者表达细腻的情感，对未来缺乏思考和规划，听天由命，甚至觉得万念俱灰，生不如死，严重的则采取自杀行为。

（3）警觉性增高症状。不少患者出现睡眠障碍（如难以入睡、易惊醒）、易激惹或易发怒、容易受惊吓、难以集中注意力等警觉性增高的症状。

2. 创伤后应激障碍的诊断要点

（1）应激源。存在异乎寻常的精神创伤性事件。

（2）重新体验症状。经常会出现创伤情景的回闪，触景生情的精神或生理反应。

（3）回避症状。存在回避症状是关键，尤其回避与创伤有关的事情。

（4）警惕性增高，尤以睡眠障碍和易激惹多见。

（5）一般来说，持续时间小于6个月。

3. 创伤后应激障碍的治疗

（1）药物治疗。药物治疗是 PTSD 的重要治疗手段之一。应激早期应用苯二氮卓类抗焦虑药（BZ），可预防 PTSD 的发生，但长期使用易导致依赖，停药出现戒断反应，还损害认知功能，不宜首选。选择性5－羟色胺再摄取抑制剂类抗抑郁药疗效和安全性好，不良反应轻，被推荐为一线用药。其他新型抗抑郁药和非 BZ 类抗焦虑药疗效较好，不良反应轻，是治疗 PTSD 的主要的药物。由于各种药物的作用机制不同，一种治疗无效可选用其他药物治疗，并给予合适的疗程和剂量。

理想的药物治疗应能够针对特定的生理心理系统的作用选择特殊类别的药物。然而，目前多数关于 PTSD 的药物治疗，还是使用抗抑郁剂和抗焦虑剂，也就是对症治疗。在使用中，应以抑郁、焦虑量表作为临床检测。

药物治疗对 PTSD 病人至少有3种潜在的好处：改善症状，治疗共病疾患，减轻会干扰心理治疗和（或）日常功能的相关症状。

目前，用于 PTSD 治疗的药物较多，主要有苯二氮卓类抗焦虑药、抗抑郁药、非典型抗精神病药、抗惊厥药等。

（2）心理干预。心理干预的目的，是预防疾病、缓解症状、减少共病、阻止迁延。心理干预重点是预防疾病和缓解症状。目前，主要的干预措施是认知行为方法、心理疏泄、严重应激诱因疏泄治疗、想象回忆治疗及其他心理治疗技术的综合运用。

第三节　人格障碍

一、人格障碍的概念

人格障碍（personality disorder），是指人格发展的畸形与偏离状态，表现为固定持久的适应不良行为，明显影响其社会功能与职业功能。

（一）人格障碍的共同特征

（1）无明确起病时间和病程。一般开始于童年、青少年或成年早期，持续到成年乃至终生。

（2）人格显著偏离正常，从而形成与众不同的行为模式，突出表现在情绪和行为的异常，如情绪不稳、易激惹、情感肤浅或冷酷无情等。行为冲动，受本能欲望、偶然动机的驱使，缺乏目的性、计划性和完整性，自制力差。部分患者思维方式明显偏离正常，给人以"古怪"的印象，但不是妄想。

（3）意识和智力均无明显缺陷。通常没有幻觉和妄想，属于非精神病性障碍。

（4）对自身人格缺陷不能自我觉察，难以从失败中吸取教训以致害人害己。

（5）一般能应付日常工作和生活，但经常发生社交冲突。有主观痛苦感。

（二）人格障碍与人格改变的区别

人格改变是获得性的，有明确病程，判断的参照是改变前的人格。而人格障碍的评判标准来自社会一般准则，往往没有准确病程，表现为一贯的行为模式。

（三）人格障碍的病因

1. **生物学因素**

通过对罪犯家系的研究发现，许多罪犯的亲属中患有反社会人格障碍、精神病者及犯罪的比例远高于普通人群。对双生子的研究也发现，单卵双生子同时犯罪者达50%以上；双卵双生子同时犯罪率也近20%。而将有反社会行为父母的子女寄养在正常的家庭中，结果这些子女成人后超过20%被诊断为反社会人格障碍。人格障碍可能与围生期及婴幼儿时期营养和出生时的脑损害有关。

2. **心理因素**

幼年时期的个人经历对异常人格的形成具有重要的作用。研究发现，一些人格障碍者在幼年期、少年期曾受到严重的心理创伤，如性虐待、躯体虐待、情感需要被忽略，使自我的发展受到严重妨碍，到成年后仍然不能协调，即出现人格障碍。幼年时期依恋关系不良，儿童缺乏安全感，发展成服从权威的行为方式，即很难说"不"，从不拒绝他人的要求，但内心又不能真正接受对方，因而为了减轻被批评和被拒绝的焦虑，而发展起来的"人格面具"，成为神经症发病的心理基础。童年缺乏爱和支持，使个体缺乏足够的自信和勇气去面对困难和挫折。此外，母亲对子女的过度保护剥夺了他们自我发展的空间，成年后出现明显的社会适应不良。

3. 社会环境因素

儿童期的经历对人格的形成有重要作用，重大的精神刺激、挫折往往对人格的发育产生不利影响。早年所受到的家庭和学校教育、早年所处的家庭和社会环境，以及父母的行为模式等均对个体的人格形成有重要作用。粗暴、放纵、过分苛求和溺爱对人格的形成都是有害无益的。父母不和、分居、离异，结交品行障碍的人，负性的价值观念等都会促使人格障碍的发生。

二、人格障碍的类型

（一）偏执型人格障碍（paranoid personality disorder）

以猜疑和偏执为特征，主要有 5 种表现：①难以被接受的猜疑、敌视，对于一些棘手的问题常疑为别人有意陷害，并将一切归罪于他人；②对很小的问题表现出过度敏感，特别是在遭到拒绝或失败时，容易感到委屈，并会因此而争辩不休；③嫉妒或过分怀疑恋人有新欢或伴侣不忠，但不是妄想；④缺乏幽默感，情感反应死板僵硬；⑤大多数偏执型人格障碍患者表现出好斗和较强的攻击性，例如，有的表现为好诉讼，甚至是沉湎于诉讼，并为此长年累月东奔西走，不达目的绝不罢休，即使倾家荡产也在所不惜。

（二）分裂型人格障碍（schizoid personality disorder）

分裂型人格障碍以观念、行为和外貌装饰的奇特、情感冷漠，及人际关系明显缺陷为特征。主要有 6 种表现：①内向、退缩、离群独处、回避社交；②对人冷漠，缺乏温情和幽默感，对于批评与表扬及别人对他的看法等同样漠不关心；③行为怪异，不修边幅，装束服饰奇特；④思维、观念奇怪，言语松散、离题、主题不清，表达不明，但并非智能障碍或文化程度低所致；⑤喜欢理论推测而不爱实际行动；⑥多半沉湎于自己的思想和感情之中，爱幻想或有奇异信念（如特异功能、第六感觉等）。

分裂型人格障碍与精神分裂症之间没有紧密关系。有些精神分裂症患者病前具有分裂性人格的特征，但这并无规律性，分裂性人格障碍者患精神分裂症的比率更少。大部分具有分裂样人格的人，其人格特点保持终生，而不形成精神病。

（三）反社会型人格障碍（antisocial personality disorder）

反社会型人格障碍，又称为"病态人格"（psychopathy），以行为不符合社会规范，经常违法乱纪，对人冷酷无情为特征。主要有 6 种表现：①患者在情感上对他人表现出"无情无义"，可以对别人的痛苦无动于衷，甚至在某些情况下有意给别人制造痛苦和麻烦；②往往少年时曾有品行障碍，表现为少年期说谎、逃学、吸烟、酗酒、外宿不归、欺负弱小；③少年期经常偷窃、斗殴、赌博、故意破坏他人或公共财物，无视家教、校规、社会道德礼仪，甚至出现性犯罪行为，成年后（18 岁后）上述习性不改，而且发展为违法乱纪、冷酷无情、无家庭和社会责任感；④易激惹，冲动，并有攻击行为；⑤缺少道德观念，对善恶是非缺乏正确判断，且不吸取教训；⑥极端自私与自我中心，使其家庭、亲友、同事、邻居感到痛苦或憎恨。

这种人忽视社会道德规范、行为准则和义务，长期的行为不负责任，对他人的感受漠不关心，缺乏同情心。认知完好，但行为总是不加深思熟虑，不考虑后果，常因微小刺激便引起攻击、冲动和暴行。他们从无内疚感，不能从经验中吸取教训，一犯再犯而不知悔改。不能与他人维持长久的关系，容易责怪他人，或为自己的粗暴行为进行辩解。

（四）冲动型人格障碍（explosive personality disorder）

冲动型人格障碍，也称暴发性人格障碍，以明显的情感不稳定和行为冲动为特征。主要有 5 种表现：①情绪极端不稳，易激惹，极易与他人发生争执和冲突；②有突发的愤怒和暴力倾向，对导致的冲动行为不能自控；③对自己生活和工作中的安排和打算同样表现冲动，缺乏预见性、目的性与计划性；④人际关系强烈而不稳定，要么与人关系极好，要么极坏，很难维持友谊；⑤冲动时，对他人可有暴力攻击，可有自杀、自伤行为。

（五）表演型人格障碍（histronic personality disorder）

以高度自我为中心、极端情绪化和戏剧性言行、竭力吸引他人注意为特点。主要有 6 种表现：①情感反应强烈、易变而体验肤浅，表情丰富但矫揉造作；②爱出风头，行为夸张、做作，渴望别人注意；③过于喜欢表扬，受到批评或阻碍则以情感相要挟，如扬言自杀或威胁性自杀，达到目的方罢休；④强烈的自我中心倾向；⑤暗示性强，容易受他人影响或诱惑，富于幻想，常有自欺欺人之言；⑥喜欢寻求刺激而过分地参加各种社交活动，甚至于卖弄风情，喜爱挑逗，给人以轻浮的感觉。

（六）强迫型人格障碍（obsessoive-compalsive personality disorder）

以过分谨小慎微、追求完美、刻板、内心不安全感为特征，约 70% 强迫症患者病前有强迫性人格障碍。主要有 5 种表现：①对任何事物都要求过高过严，按部就班，墨守成规，拘泥细节，犹豫不决；②好洁成癖，常有不安全感，往往穷思竭虑，对实施的计划反复核交、核对，唯恐疏忽或差错；③主观、固执，要求别人也按其方式办事；④过分受束于职责义务与道德规范；⑤缺乏幽默和愉快满足感，没有业余爱好，缺少社会交往。

（七）焦虑型人格障碍（anxious personality disorder）

以一贯感到紧张、提心吊胆、不安全及自卑为特征，总是需要被人喜欢和接纳，对拒绝和批评过分敏感，因习惯性地夸大日常处境中的潜在危险，而有回避某些活动的倾向。主要有6种表现：①一贯的自我敏感、不安全感及自卑感；②对遭到排斥和批评过分敏感；③不断追求被人接受和受到欢迎；④除非得到保证被他人所接受和不会受到批评，否则拒绝与他人建立人际关系；⑤惯于夸大生活中潜在的危险因素，达到回避某种活动的程度，但无恐惧性回避；⑥因"稳定"和"安全"的需要，生活方式受到限制。

（八）依赖型人格障碍（dependant personality disorder）

以过分依赖为特征。主要有7种表现：①过分地缺乏自信和依赖他人，总是通过依靠别人来达到自己的目的；②将自己的需要附属于所依赖的人，过分地服从他人的意志；③不愿意对所依赖的人提出合理的要求；④感到自己无助、无能，或缺乏精力；⑤沉湎于被遗忘的恐惧之中，不断要求别人对此提出保证，独处时感到很难受；⑥当与他人的亲密关系结束时，有被毁灭和无助的体验；⑦经常把责任推给别人，以应对逆境。

（九）其他或待分类的人格障碍

其他或待分类的人格障碍，包括被动攻击、抑郁、自恋等。

三、人格障碍的防治

目前，尚无较好的人格障碍治疗方法，但应持积极态度进行矫治。

由于人格是从幼年期逐渐形成的，一旦形成不易纠正，因此要重视婴幼儿、学龄儿童的心理健康教育，出现心理、行为问题，及时纠正，预防人格障碍的发生。

人格障碍的心理治疗目标，主要是改善患者的社会和心理环境，帮助患者减轻内心冲突带来的痛苦，减少患者给周围环境所带来的麻烦。常用的心理治疗方法有认知治疗、行为治疗、人本主义心理治疗等。

药物治疗对人格障碍本身并没有明显的疗效，主要缓解抑郁、焦虑、睡眠障碍等症状。如果人格障碍者出现冲动、攻击行为，用碳酸锂治疗往往能收到较好的效果。情绪不稳定者可给予小剂量的二代抗精神病药物（非经典抗精神病药物），如利培酮1mg或奥氮平5mg左右，睡前服用。冲动型人格障碍常伴有脑电图改变者，可试用抗癫痫药物，如卡马西平。具有焦虑表现，并因此而妨碍与社会接触时，可给地西泮5mg，每日2次口服治疗。

总的来说，提高素质和改善环境是预防人格障碍的主要措施。有计划、有系统的教育和锻炼，适当的劳动对具有人格障碍的人是有益的，而处罚很少见效。

【知识链接】

We define personality as a complex set of psychological qualities that influence an individual's characteristic patterns of behavior across different situations and over time. At present. The field of personality seems to be divided into six parts: psychoanalytic approach, trait approach, behavioral/social learning approach, humanistic approach, cognitive approach and biological approach.

Psychoanalytic approach consists of Freudian psychoanalysis and neo-psychoanalysis. The common ground of all these theories is they believe that personality and behavior are driven or motivated by powerful inner forces. Theories of neo-psychoanalysis more or less amended Freud's theory.

The trait approach to personality attempts to isolate and to describe the basic properties of the individual that directs behavior. For example, all-port proposed two types of traits: individual traits and common traits. Cattell distinguished four kinds of traits: common traits, unique traits, surface traits and source traits.

For behaviorists, personality is merely an accumulation of learned responses to stimuli, sets of overt behaviors, or habit systems. The social-learning approach stresses the cognitive processes that are involved in acquiring and maintaining patterns of behavior and thus, personality.

第四节　性心理障碍

一、性心理障碍的概念

性心理障碍（psychosexual disorders），又称性变态（sexual deviation），是指一组以性对象歪曲和性行为异常为特征的心理障碍，以寻找违反社会道德习俗的异常性行为来满足其性欲需要。无其他与社会不相适应的行为，也没有反社会行为，大多社会适应良好。多数患者异性恋爱受到一定程度的干扰，影响婚姻及家庭。

性心理障碍界定包含 3 个方面：①其性行为不符合当时社会认可的正常标

准（不同的社会和不同的历史时期其标准可以不同）。②其性行为对他人可能造成伤害。③本人体验到痛苦，认识到性欲冲动与道德标准之间的冲突；或认识到对他人带来的痛苦；或者虽本人没有认识，但多次遭受社会谴责和刑事惩罚。性心理障碍应排除器质性精神疾病、精神发育迟滞及其他精神疾病伴随的性行为异常，更重要的是和流氓的性犯罪相区别。性心理障碍的性行为常常引起法律纠纷，在判断其行为责任能力时，既不可与流氓行为同等对待，又因其行为并非精神病性障碍，故应视其具体情况审慎处理。

大多数性心理障碍目前尚未发现有肯定的生物学异常。多数学者认为，性心理障碍是后天获得的，心理因素在其发生发展中起重要的作用。弗洛伊德认为，性变态与其性心理发展过程中遇到挫折而走向歧途有关。有些父母出于自身的喜好和期待，有意无意地引导孩子向异性发展，例如，将男孩打扮成女孩或将女孩打扮成男孩。自幼生长于异性的包围圈中容易导致儿童心理向异性化方向发展。

根据性心理障碍患者的性行为表现可以将性心理障碍分为 3 种类型：①性别身份障碍如易性症；②性偏好障碍，如恋物症、露阴症、窥阴症、性施虐症与性受虐症；③与性发育和性取向有关的心理及行为障碍。

二、性心理障碍的类型

（一）性身份障碍（gender identity disorder）

性身份障碍又称易性症（transsexualism），表现为强烈地认同自己是异性，以致求助医疗手段，帮助他们改变性别。患者对自身性别的心理认定（心理性别）与生理上的性别特征完全相反，并对生理性别呈持续厌恶的态度，为自己不是异性而深感痛苦，伴有改变本身性别的生理解剖特征以达到转换性别的强烈愿望。易性症绝大多数为男性，渴望自己是女性，或坚称自己是女性，偏爱女性服装，渴望参加女性的娱乐活动而拒绝参加男性的常规活动，同时，认为自己的阴茎、睾丸即将消失。少数见于女性，患者渴望自己是男性，有时坚持自己是男性，穿男装或表示自己已长出阴茎，站立排尿，不愿意自己的乳房发育及月经来潮。有时穿异性服装，但目的不是满足性兴奋，而是为了和心理性别一致。转换性别身份至少应持续存在 2 年以上，患者无生殖器解剖生理的畸形及内分泌的异常，也非其他精神疾病引起。

（二）性偏好障碍（sexual preference disorders）

1. 恋物症（fetishism）

恋物症，指在强烈的性欲望的驱使下，反复收集异性使用的物品。所恋物品均为直接与异性身体接触的东西，如女性用过的甚至破旧的乳罩、内裤、长袜、高跟鞋、手套或用过的避孕套等（少数患者迷恋女性身体的某一部分，如手指、脚趾、头发、指甲等）。恋物症者通过抚摸、吻、嗅这些物品产生性联想、性兴奋，借助手淫可达性高潮。正常人也有喜爱某种物品的倾向或情结，只有当恋物行为成为性兴奋和性满足的主要方式时才诊断为恋物症。

此症始发于青少年时期，几乎只见于男性。为了得到所恋物品会采取各种手段，甚至去偷。恋物症者一般并不试图去接近物品的主人，也不在意主人是谁，而且对异性本身也无特殊兴趣。

2. **露阴症**（exhibitionism）

露阴症，是指反复在陌生异性面前暴露自己的生殖器，以达到性兴奋的目的，有的伴有手淫，但无进一步勾引或接近的意图。当对方感到震惊、恐惧或辱骂时而感到性满足。情境越惊险、紧张，性的满足也越强烈，如果对方表现出无动于衷，露阴者反而感到扫兴。

露阴者以露阴作为性满足的方式，行为难以自制，一般不会主动求治。大部分患者有性功能障碍、阳痿或早泄等。

3. **窥阴症**（voyeurism）

窥阴症，是指反复窥视他人性活动或亲昵行为或异性裸体作为自己性兴奋的偏爱方式。有的窥视时伴有手淫以达到性满足。

此症也几乎仅见于男性。窥视者通过厕所、浴室、卧室的窗子或孔隙进行这些活动。有的在女厕所墙上打洞，或藏于女厕所内，有的借助于反光镜、望远镜等工具。他们并不企图与被窥视者性交，只通过窥视的过程来获得性满足。多数窥视者认为，自己不能胜任性活动，不愿与女性交往，甚至害怕女人，害怕性交，有些伴有阳痿。

4. **恋童症**（pedophilia）

恋童症，是指性偏好针对儿童，通常为青春期前或青春初期的孩子，多见于男性。某些恋童症的迷恋对象仅为女孩，另一些则为男孩，还有些人对两性儿童均有兴趣。

5. **性施虐症**（sadism）**与性受虐症**（masochism）

性施虐症，是指向性爱对象施加肉体或精神上的痛苦折磨，从而获得性满足和引起性冲动。手段多为捆绑、引起疼痛和精神侮辱等。极端的施虐行为可有毒打，甚至杀死性伙伴，而施虐者会从杀人行为中获得性满足。另外，除对躯体的施虐外，还有精神施虐者，即对性对象说淫秽言语或污辱性对象等，使性对象遭受精神上的折磨和痛苦，从而获得性满足。性施虐症者大多为男性。性受虐症，则是指要求性对象对自己施加肉体或精神上的痛苦及引起性冲动。有些患者在手淫或性交时使自己处于窒息状态，也会因此导致死亡。

（三）与性发育和性取向有关的心理和行为障碍

与性发育和性取向有关的心理和行为障碍，如性成熟障碍、同性恋、双性恋等。性成熟障碍的个体因不能确定他/她的性身份或性取向而苦恼，从而产生焦虑或抑郁。多见于少年，他们无法确定自己是同性恋、异性恋还是双性恋。有些个体常常已经有固定的性关系，却在一段时间确定固定的性取向之后，发现他们的性取向发生了改变。

三、性心理障碍的治疗

根据症状特点、病史及过去的生活经历，性心理障碍的诊断并不困难，诊断时需要通过相关的检查以排除一些器质性疾病。

早期性教育对于预防性心理障碍有一定作用。性心理障碍的治疗比较困难，治疗主要以心理治疗为主，常采用认知行为治疗。从认知的角度出发，通过回忆童年的生活、性经历等，寻找与性心理障碍有关的非适应性认知，运用认知技术建立合理的信念，使变态的性心理失去存在的认知依据。最常用的行为治疗是厌恶疗法，给予厌恶性质的条件刺激，使患者形成厌恶性条件反射，使症状得以改善或消失。

第五节　精神疾病及情感障碍

一、精神分裂症

精神分裂症（schizophrenia），是一组病因未明的精神病，多起病于青壮年，常缓慢起病，具有思绪、情感、行为等多方面障碍及精神活动不协调。通常意识清晰、智能尚好，有些患者在疾病过程中可出现认知功能损害，自然病程多迁延，呈反复加重或恶化，但部分患者可保持痊愈或基本痊愈状态。

（一）精神分裂症的诊断（ICD－10）

1. 症状标准

具备下述（1）—（4）中的任何1组（如果不甚明确，常需2个或多个症状）或（5）—（9）中至少2组症状群中的十分明确的症状。

（1）思维鸣响、思维插入、思维被撤走及思维广播。

（2）明确涉及躯体或四肢运动，或特殊思维、行动或感觉的被影响、被控制，或被动妄想、妄想性知觉。

（3）对患者的行为进行跟踪性评论，或彼此对患者加以讨论的幻听，或来源于身体某一部分的其他类型的幻听。

（4）与文化不相称且根本不可能的其他类型的持续性妄想，如具有某种宗教或政治身份，或超人的力量和能力。

（5）伴转瞬即逝或未充分形成的无明显情感内容的妄想，或伴有持久的超价观念，或连续数周或数月每日均出现的任何感官的幻觉。

（6）思潮断裂或无关的插入语，导致言语不连贯、不中肯，或语词新作。

（7）紧张性行为，如兴奋、摆姿势，或蜡样屈曲、违拗、缄默及木僵。

（8）阴性症状，如显著情感淡漠、言语贫乏、情感迟钝或不协调，常导致社会退缩及社会功能下降，但需澄清这些症状并非由抑郁症或神经阻滞剂治疗所致。

（9）个人行为的某些方面发生显著而持久的总体性质的改变，表现为丧失兴趣、缺乏目的、懒散、自我专注及社会退缩。

2. **病程标准**

特征性症状在至少 1 个月或以上时期的大部分时间内肯定存在以上（1）—（4）症状至少 1 个，或（5）—（9）症状群中至少 2 组十分明确的症状。

3. **排除标准**

（1）存在广泛情感症状（抑郁、躁狂）时，就不应做出精神分裂症的诊断，除非明确分裂症的症状早于情感症状出现。（排除心境障碍）

（2）分裂症的症状和情感症状一起出现，程度均衡，应诊断分裂情感性障碍。

（3）严重脑病、癫痫、药物中毒或药物戒断状态应排除。

（二）精神分裂症的治疗

1. 药物治疗

药物治疗有典型的（传统的）抗精神病药和非典型抗精神病药。

（1）典型的抗精神病药：如氯丙嗪、奋乃静、氟哌啶醇、舒必利等，疗效肯定，不良反应多，服药不方便，但价格便宜。

（2）非典型抗精神病药：能有效控制精神病症状，绝大多数不良反应少，特别是锥体外系副作用（运动不能，动作迟缓、不灵活，表情呆板，流口水，不自主的抖动，坐立不安）、过度镇静作用明显轻于传统的抗精神病药。服药方便，大多数药物每天只需服 1～2 片，对减少患者的复发有重要帮助，但价格相对较贵。常用的药物有利培酮、奥氮平、阿立哌唑和喹硫平等。

1）对于不合作患者，选择典型抗精神病药物，如氯丙嗪肌肉注射，或用等量氯丙嗪与异丙嗪混合注射，也可以用氟哌啶醇肌肉注射治疗，疗程 1～2

周。对于伴有躁动、兴奋的患者，可采用氯丙嗪、异丙嗪等量溶于生理盐水中，缓慢静脉注射或静脉滴注；或者口服非典型药物利培酮、奥氮平或喹硫平，合并注射苯二氮卓类药氯硝西泮，或口服劳拉西泮或地西泮等，维持治疗7～10天。

2）对于合作患者，①第一步治疗：口服一种非典型药物，如利培酮、奥氮平、喹硫平或典型药物氯丙嗪、氟哌啶醇、奋乃静，也可以采用舒必利治疗。小剂量起始，1～2周逐渐增加至治疗剂量，速度过快易出现不良反应。并向患者及家属交代可能会出现的不良反应、如何预防药物的不良反应发生，以及如何家庭处理患者出现的急性药物不良反应或向医院寻求帮助等，以取得患者及家属的配合，保证药物疗效和降低药物不良反应的发生。达治疗剂量后，持续治疗6～8周，定期评定疗效，根据疗效和不良反应对剂量进行适当调整，进行个体化治疗。如果治疗有效，则继续；治疗无效，换用另一种非典型药物或另一种典型药物。②第二步治疗：第一步治疗无效，进行第二步治疗。采用合并治疗，如非典型药物合并典型药物，或合并典型抗精神病药长效制剂。

急性期患者经上述治疗有效，继续以该有效药物和有效剂量治疗；合并适当的心理治疗，促进患者对疾病的认识，增强患者对治疗的依从性，促进社会功能的恢复。疗程至少6个月～1年。难治性精神分裂症患者以最有效药物、有效剂量继续治疗，以稳定疗效，疗程1～2年。

患者精神症状消失3个月（慢性复发性患者，精神症状消失6个月）以上，患者自知力恢复（自知力，是指患者对自己精神疾病认识和判断能力，在临床上一般以精神症状消失，并认识自己的精神症状是病态的，即为自知力恢复，是精神病病情痊愈的重要指标之一），对自己精神状态认识客观，对将来有适当的计划，可以考虑降低药物剂量。

减药过程需缓慢，维持剂量为最小有效剂量，继续治疗1～2年（多次复发患者可能需要更长时间）。加强对患者及家属的心理治疗，帮助患者认识疾病复发的先兆症状，以便及时处理；帮助患者认识药物的治疗作用和常见的不良反应，提高长期用药的依从性；在恢复社会功能、回归社会过程中，帮助患者应对社会应激性事件。督促患者积极锻炼、增强体质，预防躯体疾病的发生及所带来的应激反应。对长期治疗依从性不好者，或难以保证按医嘱服药者，可选用典型抗精神病药长效制剂。

2. 心理治疗

心理治疗，主要用于治疗神经症等轻性心理疾病，而广泛和系统地用于精神分裂症患者的治疗较少。但其在精神分裂症的恢复期也非常重要，能够增强患者对治疗的依从性，保证药物的维持治疗，降低复发率，而且有助于解决患者的心理需要和心理问题，全面提高患者社会功能，获得临床治愈。因此，要实现精神分裂症患者治疗的最终目的，心理治疗必不可少。

（三）精神分裂症的治疗原则

（1）早期发现，早期诊断，早期治疗，是治疗精神分裂症的关键。

（2）药物治疗应系统而规范，强调早期治疗，药物足量、足疗程。

（3）抗精神病药物的选择应因人而异和因症状而异。

（4）为防止复发，必须进行维持治疗。一般病情痊愈或缓解 3～6 个月后缓慢减量，进行维持治疗。维持治疗的时间一般为 3 年左右，复发 3 次及以上考虑终生服药。

（5）治疗期间应定期到医院检查，定期查血象、肝功能等，停药、减药和加药必须在医师的指导下完成。

（6）加强心理与社会康复治疗。对痊愈患者，应鼓励其参加社会活动和力所能及的工作。参加各种娱乐活动、体育锻炼和集体活动，改善患者孤僻和退缩行为。加强职业训练，增加恢复生活和自立的信心，全面回归社会。

二、心境障碍

心境障碍（mood disorder），又称情感性精神障碍，以明显而持久的心境高涨或低落为主的一组精神障碍，并有相应的思维和行为改变。可有精神病性症状，如幻觉妄想。大多数患者有反复发作的倾向，每次发作多可缓解，部分可有残留症状或转为慢性。

（一）躁狂发作

躁狂发作（maniacalis insultus）以心境高涨为主，与其处境不相称，可以从高兴愉快到欣喜若狂，某些病例仅以易激惹为主。病情轻者社会功能无损害或仅有轻度损害，严重者可出现幻觉、妄想等精神病性症状。

1. 躁狂发作的诊断

（1）症状标准。以情绪高涨或易激惹为主，并至少有以下 3 项（若仅为易激惹，至少需 4 项）。①注意力不集中或随境转移；②语量增多；③思维奔逸（语速增快、言语迫促等）、联想加快或意念飘忽的体验；④自我评价过高或夸大；⑤精力充沛、不感疲乏、活动增多、难以安静，或不断改变计划和行动；⑥鲁莽行为（如挥霍、不负责任，或不计后果的行为等）；⑦睡眠需要减少；⑧性欲亢进。

（2）严重标准。严重损害社会功能，或给别人造成危险或不良后果。

（3）病程标准。

1）符合症状标准和严重标准至少已持续 1 周。

2）可存在某些分裂性症状，但不符合分裂症的诊断标准。若同时符合分裂症的症状标准，在分裂症状缓解后，满足躁狂发作标准至少 1 周。

（4）排除标准。排除器质性精神障碍，或精神活性物质和非成瘾物质所致躁狂。

在此需要说明的是，此躁狂发作标准仅适用于单次发作的诊断。

2. 躁狂发作的治疗

碳酸锂是目前治疗躁狂发作的首选药，主要用于躁狂急性发作及预防双相情感障碍患者躁狂或抑郁的复发，总有效率在 80% 以上。急、慢性肾炎，肾功能不全，严重心血管疾病，中枢神经系统器质性疾病，急性感染，电解质紊乱，低盐饮食患者禁用。年老体弱、怀孕及哺乳期妇女、12 岁以下儿童慎用。

口服碳酸锂是唯一的给药途径，一般开始给每次 0.25g，每天 3 次，以后每隔 1～2 天增加 1 次药量，7～10 天内加至治疗剂量，每天 1.5～2.0g，分次服用。锂盐治疗一般在 7～10 天内显效，经治疗血锂浓度达到治疗浓度 2～4 周后，如病情无改善，则应更换其他治疗。

锂盐的中毒剂量与治疗剂量较接近，其疗效、不良反应与血锂浓度密切相关，除治疗期间密切观察病情变化和治疗反应外，应对血锂浓度进行监测，可以据此调整剂量，确定有无中毒及中毒程度。治疗开始每周测 1 次，以后根据剂量及治疗反应每半月或 1 个月测 1～2 次。在治疗急性病例时，血锂浓度宜保持在 0.6～1.2mmol/L，超过 1.4mmol/L 易发生中毒反应，尤其老年人和器质性疾病患者易发生中毒。为了便于对比每次血锂浓度数值，要求每次取血测定血锂浓度必须在服药后 12 小时进行。提前或超过 12 小时均可影响血锂浓度的数值，因而丧失对比的意义。

（二）抑郁发作

抑郁（depression）是一种情绪，表现为心境低落、自我感觉不良、兴趣减退、思维迟缓、自罪自责等，常伴有食欲减退或缺失、闭经等，并有认知、行为和社会功能的异常。严重时甚至自伤和自杀。

抑郁障碍是各种原因引起的以心情低落为主要症状的一种疾病。发病原因，包括生物学、生活事件与社会诱因、心理学。临床表现有 3 种症状。①核心症状：情绪低落、兴趣丧失、精力减退。②心理症状群：焦虑、自罪自责、精神病性症状等。③躯体症状群：睡眠紊乱、食欲紊乱、性功能减退等。

1. 抑郁发作的诊断

在 ICD - 10 中，抑郁发作不包括发生于双相情感障碍中的抑郁状态。因此，抑郁发作只包括首次发作抑郁症或复发性抑郁症。ICD - 10 规定的抑郁发作一般标准有 3 条。

（1）抑郁心境，对个体来讲肯定异常，存在于 1 天中大多数时间里，且几乎每天如此，基本不受环境影响，持续至少 2 周。

（2）对平日感兴趣的活动丧失兴趣或愉快感。

（3）精力不足或过度疲劳。

抑郁发作的附加症状有 7 条。

（1）自信心丧失和自卑。

（2）无理由的自责或过分和不适当的罪恶感。

（3）反复出现死或自杀想法，或任何一种自杀行为。

（4）主诉或有证据表明存在思维或注意能力降低，如犹豫不决或踌躇。

（5）精神运动性活动改变，表现为激越或迟滞。

（6）任何类型的睡眠障碍。

（7）食欲改变（减少或增加），伴有相应的体重变化。

轻度抑郁发作：具有核心症状中的至少 2 条，核心与附加症状共计至少 4 条。

中度抑郁发作：具有核心症状中的至少 2 条，核心与附加症状共计至少 6 条。ICD - 10 中还列举了一系列所谓躯体综合征症状，这些症状有 8 种。

（1）对平日感兴趣的活动丧失兴趣或失去乐趣。

（2）对正常时能产生情感反应的事件或活动缺乏反应。

（3）比通常早醒 2 小时以上。

（4）早晨抑郁加重。

（5）具有明显的精神运动性迟滞或激越的客观证据（他人的观察或报告）。

（6）食欲明显丧失。

（7）体重减轻（上月体重的 5% 以上）。

（8）性欲明显丧失。

要符合躯体性综合征的条件，必须有上述 4 种症状。

重度抑郁发作分为不伴精神病性症状和伴有精神病性症状两型。其抑郁表现需具有全部 3 条核心症状，核心与附加症状共计 8 条。伴有精神病性症状者需存在两种症状。

（1）妄想和幻觉。但不应有典型精神分裂症性的幻觉和妄想（即不应有完全不可能或与文化不相适应的妄想，不应有对病人进行跟踪性评论的幻听或第三人称的幻听）。常见的情况为带有抑郁、自罪、虚无、自我援引及被害内容的妄想；或妄想、幻觉。

（2）抑郁性木僵。伴有精神病性症状者又分为与心境相协调的和与心境不协调的两类。与心境相协调的精神病性症状，包括罪恶妄想、无价值妄想、躯体疾病或大祸临头（灾难）妄想、嘲弄性或谴责性的听幻觉；与心境不协调的精神病性症状包括被害或自我援引妄想，没有情感色彩的幻听。

2. 抑郁发作的治疗

抑郁发作是一种可以治疗的疾病，大多数治疗方法通过对中枢神经系统功能的整合起作用，其中，包括药物治疗、物理治疗和心理治疗。

（1）抗抑郁药物治疗，是目前治疗抑郁症状最主要的方式，也是比较便捷易行的方式。抗抑郁药虽然种类繁多，但作用机制不尽相同，起效时间通常在 2～4 周。1 个有效的药物治疗在 3 个月后通常已经达到症状消失，社会功能恢复，巩固期治疗 4～9 个月，而复发的患者还应当进行维持期治疗 1 年以上。

常用的药物有 3 种。①选择性 5 - 羟色胺再摄取抑制剂，如盐酸氟西汀、帕罗西汀、舍曲林、西酞普兰等。其不良反应较轻，口服吸收良好，每日 20～40mg，每早 1 次，大多数患者每日服用 20mg，即可取得满意的疗效。对心血管和自主神经系统功能和精神运动功能影响很小。本类药物还具有抗抑郁和抗焦虑双重作用。②5 - 羟色胺 - 去甲肾上腺素再摄取抑制剂（SNRI），如文拉法辛、度洛西汀等。此类药物起效较快，耐受剂量范围较大，缓解率较高。③去甲肾上腺素能和特异性 5 - 羟色胺再摄取抑制剂（NaSSA），如米氮平。米氮平可快速改善睡眠质量，血药浓度较稳定，复发率低。

（2）心理治疗合并抗抑郁药治疗能够提高抗抑郁药的疗效。目前，医学界认为心境障碍的心理治疗较适用于抑郁症患者。对抑郁患者，特别是主要由精神因素直接作用而发病的患者，在药物治疗的同时通常合并心理治疗，它能在减轻症状、预防复发和改善患者依从性等方面起作用。

第六节 不良行为

一、神经性厌食

神经性厌食（hysteric apepsia），指以通过节食、引吐、导泻等手段有意造成并维持体重明显低于正常标准为特征的进食障碍。多见于 12～18 岁青少年女性。此病的确切病因尚未明了，目前较为一致的看法是生物、心理、社会因素均在此病的发病机制中起一定作用。

（一）临床表现

1. 病前因素

此症好发于女性，特别是 12～18 岁的青春前期或青春早期者。30 岁以后发病少见。近半数患者起病前有社会心理性影响因素，1/3 的患者起病前有轻度肥胖。

2. 怕胖

过分担心发胖，甚至已经明显消瘦仍自认为太胖，即使医师进行解释也无效。因惧怕胖而以各种手段使体重减轻是此症的核心症状。常采用过度运动、致吐、导泻、服用食欲抑制药或利尿剂、藏匿或抛弃食物的方法来减轻体重。进食远少于常人。部分患者在病程中因不能耐受饥饿而有阵发性贪食，呈少食，或禁食和贪食相交替。

3. 生理功能影响

生理功能影响有性功能及性发育障碍，女性闭经、男性性欲减退或阳痿，心理和生理发育迟缓。

4. 并发症

并发症，是指常有营养不良、代谢和内分泌紊乱。严重者出现毛发脱落、水肿、低血压、低体温、心动过缓。可伴强迫性症状及抑郁情绪。

5. 无求治要求

不承认体重过低和进食过少应属病态，不愿诊治。患者就治的原因常为闭经等继发症状。

（二）诊断与鉴别诊断

（1）进食量明显低于常人。

（2）节食致体重减轻，至少达到下述标准之一。①比原先体重减轻 25% 以上（减 15% 以上为可疑病例）。②比标准体重低 25% 以上（低 15% 以上为可疑）。③Quetelet 体重指数（体重/身高^2）小于 $17.5kg/m^2$。

（3）异乎寻常的害怕发胖的超价观念，多有体象障碍。

（4）常有营养不良、代谢和内分泌障碍，如月经紊乱及躯体功能紊乱。

（5）厌食和体重减轻并非躯体疾病或其他精神疾病所致。患者尽管已经极度消瘦，甚至出现危及生命的营养不良性并发症，仍觉得"太胖"而继续节食。此两条也是与正常节食者的鉴别点。

（三）治疗

1. 支持治疗

及时进行全身支持治疗，纠正患者的水、电解质紊乱，治疗伴发的躯体并发症，保证进食量，期望每周增加体重。

2. 药物治疗

药物治疗的选择有两种：①抗精神病药物，主要用舒必利等，有助于减轻进食焦虑、降低代谢和增加体重；②抗抑郁药物既可使抑郁症状改善，又可增加食欲和体重，药物须从小剂量开始。

3. 心理治疗

心理治疗有 3 种类型：①行为治疗。主要采用阳性强化法，如"奖券法"，获奖内容可以是精神性和物质性相结合的，根据患者最期望得到的程度予以分级，相对于其所取得的进步逐级奖励；②认知治疗。针对患者的体象障碍，进行认知行为纠正，对于根除症状、预防复发有效；③家庭治疗。针对与起病有关的家庭因素，进行系统的家庭治疗，有助于患者症状缓解，减少复发。

二、神经性贪食

神经性贪食（bulimia nervosa），以反复发作性暴食和强烈的控制体重的愿望为特征，为防止暴食对体重的影响，患者采用各种措施，如呕吐、导泻、增加活动量等，致使体重反而低于正常范围。此症多见于年轻女性。

（一）临床表现

1. 暴食

进食量远远超过正常，进食速度快，患者常常是吃到腹胀疼痛为止。

2. 情绪障碍

暴食行为可伴有内疚、愤怒、焦虑和抑郁，有的人际关系不良。暴食可暂时缓解烦躁情绪，随后不久患者因对自己的不满而情绪低落。发病初时，患者对进食行为控制能力变弱，疾病后期自控能力完全破坏。

3. 控制体重

患者担心暴食体重增加，以各种方法控制。暴食后马上采取不恰当补偿措施以防止体重增加，最常见的方法是诱呕，严重时患者想到呕吐便会呕吐。

4. 并发症

病情严重者可出现水、电解质代谢紊乱，表现为低血钾、低血钠等。呕吐致使胃酸减少则可出现代谢性碱中毒，导泻则可导致代谢性酸中毒。疾病后期，因食管、胃肠道、心脏等并发症而有致命危险。

（二）诊断与鉴别诊断

（1）发作性不可抗拒的摄食欲望或行为，一次可进大量食物。每周至少发作 2 次，且持续至少 3 个月。

（2）有担心发胖的恐惧心理。

（3）常采用催吐、导泻、增加运动量等方法，以消除暴食引起的发胖。

（4）不是神经系统病变所致的暴食，也非癫痫、精神分裂症等继发的暴食。

（三）治疗

1. 心理治疗

最常采用的心理治疗是行为治疗中的厌恶疗法或阳性强化法。

2. 药物治疗

常用抗精神病药物和抗抑郁药物，前者如舒必利；后者视患者躯体承受情况尽量选择不良反应轻的药物，如氟西汀等。

三、药物依赖

（一）药物依赖概述

药物依赖（drug dependence），是指对药物有一种强烈的渴求，并反复地应用，以取得快感或避免断药后产生痛苦为特点的一种精神和躯体性病理状态。

药物依赖包括两个方面。①精神依赖：也称心理依赖，是指患者对药物的渴求，以期获得服药后的特殊快感；②躯体依赖：包括耐受性增加和戒断综合征。耐受性增加是指重复使用某种药物后，临床效应逐渐减低，如欲得到与用药初期相同的效应，必须加大剂量。戒断综合征，指反复服用药物使中枢神经系统发生了某些生理、生化变化，以致需要药物持续地存在于体内，停止使用或减少使用后出现自主神经功能亢进、焦虑、意识障碍、精神病性症状等特殊心理生理症状群。

（二）常见药物依赖的分类

常见的药物依赖有 7 种类型：①阿片类药物成瘾；②大麻依赖；③可卡因类药物依赖；④苯丙胺类药物依赖；⑤镇静催眠药和抗焦虑药物依赖；⑥致幻剂成瘾；⑦有机溶剂成瘾。

（三）药物依赖的诊断原则

诊断主要是根据具有确定的长期、定期、强制性地反复使用精神药物或精神活性物质的历史，出现心理上的强烈渴求及生理上的耐受性增加和戒断症状等，并能够断定患者所出现的躯体症状和精神症状是由于使用这些药物或物质所引起的，同时可以排除脑器质性疾病、心境障碍、精神分裂症和偏执性精神障碍。

（四）药物依赖的治疗

1. 脱瘾治疗

脱瘾治疗，是指对依赖药物和替代药物的剂量均采用递减、缓慢撤完的方法。根据患者的年龄、身体状况、服用精神活性物质的类型及剂量，决定减药的速度，一般以不出现明显的戒断症状为宜，可在 1～2 周内减完精神活性物质。

2. 对症治疗

对症治疗，是指主要治疗躯体症状、戒断症状和精神症状。对兴奋躁动、幻觉妄想、谵妄状态等症状，可采用小量抗精神病药治疗，根据临床症状，可用抗焦虑药治疗。

3. 支持治疗

支持治疗应用改善患者营养、促进大脑代谢的药物，如维生素 C、维生素 B、烟酸、谷氨酸钠、能量合剂等。

4. 心理治疗

心理治疗如认知行为治疗、家庭治疗等。

四、网络成瘾

（一）网络成瘾的概念

网络成瘾（internet addition disorder，IAD），是指由过度使用互联网而导致明显的社会、心理损害的一种现象。表现为在无成瘾物质作用下的上网行为冲动失控，对网络有一种心理上的依赖感；在使用网络过程中不能有效地控制时间，经常无节制地花费大量时间和精力上网。

（二）网络成瘾临床诊断标准

2018 年，ICD－11 已把网络游戏障碍列为成瘾性障碍（属于精神行为障碍）。多数专家认为，平均每天用于非工作学习目的的连续上网超过 6 小时，且符合以下症状标准超过 3 个月，即为"网络成瘾"。虽目前仍有争议，但游戏障碍的危害已成不争的事实。

（1）对网络的使用有强烈的渴求或冲动感。

（2）减少或停止上网时会出现周身不适、烦躁、易激惹、注意力不集中、睡眠障碍等戒断反应。上述戒断反应通过使用其他类似电子媒介（如电视、掌上游戏机等）来缓解。

同时，以下 5 条至少符合 1 条：①为达到满足感而不断增加使用网络的时间和投入程度；②使用网络的开始、结束及持续时间难以控制，经多次努力后均未成功；③固执地使用网络而不顾其明显的危害性后果，即使知道网络使用的危害仍难以停止；④因使用网络而减少或放弃了其他兴趣、娱乐或社交活动；⑤将使用网络作为一种逃避问题或缓解不良情绪的途径。

（三）网络成瘾的治疗

1. 心理治疗

（1）认知行为疗法。认知行为疗法使患者暴露于刺激，识别并挑战他们的不适应性认知，并反复加以练习以使大脑得到新的学习，建立新的认知模式。近年来，认知行为治疗已成为治疗网络成瘾的主要方法。

（2）团体心理治疗。团体心理治疗是在团体情境下进行的心理咨询形式，通过团体内的人际交互作用，运用团体动力和适当的心理咨询技术，协助个体认识自我、探索自我，调整、改善与他人的关系，学习新的态度与方式，从而促进自我发展及自我实现的过程。

（3）家庭治疗。家庭治疗网络成瘾症可能是家庭功能失调的表现。给成瘾者的家庭成员提供认知和情感上的帮助，争取家庭成员对成瘾青少年的理解和支持，家庭支持的强烈感受可以使来访者从网络成瘾中摆脱出来。家庭治疗所要处理的问题就是修正、调整家庭成员之间的不和谐关系，通过家庭成员的共同努力，改变网络成瘾症产生的家庭动力机制使症状消失。

2. 药物治疗

药物治疗主要针对伴发的抑郁、焦虑等症状，包括抗抑郁药和心境稳定药。生物学原因不是网络成瘾的主要原因，因此药物治疗对网络成瘾本身无明显疗效。

【知识链接】

Nowadays, more and more people are suffering from mental disorders. Many theories have their own opinions about the cause of mental disorders. But overall, mental abnormality is due to the interaction of biological factors, psychological factors and social factors.

Anxiety disorder is characterized by excessive worries about the illness, health or injury which result in distress and dysfunction. Anxiety disorders include panic disorder, agoraphobia, generalized anxiety disorder (GAD), simple phobias, social phobia, obsessive-compulsive disorder (OCD) etc.

Personality disorder is characterized by a persistent and stable model which is not adapt to the society and causes a lot of distress in social, professional and other important areas of functioning. Personality disorders include paranoid personality

disorder, schizoid personality disorder, antisocial personality disorder, obsessive-
compulsive personality disorder, histrionic personality disorder, dependent
personality disorder and borderline personality disorder.

Sexual disorders can be divided into three parts: sexual dysfunctions involve
problems in experiencing sexual arousal or sexual satisfaction; paraphilias are
activities that are focused on nonhuman objects, children, no consenting adults,
suffering or humiliation; and gender identity disorder means someone believes
they were born as the wrong gender.

复习思考题

一、名词解释

广泛性焦虑 分离性障碍 强迫性回忆 易性症 网络成瘾

二、简答与论述题

1. 强迫性障碍的临床表现是什么？
2. 简述人格障碍的临床分型。

第九章　心理护理

第一节　心理护理概述

一、心理护理的概念

心理护理（mental nursing），是指在护理的全过程中，护理人员运用心理学的理论和技术，以良好的人际关系为基础，积极地影响或改变患者的不良心理状态和非适应性行为，促进康复或保持健康的护理过程。它是通过护患间的互动解决患者的心理困扰，协调各方人际关系，调整患者的心理状态，使之配合、服从诊治，以提高护理效果为目的的一种护理方法。

现代医学模式已逐渐由单纯的生物医学模式向生物－心理－社会医学模式转变。随着医学模式的转变，医学对患者的认识亦发生了更加深刻的变化。生物－心理－社会医学模式的观点认为，现代疾病是由多种因素综合作用而导致的，因此，在对疾病进行全方位诊断治疗的同时，要注意情绪、个性、不良行为、心理应激等心理社会因素的影响。

现代研究已充分证实，心理社会因素在疾病的发生、发展和转归中均起到重要作用。传统的护理模式已不能适应患者的护理需要，心理护理成为当前临床整体护理实践中备受关注的问题。因此，心理护理在患者接受治疗的康复过程中无疑起着重要作用。护理工作者应满足患者的心理需要，调节患者的社会角色，稳定患者的情绪，缓解其心理压力和心理应激，调节其情绪变化，帮助患者增强适应能力，促进患者的康复。

二、心理护理的对象、任务及目的

（一）心理护理的对象

心理护理的对象，是指护理工作中需要解决心理问题的人。心理护理的对象既可以是身体健康的人，也可以是患各种疾病需要治疗及护理的患者。

（二）心理护理的任务

心理护理的任务，是运用心理学的基本理论和技术方法，探索护理对象的心理活动规律，解决护理工作中所涉及的各种心理问题，提高护理工作质量，更好地为人类健康服务。

（三）心理护理的目的

人在患病后，其社会角色的转变、住院后环境的改变均会使患者产生特有的心理需求和反应，不同的情绪状态和心理变化直接影响着疾病的治疗效果和康复程度。因此，对患者的心理护理就显得格外重要。护理人员在与患者交往过程中，应通过良好的言语、表情、态度和行为，去影响患者的认知，改变其情绪和行为，促进疾病的康复。心理护理的主要目的有4个方面。

（1）解除患者对疾病的紧张、焦虑、悲观、抑郁等情绪，增强战胜疾病的信心。要发展积极情绪，创造能表达情绪的环境，发展积极的自我感觉。同时，要及时发现患者的消极情绪，及早采取多种措施消除不良情绪对患者的不利影响。适度满足患者的合理需要，有助于患者负性情绪的改善。

（2）进行正确及时的健康教育，使患者尽早适应新的角色及住院环境。在疾病的发展过程中，要防止患者因焦虑、恐惧、抑郁发生角色行为异常。关注患者角色强化的问题，帮助患者角色健康的转化。

（3）帮助患者建立新的人际关系，特别是医患关系和护患关系，以适应新的社会环境。

（4）提高患者适应能力，协助患者适应新的社会角色和生活环境。战胜疾病并提高患者的整体适应能力，是心理护理的最终目标。一个人生病后，其社会角色也随之而发生改变。由于突然充当患者角色及生活环境、人际关系的改变，患者往往难以一下子适应，会出现一些心理问题，这就需要通过心理护理帮助患者创造有利于治疗和康复的最佳心理状态。心理护理不但有利于患者康复，还能贯穿于对患者实施的整体护理中，提高护理效果；也有利于提高临床治疗效果，使患者早日康复。

三、心理护理的原则

（一）服务性原则

护理专业是为生活在不同环境中的人（包括个体或群体）提供健康服务的专业。其目的是促进健康、预防疾病、减轻痛苦、协助康复。健康服务的范围很广，包括饮食起居及精神文化等全方位的服务。服务过程中既要解决服务对象生理的需要，减轻躯体的痛苦，恢复和重建生理功能；又必须满足其心理需求，减轻精神上的痛苦，保持良好的心理状态。护理的健康服务应该以解决服务对象的健康问题为目标，因此，必须在人道主义道德原则的指导下，树立以患者为中心、全心全意为患者健康服务的理念。

（二）交往性原则

心理护理是在护理人员与患者交往的过程中完成的，通过交往可以使患者保持良好的心态，建立良好的护患关系，保障医护工作的顺利进行，促进疾病的早日康复。交往的双方应遵循相互平等、相互尊重的原则。

（三）启迪性原则

在对患者进行心理护理的过程中，应当不断地运用相关学科的知识，对患者进行生理健康和心理健康教育，给患者以启迪。改变患者对疾病的错误认知，改善其情绪状态。诱导患者进行自我护理，同时给患者一些积极的暗示。

（四）个体化原则

在心理护理过程中，护理人员必须有灵活的应变能力，针对不同的个体（文化层次、心理特征、生理及年龄状况等）、不同的疾病（疾病种类、病史长短、病程进展、疗效状况）和环境进行个体化的心理护理。

（五）整体性原则

心、身是一个统一的整体，不同的躯体疾病可通过神经系统的直接或间接作用影响人的心理活动；同样，不同的心理活动也会影响人的身体健康。因此，在护理过程中，从患者的心身整体来考虑，既要对患者进行躯体护理，以减轻躯体疾病对心理的不良影响；同时，又要进行心理护理，以减轻或缓解心理的不良反应对躯体的影响，达到心身的协调统一。

第二节　心理护理程序和方法

一、心理护理程序

心理护理程序，是指为了增进和恢复患者的心理健康，解决患者的心理问题而采取的一系列有目的、有计划的行动，是一个综合的、连续的、动态的、具有决策和反馈功能的过程。综合，就是指用多学科的知识处理患者的心理反应；动态，是指心理护理应根据患者的心理反应发展过程中不同的变化进行护理；决策，是指根据患者的心理反应做出心理护理诊断及护理措施；反馈，是指采取措施以后的结果可以反过来产生影响，根据问题的变化进一步制定决策。心理护理是整体护理的重要组成部分，在实施心理护理的过程中应该运用规范化的操作程序。心理护理程序主要由心理调查、心理护理诊断、制订计划、实施计划、效果评价 5 个步骤组成。

（一）心理调查

在建立良好的护患关系的基础上，对患者心理活动状态及个性心理特征进行调查，全方位采集心理信息，为制订护理诊断及护理计划提供重要的依据。

（二）心理护理诊断

护理诊断与医疗诊断有所不同。它是对个人、家庭和社会现存的或潜在的健康问题的一种临床判断，由护理人员评估和诊断。护理人员要通过有效的心理护理调查，及时了解患者的人格特征、心理状态及行为产生和发展的规律，从而提出护理诊断。

常用的护理诊断有紧张、焦虑、恐惧、多疑、忧郁、不依从、自伤、自杀意念或行为、伤人、意识水平的改变等。

（三）制订计划

计划是描述护理对象特定的健康问题，以及如何解决这些问题的对策与方法。

（1）根据患者的各种不同心理活动，明确心理护理的目标。

（2）制定具体的心理护理措施。

（3）根据患者的心理状态进行分析，制订出切实可行的计划，满足患者的心理需求。

（四）实施计划

实施计划是由护理人员、护理对象及家属共同参与的护理实践活动过程。实施阶段具有动态变化的特征，护理人员需要经常收集护理对象的健康资料，客观地评估心理护理的进展情况，阶段性实现护理目标，并及时做好护理记录。在实施计划中，护理人员应以患者为中心，主动与患者沟通，鼓励患者吐露真实想法，使护理更有针对性。在实施心理护理过程中，护理人员应将每一项结果及反应记录下来，在实施过程中不断修改和评估计划。

（五）效果评价

效果评价，指对护理计划是否达到预定目标进行评估。评估过程是护理工作质量的重要措施，是护理工作的反馈环节，贯穿于护理工作的始终。根据评价的结果，对护理计划进行相应的调整，以最大限度满足患者的各项需要。如果护理目标已实现，可以终止护理措施；如果护理措施只部分达到或没有达到预期的目标，则需要分析原因，重新进入下一循环的护理程序。评估的方法包括交谈、观察和心理测验等。

二、心理护理的方法

(一) 常用的心理护理方法

现代医学认为，心理护理是心理治疗的重要组成部分，因为心理护理的方法是解释与指导、鼓励与安慰、保证与支持、教育与疏导，即传统的支持疗法。另外还包括使用部分行为疗法与认知疗法等方法来达到治疗的目的。

1. 建立良好的护患关系

心理护理是在护理人员与患者之间进行的，因此，能否取得患者信任，建立密切的护患关系，是心理护理成功的关键。护患关系是一种建立在相互尊敬、相互信任基础上的平等合作关系。良好的护患关系主要是通过护理人员以与患者接触过程中的言语、行动、神情、态度去影响患者而建立起来的。

在与患者的交往中，医护人员的一个小小的微笑、一个致意、一个衷心的慰问，都会给患者带来意想不到的战胜疾病的信心。护理人员应热情友好、诚恳礼貌、和蔼可亲，针对不同心理状态用最恰当的言语，帮助患者减轻和消除消极情绪、麻痹思想。在工作中，护理人员要认真严肃，动作轻柔，不可松垮、懈怠、慌张，以免增加患者的不信任感、不安全感。

2. 促进医护病友间的良好交往

患者入院后，护理人员应尽早使其适应，帮助其熟悉环境并促进同室病友间的互相了解，建立起良好的关系，可以彼此交流有关疾病的各种情况及感受，促进患者适应新角色；在生活上相互关心、照顾；在精神上相互支持、鼓励，共同增强与疾病作斗争的信心。

3. 争取家属、亲朋好友及有关领导的支持配合

及时与患者的家属、亲友、领导取得联系，在主动介绍患者情况的同时，必须讲明他们在患者面前言谈举止要恰当，尽量避免用不良情绪去影响患者，应给患者以关心、爱护、细心照料，以利于消除患者孤独、焦虑的心理。

4. 发挥患者的积极主动性

充分调动或发挥患者的积极主动性，主动配合医护人员做好疾病的诊断、治疗和护理工作，促进疾病的早日康复。

5. 创造良好的环境

创造一个安静、舒适、光线适宜、室内温湿度适宜、清洁的医疗卫生环境，使患者感到生活在一个富有生活气息的环境中，有利于患者增强心理治疗效能。单调的病房生活往往使患者感到乏味、枯燥，甚至烦闷、焦虑。因此，应根据患者的具体情况，适当安排一些活动，以丰富患者生活。对手术患者要

安排其早期活动，慢性病患者安排散步、太极拳、欣赏音乐等，以分散患者的注意力，消除患者对自身疾病的紧张、焦虑心理，起到良好的心理调节作用。

6. 调整情绪

心理护理的前提是把调整患者的情绪状态贯穿于整个护理过程。让患者适当了解有关疾病发生、发展及治疗康复的知识，使其有正确的认识。护理人员应想方设法将患者的消极情绪转变成积极情绪，正确看待病情，积极配合治疗及护理。俄国有一个著名的医学家说过，疾病本身并不可怕，可怕的是恐惧、担忧、消极的心理状态。因此，要努力培养患者坚强的意志和高尚的道德情操，遇事要理智地控制自己的情绪，做到"任凭风浪起，稳坐钓鱼台"。保持乐观的心态，培养幽默感。爽朗的笑、欢快的笑是心身健康的营养剂，笑能驱忧解愁、增加肺活量、加快血液循环、促进身体健康。

（二）支持疗法

心理疗法既是心理治疗的一种常用方法，又是心理护理的主要方法。用安慰、支持、劝解、保证、疏导等方法，对患者进行适当的心理调整，从而达到治疗疾病的目的。患者由于年龄、性别、所受教育、所处生活环境和心理特征，以及疾病性质和病情轻重的不同，其心理特点的反应差异很大。因此，护理人员须根据患者病情和不同的心理状态，采取相应的心理护理措施。

支持性心理疗法就是对患者采用劝导、启发、鼓励、支持、同情、说服、消除疑虑、保证等方式，帮助和指导患者分析认识当前所面临的问题，使其发挥自己最大的潜能和自身优势，正确面对各种困难或心理压力，顺利渡过心理危机，从而达到治疗目的的一种心理治疗方法。具体技巧有6种。

1. 倾听

医护人员在任何情况下都要善于倾听患者的诉说。这不仅是了解患者情况的需要，也是建立良好医患关系的需要。医护人员要专心倾听患者的诉述，让患者觉得医师郑重其事地关心他们的疾苦，以便消除顾虑、增进信任感，从而树立起勇气和信心。此外，患者的尽情倾诉能起到缓解心理压力和不良情绪的作用，会使患者感到轻松。

2. 说明和解释

解释是心理护理最基本的手段。动员亲人、朋友、同事等一切关系协同工作，对患者已提出的各种问题，亲人应耐心解释；对患者尚有疑问的地方，要反复解释；患者尚未注意到的但对病情有影响的要主动解释。在建立良好的护患关系的前提下，护理人员对患者心理问题的来龙去脉及实质、患者所具备的潜能和条件有了充分了解后，可向患者提出切合实际的、真诚的解释和劝告。

3. 指导或建议

医护人员在患者心目中一旦建立起权威，他提出的建议便是强有力的。护理人员应运用专业知识帮助患者分析问题，了解问题的症结，找出解决问题的办法，并鼓励患者实施，提高患者的认知水平。

4. 保证

在患者焦虑、苦恼时，尤其是处于危机时，给予保证是很有益的。医护人员建立在足够的根据和把握基础上做出的保证，能使患者深信不疑，这种信任感是取得疗效的重要保证。特别是对一些具有疑病素质的人，可以起到积极的暗示作用，无论对生理还是心理，都能促使其向积极的方面转化。

5. 善用资源

患者可利用的资源，包括家人与亲友的关心与支持、家庭的财源与背景、四周的生活环境及社会可供给的支持条件等。当一个人面临心理上的挫折时，往往会忘掉可用的资源，而不去充分利用，忽略别人可以提供的帮助。心理医师或护理人员可指导其对可利用的内外资源进行分析，并最大限度运用资源来对付面临的心理困难和挫折。

6. 鼓励功能性的适应

功能性的适应，就是跟患者一起分析，寻求应付困难或处理问题的恰当方式和方法，并指导求治者正确选用。

（三）行为疗法

行为矫正，是心理治疗的一种方法，护理人员按照心理医师的要求帮助患者进行行为训练，包括系统脱敏法、满灌法、模仿训练和松弛疗法等。

松弛疗法，是行为治疗的一种方法，也是多种心理治疗所采用的基础训练和心理训练的有效方法。主要有呼吸松弛训练法、想象松弛训练法、自我暗示松弛训练法和自我松弛疗法等方法，具有良好的抗应激效果。

第三节　临床各类患者的心理护理

一、不同病程阶段患者的心理护理

患者的心理活动虽有一定的规律，但因年龄、性别和病情的不同，心理活动也不同，在疾病发展的不同阶段所表现的躯体症状或心理特征也不同。

（一）疾病初期的心理活动特点与护理

在患病早期，由于缺乏对疾病的正确认识及对就医环境的不适应，容易出现焦虑、紧张等不良情绪反应。为缓解焦虑，经常会出现以下心理需求：①希望尽快受到医护人员的重视；②要求尽快熟悉周围环境；③需要尽快得到精心治疗和护理。

护理人员要通过诚恳、热情的接待，消除患者的恐惧心理，建立起对护理人员的信任感、依赖感和安全感，树立起战胜疾病的信心。护理人员可主动介绍或暗示患者医师的经验是丰富的，治疗效果是好的。护理人员还要详细介绍周围的环境及规章制度，使患者尽快地适应新环境，消除陌生感。护理人员还可以邀请恢复期的患者与患者交谈，现身说法，鼓励患者消除不必要的疑虑。

患病对大部分患者而言都是一种应激或压力，容易出现对患者角色种种适应不良的表现，在患病早期最容易出现的问题是"否认"。一向健康的人，知道自己的诊断时，感到突然，幻想医师的诊断是误诊，甚至要求重新化验、重新诊察。一般患者在 1～2 天内，随着对现实的认识，便度过否定期。如果否认持续存在，便是不良性否认，需要护士给予更多的关心和心理支持。

患者承认自己有病时，便产生埋怨心理。患者可能以不合适的方式表达情绪，甚至迁怒于医护人员。这时，护理人员要理解这是患者自己无助感、内心焦虑、恐惧的投射，不是针对某个医护工作者。护理人员要承认患者有权利感受事物，护理人员的责任是帮助患者觉察自己的情绪，并用积极、有利于心身健康、有利于人际关系的方式应对疾病带来的消极情绪。

（二）疾病接受期的心理活动特点与护理

患者接受自己有病的现实后，注意力会集中到身体体征的变化上来，想迫切了解自己的病情、治疗方案和预后，急切想知道各种辅助检查情况，掌握与自己疾病有关的情况。在此阶段，患者的兴趣变得比较狭窄，对与自己疾病有关的事情比较敏感，注意学习有关的病理和药理知识。患者较顺从、易合作，和医护人员的关系变得和谐并产生依赖感，迫切希望早日治愈出院。护理人员要协助患者获取关于疾病的知识和治疗的信息，利用这个机会进行健康教育。开始时不必提供太多信息，只要耐心回答患者的问题即可，有关细节逐渐讲解。

（三）疾病恢复期的心理活动特点及护理

恢复期的目的是动员患者及其社会支持系统的积极力量，发挥各种潜力，补偿疾病带来的缺陷，提高患者的生活质量，使他们的生活更接近正常人。患者即将离开治疗休养环境，从患者生活转变到健康人的生活环境中去，许多疾病的康复需要一段过渡时期，患者出院后仍需要一些简单的治疗和护理，或在生活方式上仍需要调整。因此，他们可能在欣慰之余，又产生如下的忧虑：①怕疾病恢复不彻底而迁延成慢性疾病；②怕疾病反复，要求晚出院；③某些慢性疾病需要长期治疗和护理的人担心自己或家属不能承担；④怕自己的体力胜任不了原来的工作；⑤一些传染科患者怕将疾病传给亲人或同事。这使多数患者表现出不同程度的焦虑。

护理人员在患者住院期间，应有意识地了解患者出院后关注的问题，在系统评估基础上，制订出院指导计划。要帮助患者在出院前做好各方面的准备，以确保患者出院后治疗和护理的连续性，解除患者的后顾之忧。

对恢复好的患者，护理人员首先要用科学态度向患者说明情况，尽力给患者支持和鼓励，以尽快适应病前生活。对不能恢复到病前状态的人，也要给予精神上的安慰使之能接受现实。出院前，护士应帮助制定切实可行的目标，希望是恢复期的核心。护理人员要同时做好患者家属的工作，使家属更多地关心、爱护患者。

二、不同年龄患者的心理护理

（一）儿童患者的心理与心理护理

儿童患者的突出特点是年龄小，对疾病缺乏深刻认识，心理活动多随活动情境而迅速变化。因为他们的注意力转移较快，情感表露又比较直率、外露和单纯，只要依据其心理活动特点进行护理，就易于引导他们适应新的环境。

住院患儿一方面要承受因疾病所致的身体痛苦，另一方面，在这个陌生环境里还要接受一些疼痛性的治疗及护理。因此，医院在儿童心里是最不安全、最恐惧的场所。在国外住院儿童的护理中，让儿童讲述自己生病的经历和在医疗护理中的恐惧，并对资料进行分析，结果表明，儿童的思维方式影响他们的经历和想象力。儿童在医疗护理中的恐惧往往是由于缺乏信任，因此需要与住院患儿重新寻找并建立信任关系。接受和适应孩子用真实的语言表达自身的恐惧，这种开放的方式能帮助孩子战胜忧虑和恐惧。

手术对于儿童患者来说是一个更大的应激。儿童患者在围术期常处于一种心理应激状态，即焦虑状态。这种应激反应虽然激活了体内抗伤害性反应机制，但过度的应激是有害的。因为焦虑不仅影响麻醉手术的顺利进行、延迟术后恢复，还会导致术后一系列心理、行为改变，如噩梦、易怒、进食及睡眠障碍等。因此，控制或减轻患儿围术期焦虑已成为国内外麻醉界共同关注的问题，对具有围术期极度焦虑倾向的患儿更应特别重视，避免不愉快的医疗经历给患儿留下永久的心理创伤。

当前，我国大多数儿童都是独生子女，一旦儿童生病，父母、祖父母都格外地紧张、焦虑。他们大都过分照顾，夸大病情，对医护人员提出过高要求。所以对儿童患者的心理护理，实际上在很大程度上是对家属的心理支持。家属的心理状态对儿童患者有着直接影响。例如，父母对护理人员不满意可以变成患儿对护理人员的愤怒；父母的倾向性可以变为儿童的倾向性，如要某阿姨喂饭，不要某阿姨打针等往往正是这样形成的。

（二）青年患者的心理与心理护理

青年正是人生朝气蓬勃的时期，对自己患病的事实往往感到很大的震惊。他们不相信医师的诊断，否认自己有病，直到真正感到身体不舒服或体力减弱的时候才逐渐默认。

青年患者一旦承认有病，主观感觉异常敏锐，而且富有好奇心，事事询问：为什么打这个针、吃这个药，病程需多长，有无后遗症等。他们担心疾病耽误自己的学习和工作，对自己恋爱、婚姻、生活和前途有不利的影响。有的青年患者不愿意把自己的病情告诉自己的同事或同学。

青年患者的情绪是强烈而不稳定的，有时欢快，有时不愉快或愤怒。从自信到自贬，从自私到利他，从热心到冷漠，从兴高采烈到消极失望，皆能在转瞬间有所改变，容易从一个极端走向另一个极端。他们对待疾病也是这样，倘若病情稍有好转，他们就盲目乐观，往往不再认真执行医疗护理计划，不按时吃药。但病程较长或有后遗症的青年患者，又易于自暴自弃、悲观失望，情感变得异常抑郁而捉摸不定。由于疾病的巨大挫折，他们会出现严重的精神紧张和焦虑，甚至导致理智失控，产生自杀念头，发生难以想象的后果。

青年人较注重友谊，具有向群性，最好把青年患者安排在同一病室。他们在一起可激发生活的乐趣，并消除孤独感。另外，青年人一般较重视自我评价，自尊心强，任何消极刺激对他们都会是一种伤害。反之，调动他们的个体积极性，及时给予恰当的鼓励，对克服困难和与疾病作斗争都能起到良好的作用。所以，护理人员对青年患者要注意多给予心理支持，要多关怀、理解、同情，要循循善诱、耐心疏导。

（三）中年患者的心理与心理护理

中年人的社会角色比较突出，他们既是家庭的支柱，又是社会的中坚力量。当他们受到疾病折磨时，心理活动尤为沉重和复杂，他们担心家庭经济生活，牵挂着老人的赡养和子女的教育，又惦念着自身事业的进展和个人成就等很多问题。与其他各年龄阶段比较，中年期是一生中心身负荷最为沉重的时期。

对中年患者的心理护理，一是要劝导他们真正接纳疾病并认真对待疾病。使他们认识到，治疗疾病是当务之急，身体恢复健康是家庭和事业的根本。对中年人的心理护理还要动员其家庭和工作单位，妥善安排患者所牵挂的人和事，尽量减少他在养病治病时的后顾之忧。再就是利用中年人世界观已经成熟稳定、对现实具有评价和判断的能力、对挫折的承受力比较强等特点，鼓励他们充分发挥主观能动性，配合医护人员尽快地把病治好。

（四）老年患者的心理与心理护理

人体进入老年期，生理、心理、社会各方面都会出现一系列变化。人体的各组织器官结构、功能都渐渐出现了退行性的变化，容易出现如高血压、糖尿病、恶性肿瘤等躯体疾病，种种生理疾病往往会带来焦虑、抑郁等不良心理反应。

老年人尽管理解衰老是生物体不可抗拒的规律，但一般都希望自己健康长寿。当某种疾病较重而就医时，他们对病情估计较为悲观，心理上也突出表现为无价值感和孤独感。有时变得幼稚起来，甚至和小孩一样，为不顺心的小事而哭泣，为某处照顾不周而生气。老人突出的要求是被重视、受尊敬，因此，对老年患者心理护理最重要的是尊重。对他们的称呼须有尊敬之意，谈话要不怕麻烦，常谈谈他们的往事；听他们说话时要专心，回答询问要慢，声音要大些。对丧偶或无儿无女的老人，护理人员应倍加关心，格外尊重。老年患者一般都有不同程度的健忘、耳聋和眼花，护理人员要勤快、细心、耐心、周到、不怕麻烦。老年人的生活方式刻板，看问题有时固执，除了饮食治疗的需要以外，要尽量照顾他们的习惯。护理人员的辛勤劳动可为老年患者提供良好的心境，做到医患配合，更好地促进他们病体康复。

老年人退休之后，工作和生活环境发生了一系列转折，从以工作为核心转为以休闲为中心，从以单位为核心转为以家庭为核心，在思想、生活、情绪、习惯、人际关系等方面出现一系列的不适应。这些心理、社会问题既可能以躯体化的方式表现，也可能以焦虑症、抑郁症等心理障碍的方式表现出来。在针对老年人这些问题的心理干预中，护理人员的心理护理是干预体系中不可缺少的一部分，要求护理人员的心理护理水平要达到专业化程度。近几年来，参加心理咨询师培训的护理人员越来越多，以满足工作对心理干预技能的需求。

三、不同疾病患者的心理护理

（一）内科患者的心理活动特点与心理护理

内科疾病病种繁多，病因复杂，病程长短不一，病情轻重不等。常见的内科病，如心脏病、肾炎、肝脏病、糖尿病、血液病等，大都病程长，无特效治疗，反复发作，甚至迁延不愈，成为终生的慢性病。患者的焦虑情绪会随着病情的加重、住院次数的增加而逐渐加重，产生压抑感、挫折感，甚至悲观失望，对生活失去信心。内科患者良好的心理状态可以增强患者的抵抗力，促进健康；不良的心理状态不利于健康的恢复，甚至导致病情恶化。因此，内科疾病治疗的成败与护理工作质量有着密切的关系。内科心理护理的目的是让患者发挥潜能，最大限度减少患者的躯体痛苦和心理压力，提高生活质量。

1. 呼吸系统疾病患者的心理活动特点与护理

（1）呼吸系统疾病患者的心理特点。情绪状态和呼吸系统的生理有直接关系，如呼吸的频率、深度和节律可因不同情绪而变化。焦虑和呼吸困难是恶性循环的，焦虑使呼吸困难和支气管痉挛症状加重；而某些呼吸系统的症状，如窒息会使患者因恐慌而竭力呼吸，患者害怕自己不能呼吸，这种对呼吸能力的失控感往往导致更严重的焦虑。慢性呼吸系统疾病患者可能依赖性增强，他们担心自己不能维持呼吸，害怕身边无人，产生失助感、无望和精神抑郁。用力呼吸和缺乏睡眠产生的疲劳和不适也能使患者易怒或抑郁。

（2）呼吸系统疾病患者的心理护理措施。因为呼吸和情绪关系密切，所以呼吸系统疾病患者心理护理的重点是患者不良情绪的应对和调节。护理人员以关心的态度、熟练的技术，忙而不乱、稳重准确地施行躯体护理的同时，这些行为态度也是对患者的心理支持，能帮助恐慌中的患者平静下来。同时，护理人员要具备人体应激反应的知识，也有责任帮助患者家属懂得应对机制。

长时间需要呼吸机支持治疗的患者，因丧失口头语言表达能力，情绪激动易怒，护理人员需要耐心地与患者进行手势、口型、表情等非语言方式的交流，仔细体会患者想表达的意思。病床旁常规备一硬板和纸笔，让可以写字的患者用文字表达。在实践中发现，可以用文字表达意思的患者心理状态明显好于不能用文字表达的患者。

2. 冠心病患者的心理活动特点与护理

（1）冠心病患者的心理特点。抑郁是冠心病的一种独立预测性危险因素，同时也影响冠心病的预后。抑郁对身体危害很大。近年来有学者研究发现，伴有抑郁的冠心病患者，心脏压力的调节能力受损，可能导致心律失常及猝死。抑郁的程度越重，血浆中去甲肾上腺素浓度增加也越明显，经过抗抑郁治疗后，血浆中去甲肾上腺素浓度降低。有研究还表明，抑郁情绪使机体糖皮质激素持续低水平升高，诱发炎症过程，加速冠心病的进程。

冠心病患者常合并有焦虑和抑郁情绪，并且是影响预后的独立危险因子。冠心病患者当胸痛发作产生濒死感时，常伴发焦虑和紧张情绪，过重的精神负担引起神经内分泌系统功能紊乱，从而加重病情。

许多研究表明，动脉硬化性疾病和 A 型行为类型有关，A 型行为特点在病后适应过程中也是很重要的。近年来，许多研究都把注意力集中在 A 型行为性格因素，即具危害性的敌视和愤怒这两种情绪因子上。对大量关于 A 型行为与冠心病相关性研究分析表明，敌视情绪是更具心血管系统危害性的性格因素，愤怒可以使心绞痛、心肌梗死和心脏猝死发生的危险性增加 2～3 倍。

（2）冠心病患者的心理护理有以下几方面。

1）改善应对方式。帮助冠心病患者采取积极的应对方式，可以增加患者对治疗护理的顺应性。冠心病患者不可避免地面临身体、经济、心理等方面的压力，护理人员应设法使患者努力积极应对，避免消极应对，努力提高患者的行为能力，帮助患者提高自我护理能力。

2）加强社会支持。对于冠心病患者，护理人员应主动了解患者的内心真实需求，充分利用与患者的接触机会，通过交流、鼓励、尊重等手段，为患者提供个体化的信息支持，让护理人员本身成为患者社会支持的一部分。护理人员应尽可能发挥家属的社会支持作用，向家属讲解家庭支持对患者恢复的重要性，鼓励家人尤其是配偶与患者沟通，给予患者情感支持，以提高家庭支持质量，从而有效减轻患者不良情绪，促进疾病康复。

3）有效管理情绪。心血管功能改变作为情绪反应的整合部分已为人们所熟知，人们常把心脏称为焦虑的专门器官。放松疗法、暗示疗法、音乐疗法、森田疗法对患者的焦虑、抑郁具有良好的治疗作用。

4）针对 A 型行为者进行训练。针对 A 型行为者的训练主要有两种思想。一种是认为 A 型行为者本身是适应不良和易得病的，因此，A 型行为者必须改变过去的目标和生活方式；而另一种认为，A 型行为者是成功者，只是在获得成就过程中，付出太大的个人代价，因此，训练的方法不是改变他们的目标，而是让他们用更少的能量消耗，有效地达到目标。教育和训练患者，使他们学会放松技术，识别紧张和疲劳引起的身体症状，控制自己对应激的行为和认知反应，提高对应激的抵抗能力。

（二）外科患者的心理活动特点与护理

外科疾病多数来势急、病程进展快，而且大多数需要手术治疗。手术是创伤，任何手术都有一定的危险性。手术对于患者是一种严重的心理应激，它通过心理上的疑惧和生理上的创伤直接影响患者的正常心理活动，并由此对手术后的康复产生影响，甚至决定手术的成败。因此，手术患者的心理护理主要目标是使患者在手术情境中产生积极的心理反应，正确对待手术刺激，以积极的心态对待面临的处境，从而减少手术刺激的不良因素，增强抗病能力，使手术预后不良反应减到最小。

1. 术前患者的心理活动特点与护理

几乎每例外科手术患者都有不同程度的焦虑和恐惧，有研究结果表明，手术前夜患者焦虑、恐惧水平最高，说明手术越临近，焦虑、恐惧程度越严重。对手术未知的恐惧往往是引起焦虑的主要原因，患者担心术中疼痛；担心发现恶性病；担心失去意识；担心丧失器官或肢体；怕麻醉、怕死亡等。这些心理反应女性重于男性，成人重于儿童，初次住院和初次手术的患者重于住过院、动过手术的患者。患者对恐惧的反应可能表现出沉默、退缩、幼稚、好战、回避、流泪、依赖，多数患者有失助感。接近手术日，患者食饮不振、睡眠不佳，尽管术前晚上吃了安眠药，多数患者仍难入睡。

许多研究证明，经过心理准备而情绪平静的患者能更好地耐受麻醉，减少术中危险和术后并发症。对进行术前患者的心理护理，可采取两种措施。

（1）运用沟通技巧鼓励患者表达恐惧和担心。对待退缩的、抑郁的或恐惧的患者，鼓励他们表达自己的感受。耐心听取患者的陈述和要求，具体分析并给予疏导。同时，也指导他们适度接纳自己的这种感受，例如，告诉他们术前害怕心理是正常的，术前焦虑也是常见的。

（2）增加患者的安全感。由权威的医师或护理人员组成咨询小组，权威的咨询对患者获得安全感极为重要。根据不同的患者，用适当语言交代术中可能要承受的痛苦及应对方法，例如，腹部手术有脏器牵拉痛时，应尽力做深呼吸，努力放松；对须带各种管道或其他仪器者，术前应向患者解释清楚，不致在麻醉清醒后产生畏惧。对手术复杂及心理负担过重的患者，让患者了解有关专家是怎样反复研究其病情确定手术最佳方案的，并突出强调他本人在手术中的有利条件等，使患者深感医务人员对自己病情十分了解，对手术极为负责。

病房护理人员还应介绍手术医师的情况，使患者对手术有所了解，对他们产生信任感。同类手术患者的信息对术前患者影响较大，护理人员可针对性地组织交流，交流体验及有效的应对方式。如果患者能与经历同种手术的人接触，亲眼看到同种手术的效果，可以给予患者很大的安慰。

2. 术中患者的心理活动特点与护理

患者对手术室的环境和气氛极为敏感，所以手术室应保持干净，床单无血迹，器械要隐蔽，一个手术间只能放一张手术台，不宜几个手术台并排摆放，以免产生消极暗示。护理人员和医师言谈举止很重要，由于患者入手术室就会认为自己的生命掌握在医护人员手里，因此，严肃、认真、全神贯注的操作对减轻患者的疑虑很重要，所有人员不应在手术室闲谈、嬉笑或窃窃私语。许多手术是在患者意识清醒状态下进行的，患者除具有焦虑、紧张、恐惧的心理外，还会有退缩的行为表现，像孩子寻求安慰一样，要求护理人员握住他们的手。这是巨大的心理压力下表现出来的强烈的安全需求。握住患者的手，这一简单的动作、无声的体态语言，让患者体会到护理人员的关心和体贴，使他们有温暖亲切的感觉，从而产生安全感。手术完毕，护理人员此时应守护在患者身边，握住患者的手，轻轻拍一拍患者的肩，用和蔼亲切的话语告诉患者：
"你的手术做完了，你的一切情况都挺好，你的家人在外边等着你，现在你需要休息，过一会儿我们会送你回病房。"

3. 术后患者的心理活动特点与护理

患者一旦从麻醉中醒来，他们渴望知道自己疾病的真实情况和手术效果。由于疼痛及怕切口出血或裂开、不能自主活动等，多有烦躁不安的情绪，一开始他们觉得痛苦难熬，4～5天后疼痛缓解又担心预后。所以对手术后患者的护理应注意3点：①及时告知手术效果，当患者清醒后护理人员应该告知患者手术顺利，减轻其疑虑；②帮助患者缓解疼痛，如术后数小时内给予暗示或听喜欢的音乐；③帮助患者克服抑郁反应，术后病情平稳后，许多患者出现抑郁反应，寡言不活动，这样会影响患者心肺及消化道功能的恢复，也容易发生营养不良、静脉血栓或继发感染。要准确分析患者的心理特点，注意他们的言语含义，主动关心和体贴他们，对自理能力有缺陷者要细心照顾，鼓励患者积极对待人生，特别是恶性肿瘤或致残的患者应给予同情、支持和鼓励，使他们勇敢面对现实，战胜病魔。

（三）妇产科患者的心理活动特点与护理

1. 妇产科患者的心理特点

（1）焦虑与恐惧。常见于初次接受手术的患者和初产妇，主要是由于缺乏对环境的信任。患者缺乏足够的妇产科方面的医学知识，对特殊诊断检查、分娩和所患疾病的手术治疗缺乏正确认识，造成心理障碍。焦虑与恐惧易使患者失眠、食欲下降，引起疲劳、脱水和体力消耗，可出现宫缩乏力而难产。手术患者易担心手术不顺利及术后会出现性格和生理等方面的改变，影响夫妻生活和生育能力，因此常处于矛盾的状态中，部分肿瘤患者在未确定良恶性之前产生焦虑，寝食难安。

（2）抑郁。产后抑郁发病率较高，占产妇的50%～70%，但一般并不严重，表现为焦虑、食欲下降、睡眠紊乱、悲伤冷漠、精力不足和性欲下降等。通常是对早期生活失业、退休、夫妻分离、家庭不和睦等社会因素中尚未解决的丧失的反应，而这种丧失又被目前的疾病所加剧。对于产妇来说，内分泌激素的变化、传统守旧思想的影响，以及分娩过程的不顺利都会对产妇造成影响。子宫卵巢切除手术和流产患者会因为身体形态的变化而产生一种心理上的损失感或不完整感，担心会改变内分泌、体形，影响性生活、月经和妊娠。不孕妇女抑郁的主要原因是自尊的丧失，应有的社会地位得不到承认；文化程度越低，妇女承受的心理压力越大。

（3）否认。否定作用是一个人最基本的防御，即对已经发生的令人痛苦的事实加以否定，认为它根本没有发生过，以逃避心理上的不安和痛苦。例如，在妇产科经常有死胎引产的患者，会把胎儿死亡的事实完全加以"否定"，通过否定作用来暂时保护自己，以至于不过分震惊和悲痛；有些妇女听到自己患肿瘤，需要切除子宫或卵巢，也会极力否认，拒绝接受事实，她们抱着侥幸心理到处求医，希望是误诊。

2. 妇产科患者的心理护理

（1）消除患者的焦虑、恐惧和抑郁等情绪问题。针对患者的焦虑、恐惧等问题，医护人员必须有高度的责任感和同情心，以患者为中心，处处体现认真负责、积极主动的态度，通过温和的语言、亲切的问候和熟练的操作技术与患者建立良好的护患关系，使患者感到真诚与温暖，产生安全感和信任感。可以运用暗示、转移、分散注意力的方法减轻患者的心理负担。

针对抑郁患者，主动与患者沟通，鼓励患者用语言表达深层感受，并有效地倾听。主动关心和体贴她们，勉励她们勇敢地面对现实，适应生活，消除心理负担，争取早日康复出院，以积极的态度对待人生。根据患者不同情况进行生殖器解剖、生理及性知识教育，使她们改变那些不正确的看法，解除她们的精神负担，并对她们的丈夫及家人进行健康知识指导，鼓励其给患者更多的关爱。

（2）分娩过程的心理护理。分娩由3个过程组成，即从规律宫缩开始到宫口开全为第一产程，从宫口开全到胎儿娩出为第二产程，从胎儿娩出到胎盘娩出为第三产程。

分娩进入第一产程时，鼓励产妇倾诉自己的感受，针对性地给予解释、安慰，密切护患关系。产程初期，产妇一般都能忍受，陪产人员要给予表扬和鼓励，当产妇难以忍受时，陪产人员一边帮助产妇按摩下腹部及腰骶部，一边用缓和轻柔的语言给予心理干预，以减轻症状，避免过多地消耗体力。患者知道疼痛有间歇时，往往更加耐受疼痛。鼓励产妇利用宫缩的间歇时间，少量多次进食易消化、营养丰富的食物，供给足够的饮水，以保证分娩时有充沛的精力和体力。告诉产妇，在分娩过程中只要心情平静、全身放松，宫口开得快，会缩短产程，减轻疼痛。对配合好的产妇，护理人员要多给予赞扬和正性强化；对大声喊叫而不正确配合的产妇，护理人员应注重指导，不能批评、训斥和表示厌烦。护理人员要表现出对产妇能力的信任，产妇常常担心自己配合的能力，护理人员的积极态度能增加产妇的力量和勇气。

在第二产程中，多数产妇不仅精力疲惫，而且心理十分复杂，对分娩过程本身是否安全很紧张，有的初产妇对分娩过程不太了解，孕妇的情绪很不稳定，情绪起伏波动很大。医护人员要时刻陪伴在产妇身边，同时不断给予孕妇精神上的安慰与解释，给孕妇以安全感。鼓励和指导产妇在宫缩时屏气，以增加腹压，促进胎儿下降至娩出。宫缩间歇时，全身肌肉放松，安静休息，等待下次宫缩时再做屏气。每次宫缩时都要鼓励产妇，给产妇信心，使产妇对医护人员更加信赖。每次宫缩后给予孕妇评价，让孕妇感到助产人员在帮助她。

在第三产程中，产妇往往最关心自己的婴儿情况，尤其关于婴儿的性别，表现为沮丧或兴奋，这两种情况可直接通过大脑皮质，影响其对子宫收缩的调节，导致宫缩乏力而大出血。护理人员要及时对产妇进行安慰，嘱咐其不要过分激动，改变产妇不良的心理状态，从而避免其因情绪波动而导致产后出血。

（四）肿瘤科患者的心理活动特点与护理

癌症是目前危害人类健康的三大疾病之一。已有研究证实，心理因素与癌症的发生、发展有密切的关系，与癌症患者的存活质量、生存期和治疗效果也有明显的相关性。面对癌症，首先尽最大努力争取治愈和康复，帮助患者减轻痛苦、满足愿望。如果确实不能治愈，则应在延长生命已非现实的情况下，提高生命质量，让濒死者平静地、带着尊严地死去，这是现代护理实践发展的重要领域。

1. **恶性肿瘤患者的心理特点**

（1）休克期。当患者知道自己得了癌症时，常感到眩晕、惊恐，甚至呈木僵状态。

（2）否认—怀疑期。待患者从剧烈的情绪中恢复平静后，会怀疑医师诊断的正确性。为此，患者可能怀着希望到处求医，希望能找到一位否定癌症诊断的医师。此刻哪怕是不同的医院不同的医师在诊断措辞上的细微差别，也会给患者带来一线希望。从精神分析的角度看，这是患者借助于否认机制应付由癌症诊断所带来的紧张与痛苦。这种应对可以暂时缓解患者的精神压力，但是却延迟了患者的治疗时机。

（3）愤怒—沮丧期。如果患者确信自己患有癌症，情绪便变得易于激动，特别容易发脾气。此时患者"看什么都不顺眼，听什么都心烦"，愤怒的情绪有时会伴有攻击反应，常常迁怒家属及工作人员，借以发泄自己内心的痛苦。

（4）讨价还价期。患者在接受自己患不治之症的事实后，通常祈求发生奇迹，或者要求活到完成某些重要事情。这个阶段患者还存在着希望，也表示努力配合医疗活动。

（5）沮丧。患者知道自己的讨价还价无效，而正视自己的死亡的时候，悲伤、生活萎缩、情绪低落、胃口减退、体重下降，甚至自杀都可能发生在此阶段。

（6）接纳。此阶段是相当平静的，患者会感到自己已经尽了力，届时已无所谓真正的高兴或悲哀，他们只是接纳了与之俱来的一切。

2. **恶性肿瘤患者的心理护理**

诊断明确无误后，困扰许多医护人员和患者家属的第一个问题是要不要将诊断告诉患者，什么时候告诉患者。癌症诊断是否告诉本人，这是有争论的问题，一般以不要过早通知患者为好。目前在我国，许多医护人员和患者家属仍保持传统的习惯，即尽可能不告诉患者癌症诊断。其理由是保护患者，使他们免受心理打击而导致病情恶化，这与现代临终关怀的思想是不一致的。

尽管医务工作者和家属竭力隐瞒预后，但患者往往可以通过种种途径、收集信息，推断现实。

与其让患者遭受猜测和四处求医的痛苦，不如直言真情，真情虽可引起较强烈的心理反应，但多半不至于造成严重后果。同时，告之以治疗计划可以帮助患者对抗消极心理反应，使患者增强信心，感到未被抛弃。同时可避免医师的威望受损和患者对医师失去信任，以利于患者以后的治疗。

不可否认，向患者交代癌症诊断、谈论死亡不是一件容易的事情。首先患者家属大多数持否定态度。通常做法是将诊断告诉患者家属，在征得患者家属同意的基础上，根据患者的年龄、职业、文化程度、个性特征选择恰当的时候告知患者，要求其配合治疗。因为告知诊断消息所带来的巨大心理冲击如果超出了个体的应对能力，那么这种告知是有害的。但是，一味否认往往使患者忽视疾病的严重性而延误治疗。特别是在患者对自己的病情已有所察觉而医护人员仍矢口否认时，就会产生被放弃感和对医师护理人员的不信任感，甚至更加相信自己患的是不治之症。因此我们主张，依据每位患者的人格特征、应对资源、应对准备、病程和对癌症的认识，审慎灵活地决定是否告以真情，以及告知的适当时机与方式。在告知真情前，医师护理人员应为患者做好心理准备，引导患者采用成熟的自我防御机制，减轻心理压力。

3. 临终关怀

临终关怀是为了满足患者生理、心理、社会需要的全面照顾，提高其尚存的生命质量，维护其人格生命的尊严，切实做到使患者在最后生命历程中，有勇气面对死亡，保持安详。临终关怀是一种特殊照护，是医师、护理人员、心理医师、社会志愿人员等共同参与的特殊服务过程。其重点是为患者减轻痛苦和送终。

（1）充分理解患者。护理人员必须准确地评估患者对濒死的反应，根据其实际反应，提供心理支持。①否认时期。护理人员必须了解"否认"的保护性功能，允许患者有充分的时间面对自己的死亡，但要避免任何可能延长否认期或使患者退缩的行为。在这一时期，护理人员应当劝说家属不可当着患者的面表现出难过。护理人员对患者及家属应坦诚沟通，经常陪伴在患者身边，耐心倾听患者诉说，顺势引导，使患者感到没有被抛弃。②愤怒时期。患者发怒的对象通常是他最能信赖的人及不会弃他不顾的人。患者的愤怒是发自内心的恐惧和绝望，从而借助愤怒宣泄内心的不愉快。这是濒死患者的正常反应，也是必经阶段。护理人员要爱护、关心、疏导发怒的患者，满足患者的心理要求。

（2）帮助患者减轻恐惧和痛苦。对死亡的种种恐惧不是源于死亡本身，而是对死亡的种种可怕想象。害怕死亡常常比死亡本身更不堪忍受。帮助患者减轻恐惧及痛苦，是临终心理护理的主要任务。护理人员应首先弄清患者恐惧及痛苦的原因，再针对原因，用适当的方法进一步减轻患者的恐惧和痛苦。真正让患者从恐惧及痛苦中解脱出来，关键是帮助他们树立正确的生死观。死亡是人生不可回避的现实，每个人都要走向死亡。护理人员本身也应有正确的生死观，有一定的哲学、伦理学、心理学知识及良好的语言素养，才能深入浅出地给患者讲清这些深奥的人生哲理。

（3）尊重患者的尊严和权力。人是有尊严的，濒死者更需要尊重。癌症的治疗，如手术、放疗或化疗，多数是破坏性的，在治疗前要说明必要性、效果及可能发生的反应，使患者在心理上有所准备。每一项治疗措施和护理计划都应向患者解释清楚，支持患者参与决策，医务人员尊重患者的选择。有些国家对临终前是否抢救也要征求患者意见，而不是按常规实行心肺复苏。引导患者在意识清醒时立下遗嘱，失去意识后，医务工作者完全按遗嘱做。许多人不愿用医疗手段维系病程，不仅拒绝有创伤性抢救，而且要求实施"安乐死"，即用吗啡持续静脉滴注，这样可能使呼吸提早抑制，但死亡过程平静、安详。

（4）重视对临终患者家属的关怀。临终关怀的意义还在于为患者家属提供精神支持。临终关怀首先是承认丧亲引起的悲伤过程是正常的，但一般情况下，悲伤的强度和持续时间是有大致范围的。丧亲的悲伤往往夹杂着内疚、自责、遗憾等心态，使悲伤过程难以正常化，进而影响丧亲者的生活或心身健康。对丧亲的护理强调早期预防，预防本身虽然不能消除悲伤，重要的是要评价和识别可能发生不良后果的高危人群。事实证明，早期迅速的干预能帮助丧亲者顺利度过悲伤过程，减少不良后果。心理护理干预的关键是有效倾听和支持丧亲者完成悲伤过程，提供关于悲伤过程的信息，认识社会资源，认清丧亲不良后果的早期症状，帮助他们使悲伤经历正常化。

第四节　护理人员的心理素质与培养

一、护理人员角色

社会角色是个体与其社会地位、身份相一致的行为方式及相应的心理状态。它是对在特定地位的个体行为的期待，是社会群体得以形成的基础。作为护理人员角色，社会期待他们承担以下任务。

（一）关怀和照顾的提供者

关怀是大多数护理措施的核心，也是一个专业护理人员必备的技艺，这个角色的任务是护理人员传达对患者重要事情的理解和提供支持，护理人员通过态度和行为来表达对患者利益的关心，把患者作为一个人而不是机器去对待。关怀和照顾包括知道患者需要什么，困难在哪里。这些都要注意观察。

（二）教育者的角色

社会的进步和人们文化素质的提高使人们对自己健康的关注形式也发生了变化。医疗卫生工作已不再是仅仅重视治疗，而是包括预防在内的系统工程。人们迫切需要关于促进健康和维持健康的知识，他们希望了解有关健康的知识，特别是患病的人，更想知道有关自己疾病治疗、预后的知识。所以护理人员还有一项突出的任务，就是包括对患者在内的全民健康教育，在护患关系中承担教师的角色。

（三）咨询者的角色

护理人员不仅要对患者的躯体疾病提供治疗性服务，而且还要进行有关健康和疾病知识的咨询，以及帮助患者识别和应对心理或社会问题，明确自己的选择，以获得对自己行为的控制感。当然护理工作中这方面的咨询表现得各种各样，要耐心解答患者的问题。

（四）变化促进者的角色

变化促进者，是指能启动变化或帮助别人，对自己或系统做修正的人。在执行护理计划的过程中，由于病情的变化，护理人员可以对护理计划进行修改、调整，促进健康的各种变化。

（五）管理者的角色

管理者角色不单指病区的护士长，还指在单独值班时要管理病区的所有患者的每一个护理人员。所以，护理人员还承担着管理者的角色。

二、护理人员的心理素质

护理工作是一个具有高强度应激的专业，在这种工作环境下，很容易出现心理上的耗竭感，出现心身疲惫、对服务对象漠不关心、情感障碍、护理差错事故多等问题。因此，良好的心理素质是做好护理工作的前提，也是选择护理工作者的基本条件之一。护理人员必须具有良好的心理素质，才能应对各种复杂的护理环境，做好患者的心身康复护理工作，并维护自己的心身健康。

护理人员的心理素质，是指护理人员在认识过程、情感过程、意志过程及个性心理特征方面所具备的素质。良好的护理人员心理素质包括 7 个方面。

（一）良好的人生观及职业动机

护理专业要求其从业人员能认同并热爱护理专业，有一定职业荣誉感，了解职业的角色要求，有一定择业动机及对专业的成就感要求，有稳定的职业心态，有基本的、发自内心的关心及爱护患者的能力。

（二）敏锐的观察力

护理工作需要护理人员通过观察获取患者全面准确的资料，及时观察患者的心身变化。护理人员敏锐的洞察能力对预测及判断患者的需要，帮助医师诊断病情，评价治疗和护理效果，预计可能发生的问题具有重要的意义。

（三）准确的记忆力

护理工作的每一项任务都有严格的时间、具体的数量及对象要求，并需要专业知识，要求护理人员能精确地记忆每项护理措施的实施对象、时间、量等方面。另外，患者又是经常变动的，病情又是不断变化的，护理计划也在不断地改变，用药品种和数量也在经常改变，如果一旦相互混淆，也会酿成不堪设想的后果。这些都需要护理人员有良好的记忆能力。

（四）思维的独立性

医嘱是医师思维的结果，一般说来是合乎客观规律的，应当坚决执行。但每个患者的疾病时刻处于动态的变化之中，护理人员如果像"机器人"那样执行医嘱，缺乏思维的独立性，就会在盲目执行中出现差错或事故。当前所推行的责任制护理，要求充分发挥护理独立功能，对每个患者做出准确的护理诊断，拟订全面的护理计划。这些都要求护理人员具备思维的独立性。

（五）注意的灵活性

护理工作头绪多，紧急情况多，意外事情多，经常是在有限的时间内从一项工作转向另一项工作，要做到每一项工作之间清清楚楚、准确无误和互不干扰，需要高度的灵活性。

（六）积极而又稳定的情绪

护理人员的情绪变化，尤其是面部表情对患者及其家属都有直接的感染作用，这是每个护理人员都应当意识到的。护理人员积极的情绪，和善可敬的表情和举止，不仅能够调节病房或治疗环境的气氛，而且能唤起患者治病的信心，增强患者的安全感。另外，人人都会受挫折，人人都有不顺心、不愉快的时候，护理人员工作也在所难免。这更要求护理人员对自己的情绪、情感加强调节控制的能力，做到喜怒有常、喜怒有度，成为一个有能力关怀自己的人，也才能发自内心地去关心患者。

（七）良好的沟通能力

护理人员在整个医疗工作中处于人际交往的中心地位，需要有较强的沟通能力。因为护理人员与患者接触的时间最多，护理人员与患者家属的联系也比医师多，护理人员与医师在工作上又必须密切合作。护理人员与患者之间人际关系好，有利于患者心身健康，有助于医疗护理计划的顺利执行；护理人员与患者家属的关系搞得好，就能更深入地了解患者情况，并可发挥家属的积极性。医院与家庭结合起来，为患者尽快恢复健康创造有利的条件。护理人员与医师的关系好，就会在医疗护理过程中配合默契，得心应手。这些目标的实现都要以良好的沟通能力为前提。

三、护理人员心理素质的培养

护理人员的优良心理品质并非生来就有的，而是靠崇高的理想和坚强的意志，并在实践中刻苦磨炼慢慢发展和培养起来的。

（一）培养高尚的职业道德

护理人员职业道德的核心是"利他"和"助人"。具有高尚道德的护理人员，就会自觉自愿、竭尽全力地去为患者解除痛苦。而且，在这种情感的支配下，才能够设身处地地为患者着想，以患者的忧而忧，以患者的乐而乐，形成真挚的同情心。有了高尚的职业道德，面对护理工作中种种不尽如人意，才会具有积极的情绪和稳定的工作动机。

（二）提高护理人员的心理健康水平

护理工作要求护理人员具有"利他"和"助人"的崇高职业道德，但护理人员也是普通人，有着安全的需要、尊重的需要、成就的需要和自我实现的需要。一个心理不健康的人，没有能力关怀自己的人，是没有能力去关怀他人的。所以，护理人员要学习心理健康的知识和技术，提高悦纳自己的能力，提高自己管理压力的能力。只有自己有快乐的能力，才有能力去帮助他人。所以，护理人员良好心理素质的培养和其护理专业技能的培养同等重要。

（三）掌握临床心理咨询的基本知识和技能

护理人员学习心理学的理论，可以更好地理解自己，理解患者行为背后的意义是什么，才能很好地把握自己，有一个平静快乐的心态。同时，护理人员工作的角色要求他们掌握建立良好咨询关系、沟通的技巧。临床心理咨询中，建立良好咨询关系的技术、沟通的技术，会给他们操作性强、有效的指导，这对他们工作效能感的提升、工作成就感的满足具有重要的现实意义。

复习参考题

一、名词解释

心理护理　临终关怀

二、简答与论述题

1. 概述心理护理的原则。

2. 运用心理护理的程序方法，对患者进行心理评估，列出护理诊断，制订护理计划。

3. 简述不同年龄、不同病程、不同疾病患者的心理护理的基本方法。

4. 对照护理人员应具备的心理品质做出自我评价。

第十章　心理健康及相关问题

社会变革引起人际关系、生活方式的改变，心理压力、心理危机成为困扰人的精神桎梏。学习和了解心理健康知识成为当前医务工作者和广大人民群众日常生活的需要。

心理健康的标准有哪些？如何促进个体心理健康发展？这是心理学、教育学、医学心理学等学科一直致力探讨的问题。研究证明，健康的心理有助于促进创造力和开拓能力的发展，是个体成功的基础。不健康的心理状态和病态心理不但阻碍个人发展，而且会给家庭、社会带来不良影响。因此，心理的健康发展是非常重要的。不同年龄阶段，其心理发展特点不同，只有在了解各年龄阶段心理发展特点的基础上，才能采取措施，促进心理健康发展。

第一节　心理健康概述

一、基本概念

（一）健康的概念

健康（health）是一个不断发展的概念，在不同历史时期，人类对健康的理解是不尽相同的。人们对健康的最初认识是"健康就是没病"。随着第二次世界大战结束，人类疾病谱与死亡谱的变化，不良生活方式、行为、心理、社会和环境因素逐渐成为影响人类健康的重要的且不可忽视的因素。因此，1948年世界卫生组织（WHO）提出了关于健康的概念："健康不仅仅是没有疾病和身体的虚弱现象，而是一种在身体上、心理上、社会上的完满状态。"到了1990年，世界卫生组织对健康的概念做了补充，提出健康是身体健康、心理健康、社会适应良好和道德健康的一种完满状态。

（二）心理健康的概念

心理健康（mental health），也称心理卫生，由于心理健康与心理不健康之间没有一个确定的、绝对的界限，因此，对心理健康做出合适的定义是一个较困难的问题。目前，一般认为，心理健康是指运用心理学的理论和技术，维护和促进人们的心理状态以适应变化中的环境，以及保持心理的动态平衡。

二、心理健康的标准

一个人的健康，不仅包括身体健康，还包括心理健康。那么心理健康的标准是什么呢？不同理论学派、不同专家对心理健康的判断标准有各自不同的看法。著名心理学家马斯洛和密特尔曼曾提出人的心理健康的 10 条标准：①是否有充分的安全感；②是否对自己有较充分的了解，并能恰当地评价自己的行为；③自己的生活理想和目标能否切合实际；④能否与周围环境事物保持良好的接触；⑤能否保持自我人格的完整与和谐；⑥能否具备从经验中学习的能力；⑦能否保持适当和良好的人际关系；⑧能否适度地表达和控制自己的情绪；⑨能否在集体允许的前提下，有限地发挥自己的个性；⑩能否在社会规范的范围内，适当地满足个人的基本要求。我国学者提出的心理健康的判断标准，归纳起来包括以下 5 个方面。

（一）智力正常

智力正常，包括理解力、判断力、注意力等多方面的能力。正常范围内的智力水平是个体完成正常生活的基本心理条件，是心理健康的首要标准。

（二）善于调整和控制自己的情绪

心理健康的人能够真实地觉察各种情绪体验，能够经常保持愉快的心情。在遭遇挫折或有负性情绪时，能够并善于控制和调整情绪，具有相对稳定的情绪状态和平衡情绪的能力。

（三）能够与他人建立良好的人际关系

人际关系能反映心理健康的水平，良好的人际关系也是获得心理健康的重要途径。心理健康的人乐于交往，在与他人交往中能够悦纳自己、接受别人，善于建立起良好的人际关系。

（四）良好地适应环境

能否良好地适应环境，是判断是否心理健康的重要基础。心理健康的人能够客观地认识环境，有积极的处事态度，与社会广泛接触。能结合自己的主观愿望，充分地利用各种主观、客观的资源来充实提高自己，并能够根据主观、客观情况的变化适当地调整方向。

（五）具有健全稳定的人格

人格的完整健全是心理健康的最终目标。健康的人格包括思维、情感、动机、兴趣、理想、价值观等各个方面，即思维方式合理适中，不偏激，并有适度的灵活性，情绪比较稳定愉快，能够承受一定的挫折，对未来有理想、有信心等。

三、心理健康的工作内容

心理健康的工作内容包括预防和矫治各种心理障碍和心理疾病。随着人们对心理健康意义的认识逐步深入，心理健康的工作内容也在逐步深入，从而形成了心理健康的"三级预防"模式：初级预防是向人们提供心理健康知识，防治心理疾病；二级预防是尽早发现心理疾患并提供心理与医学的干预；三级预防是设法减轻慢性精神病患者的残疾程度，提高其社会适应能力。

第二节　个体心理健康

一、孕期心理健康

（一）孕期保持积极、乐观的情绪状态

积极、乐观的情绪有助于胎儿心身发育。孕妇的情绪变化通过血流和内分泌等的改变对胎儿产生影响。孕妇心境不佳，忧愁、苦闷、焦躁、烦恼、悲伤、愠怒、恐惧、紧张等，会使胎儿脑血管收缩，减少脑的供血量，从而影响脑的发育。过度的紧张恐惧甚至可能造成胎儿大脑发育畸形。所以，孕妇需要保持愉快心情，消除焦虑、解除紧张，正确对待分娩，维护孩子的心理健康。

（二）避免不良环境对胎儿的影响

孕妇在妊娠的前3个月应尽量避免病毒或细菌的感染。风疹、流感、巨细胞、单纯疱疹、水痘或腮腺炎等病毒，或弓形虫等感染容易造成胎儿畸形或死胎，引起流产、早产。孕妇应避免接触X射线、放射线等电离辐射，避免接触化学物质及农药、杀虫剂，避免使用可能致畸的药物，避免强烈的噪声、光等刺激。父母的不良嗜好（如吸烟、饮酒、吸毒）也会影响胎儿的健康。

（三）胎教

现代心理学主张对儿童的教育应始于胎儿时期，即进行胎教。有目的、有计划地为胎儿的生长发育实施最佳措施。母体是胎儿的生存环境，孕妇的生理和心理活动变化都会波及胎儿。研究证明，通过腹壁对胎儿进行抚摸训练，会

激起胎儿的积极活动，经过此训练的婴儿站立行走较早。有研究表明，有计划、有步骤地进行音乐胎教，胎儿分娩以后心智的发育和躯体的发育要比未接受胎教的胎儿好得多。

二、婴儿期心理健康

婴儿期，是指 0～3 岁这一阶段。

（一）婴儿期心身发展特点

（1）婴儿期心身发育迅速，从襁褓中的婴儿发展到直立行走，从不会说话发展到学会用简单的言语表达自己的思想，从仅有感知发展到有一定的思维能力，从完全依赖他人发展到初具独立生活能力。

（2）脑的重量增加最快，新生儿在出生后 1 年内，脑重量从 390g 增至 660g；到 3 岁时，脑重约为 1100g，相当于成人脑重的 2/3，其大脑的发育为心理发育奠定了基础。

（3）由于婴儿脑细胞间的联系还没有很好地建立，只能依靠大脑皮质下中枢进行非条件反射的活动，如吞咽、吸吮、呼吸等反射，与外界发生反应和联系。但随着婴儿大脑皮质的迅速发育和外界环境刺激的不断增加，婴儿将逐步建立条件反射，并且建立起来的条件反射越来越多，范围也越来越广泛，感知觉也迅速发展。语言开始发展，情绪分化也日益明显。

（二）婴儿期心理保健

1. 促进感知觉、动作和语言的发展

婴儿通过感知觉获取周围环境的信息并适应周围环境。有意识地为孩子提供视、听、触觉刺激，让孩子在各项活动中多看、多听、多摸、多尝，鼓励孩子去感知周围的世界，这样既可使孩子获得直观的感知觉经验，又发展了智力。

婴儿早期动作的发展对心理的发展有着重要作用。在婴儿期，各种动作发展都很迅速。对婴儿期心理发展最具有重要意义的动作是独立行走、爬和手的抓握动作。这一时期可以根据婴儿动作发育的规律，对孩子进行训练和教育，这样将有利于脑的发育和动作的协调。

婴儿期也是语言发展的重要时期。半岁时便开始"咿呀学语"；7～8 个月时逐渐能听懂成人的一些话，并做出相应的反应；1 岁左右开始说出第 1 个词；1 岁半到 2 岁半是婴儿获得基本语法的关键时期；3 岁的儿童可以掌握母语的全部发音，基本能使用完整的句子。针对此特点可以开始对婴儿进行语言训练。

2. 关注婴儿情感的需要

新生儿虽不会说话，但情感发展迅速，能够很快学会辨认他人的情绪和表情，并开始与亲密照顾者建立爱的联系，形成依恋。依恋对儿童的发展存在着较长时间的影响，缺乏正常的依恋关系会影响儿童心理的健康发展，早期表现为明显的生理发育迟缓，语言发展缓慢。

婴儿的"皮肤饥饿"和对母亲的渴望很强烈。提倡母乳喂养，除了满足婴儿对营养的需要外，更重要的是通过哺乳可增加与孩子在视、听、触摸、语言和情感方面的沟通，使孩子获得情感上的满足，有助于神经系统的发育和健康情感的发展。

三、幼儿期心理健康

幼儿期通常是指 3～7 岁，相当于上幼儿园这一阶段。

（一）幼儿期心身发展特点

（1）神经兴奋性逐渐增高，语言进一步发展，词汇量增多。大脑的控制、调节功能逐渐发展。

（2）幼儿感知觉迅速发展，能有意识地进行感知和观察，但不持久，容易转移。记忆带有直观形象性和无意识性。以形象思维思考问题。

（3）幼儿的情感反应强烈，富有易变性，容易受外界事物感染，情感的控制和调节能力有一定发展。

（4）意志有进一步发展。活动的目的性、独立性逐步增长，自觉性和自制力较差。个性初步形成，自我意识发展，对事物常带有极大的主观性。开始发展性别认同，能区分男孩、女孩。

（二）幼儿期心理保健

1. 鼓励幼儿参与游戏

游戏是幼儿最主要的活动。幼儿通过游戏活动进行娱乐、学习、社会交往和认识周围世界。进入幼儿期后，由于自身的发展，孩子渴望参加社会活动，游戏是幼儿参加社会活动最主要的方式。在游戏中，幼儿获得愉快感，模仿和学习各种角色，学习与他人进行社会交往，游戏可以帮助幼儿认识事物、认识周围环境、发展感知觉、思维和学习解决问题的能力，发展想象力、创造力，促进幼儿心理发展。

2. 引导幼儿独立性的发展

幼儿期的孩子自主欲求不断增强，在这一时期，幼儿从对母亲的全面依赖，向一定程度的自立发展，表现出要求自己做事，不是很顺从，对父母的帮助、指示或禁止开始用"不"来反抗，心理学上称为第一反抗期。第一反抗期的出现是幼儿心理发育中的正常现象，对其要因势利导：一方面，对幼儿独立的愿望要予以肯定，并引导孩子积极尝试，给予及时的鼓励和表扬，让其体验独立的乐趣，能力得以增长；另一方面，由于自我料理能力有限，当幼儿不能独立达到自己的目的时，要给予适当的帮助，并对有危险的因素加以防范。

3. 正确对待幼儿的过失和错误

成长、成熟有过程性，幼儿的知识经验少、能力不强，是非观念不清，难免出现过失、过错。接纳孩子的过失和错误，耐心仔细地教导，不企图一次纠正幼儿的不正确行为。

4. 重视幼儿的情绪反应

重视幼儿的情绪反应，纠正其行为之前尽力理解孩子的感受，不要使其压抑。避免损伤孩子自尊心的言行。批评教育孩子时，父母态度一致，以免孩子无所适从。

5. 重视父母的榜样作用

家庭的气氛、父母的举止言谈对婴幼儿心理的发展有重要的影响，幼儿学习评价是非对错是从不自觉地认同父母言行所表达出的标准开始的。因此，父母应重视自己的语言、行为、关系对幼儿心理的影响。

四、儿童期心理健康

儿童期是指 6～7 岁至 11～12 岁这段时期，相当于小学阶段，这个阶段又称为学龄期。

（一）学龄期心身发展特点

（1）大脑皮质兴奋和抑制过程都在发展，行为自控能力增强。

（2）智力发展最快的时期，感知敏锐性提高；注意稳定性增长；记忆力向有意记忆发展；口头语言迅速发展，开始掌握书写语言，词汇量不断增加；逻辑思维逐渐建立。

（3）对事物富于热情，自我意识进一步发展，社会意识迅速增长，性格可塑性大，好奇心增强。

（二）学龄期的心理保健

（1）学校生活对学龄儿童提出了新的挑战，部分孩子难以适应。因此，入学前，父母需要从心理上接受学校，尽量常到学校实地体验，了解学校生活，减少孩子的恐惧。入学时尽可能帮助处理和解决各种可能出现的问题和克服可能出现的困难，减少他们进入新环境时的紧张和陌生感。

（2）有些儿童不愿上学，可能因为现实中的学校和孩子想象中的学校不一样，或者学龄前儿童依赖性强，出现分离性焦虑。另外，对于一些敏感的孩子，老师、新同学的态度等都会影响孩子在学校的感觉。家长和老师需要觉察孩子的感受，分析其不愿上学的原因，不要一味斥责或使用强迫手段逼迫孩子去上学，以免孩子产生厌学心理。

（3）培养正确的学习动机和学习习惯，引导孩子树立正确的学习动机、学习态度和学习习惯，例如，采用启发性的故事等帮助孩子专心听课、积极思考、踊跃提问等。

（4）重视开拓创造性思维，儿童的教育不只是传授文化知识，还应注意引导其积极思考、多向性地解决问题，学会提问问题，以及培养想象力。

（5）注意情商的培养，情商及非智力因素，也就是认识、控制、调整情绪的能力。情商高的人不仅容易取得成绩，还善于保持情绪稳定，有良好的人际关系；同时，积极乐观，勇于面对挫折，富于爱心。

五、青少年期心理健康

青少年期是指 11 ～ 18 岁这一阶段。

（一）青少年期心身发展特点

（1）青少年期的个体在生理上发生着剧变，经历着生理发育的第二个高峰。身体迅速地长高，体重迅速地增加，第二性征出现，男孩出现遗精，女孩出现月经来潮。各种生理功能迅速增强，并逐步趋向成熟，表现为身体外形的变化、性器官和性功能的成熟。

（2）青少年期也是性成熟的重要时期，性的成熟使青少年开始意识到自己向成熟过渡，同时也给他们带来对性的好奇。处于青春期的孩子，围绕性的问题会出现许多他们从来没有接触过的新现象和新问题。此时，无论对于男孩或女孩，都已开始意识到同性和异性的差异，出现一系列复杂的内心情感体验，出现想接近和了解异性的欲望。开始在意周围同学对自己的评价，特别是异性同学的评价。但是又由于周围环境和舆论的限制，青少年这种膨胀的好奇心和欲望不得不被压抑，使之经常处于莫名的烦躁与不安之中。

（3）青少年期心理发展相对缓慢，和相应的生理变化不一致。由于这种心身发展的不平衡，一方面自我意识增强，希望独立，不喜欢家长和老师的管束，好与同龄人结群；另一方面，涉世不深，许多方面还不成熟，生活上还要依赖父母，使青少年处于心理上冲突较多的时期。

（二）青少年期的心理保健

1. 认识并接纳身体的变化

青春期性功能迅速成熟，第二性征出现，男孩喉结突起，声音变粗，出现遗精；女孩声音变尖，乳房发育，开始来月经。面对身体的变化，青少年可能会感到无所适从、紧张不安，出现情绪的变化。女孩因为月经初潮的突然出现，以及伴随的种种身体不适而感到强烈的恐惧不安；男孩因为遗精而难为情。发育早的孩子因为感到自己和其他同学不一样而害羞；发育晚的孩子可能因为自己个子不够高而发愁。有些女孩发现体重增加，担心长胖而开始节食；有些男孩因为开始长胡须而顾虑重重；有些女孩因为胸部开始发育怕难为情而束胸、穿紧身衣，从而影响了肺部、乳房的发育。身体的变化是每个人走向成熟的必经之路，是正常现象，青少年应接受身体的变化。

2. 重视性生理和性心理的教育

家长和老师要了解性成熟给中学生带来的心理变化，对青少年进行必要的性知识教育，和他们开诚布公地讨论有关性的问题，消除他们对性器以及第二性征的神秘感，减少他们的不安和好奇，引导青少年正确对待和处理好可能出现的性方面的种种问题。引导男女同学之间进行正常交往，避免不正确的观念对他们产生影响。

3. 关注心理困惑

父母需要了解青少年的心理特点，转变观念，调整教育方法。理解孩子这一时期的情绪、困惑，耐心听取孩子的要求和想法。尊重孩子的独立意识，给孩子相对宽松的空间，允许并引导他们做决定，听取他们的合理意见。同时，培养他们应有的责任感，帮助孩子顺利度过这一时期。

六、青年期心理健康

青年期是指处于 18～35 岁这个年龄阶段。

（一）青年期心身发展特点

（1）青年期各项生理功能日渐成熟；身体素质包括力量、耐力、速度、灵敏性和柔韧性等的发展都进入高峰；脑的形态与功能已趋成熟。

（2）认知、语言能力趋向成熟和稳定；抽象逻辑思维能力和注意的稳定性日益发达，认知旺盛，富于幻想是这个时期的特点。青年人的词汇已很丰富，口语表达趋于完善，书面语言表达基本成熟。

（3）情绪情感丰富、强烈，但不稳定，青年的情感体验进入最丰富的时期，同时，其情感的内容也越发深刻且带有明显的倾向性。情绪出现强烈但不稳定的特征，有时出现明显的两极性；自我控制能力逐渐提高。

（4）意志发展迅速，表现为自觉性与主动性的增强，遇事常常愿意主动钻研，而不希望依靠外力；行为的果断性有所增强；动机的深刻性和目的水平提高；自制力与坚持精神增强。

（5）青年期是人格形成与成熟的重要时期。自我意识快速发展，出现自尊、自爱、自强、自立的意识；受尊重的需求增强；对自然、社会、人生和恋爱等都有了比较稳定而系统的看法；对自然、社会、人生的了解逐步深入；能力提高，兴趣、性格趋于稳定；观察力、记忆力、思维力、注意力等达到高峰。

（二）青年期心理保健

（1）树立适当的奋斗目标，正确面对困难和挫折，理解困难对成长的意义，积极应对，从失败中学习，不断激励自己。

（2）重视情绪情感的调节。了解青年期的心理特点和发展任务，适当期望；把目标定在自己的能力范围之内；增加愉快生活的体验，有助于克服不良情绪，使情绪获得适当表达的机会。

（3）对性有科学的认识和正确的态度。性既不神秘、肮脏，但也不能自由、放纵。正确理解性意识与性冲动，对性冲动的认识，首先要接受其自然性与合理性，越是不能接受、越压抑、越矛盾，性冲动有时会表现得越强烈，甚至表现为病态。

（4）促进男女正常的交往。两性正常、友好交往后，会使青年男女逐步认识异性，恰当处理与异性的关系，为之后的恋爱、婚姻奠定基础。缺乏异性交往的经验会导致将来在恋爱和婚姻中出现障碍。

七、中年期心理健康

一般把 35～60 岁这一阶段称为中年期。

（一）中年期心身发展特点

1. 生理功能逐步衰弱

进入中年期以后，人体的各个系统、器官和组织的生理功能退步，从完全成熟走向衰退。

2. 心理能力继续发展

智力发展到最佳状态。情绪趋于稳定，意志坚定，个性固定，特点突出。中年时期是最容易出成果和事业上成功的主要阶段。

（二）中年期的心理健康问题

1. 心理压力过大

中年人是事业的中坚、家庭的顶梁柱，角色多，任务重，责任大，对事业成就的期望高，劳心劳力，持续承受高强度的精神紧张压力。同时，遇到的困难、挫折与失败也多，应激事件多，是人生承受压力最多的阶段。

2. 人际关系复杂

工作中既要顾及与上级的关系，又要顾及与下级的关系。工作时间多，休闲时间少，与朋友的关系相对疏远，工作关系与亲友关系难以平衡。

3. 婚姻家庭问题多

忙于工作而疏于家庭往往影响家庭关系，导致家庭关系不和谐；中年期离婚率高，给中年人带来更多困惑；与父母及子女的关系出现问题最多的阶段也是中年期。

（三）中年期的心理保健

1. 注意心身健康，避免心理负荷过重

合理地安排时间和精力，避免超负荷的工作，充分运用已有的智慧，设法取得智力和体力之间新的平衡和协调。保持心态的平和，学会心胸开阔地面对现实，丰富人际交往。

2. 重视精神修养，调整生活目标

调整生活目标，以平和、健康的态度看待事业，不为眼前利益牺牲健康，增加生活情趣，主动发展业余爱好，丰富业余生活。只有会休息，才能更好地工作，积极的休息应是生活必要的组成部分。不断丰富精神生活，不做无益的比较，力戒奢欲。

3. 处理好家庭中的各种关系

增进夫妇间的沟通交流，消除误会，增进相互理解，注意平衡工作关系和家庭关系；重视养育子女，减少因教子不当而使儿女出现心理行为问题而增加"麻烦"。

4. 学会放松

工作节制，在紧张的工作之余学会放松；持续的劳累后，注意放松；保持充分的休息和睡眠有助于消除疲倦和紧张状态；关注情绪，学会适当宣泄和表达情绪；定期参加体育运动。

八、老年期心理健康

老年期也称成年晚期，是指60岁至死亡这段时期。

（一）老年期的生理心理特点

进入老年，个体的生理、心理和社会诸方面都会出现一系列变化。

1. 生理功能衰退

步入老年，各系统功能趋向衰退。

2. 心理特征发生变化

（1）感知觉功能下降。感知觉是个体心理发展过程中最早出现的心理功能，也是衰退最早的心理功能。老年人出现"老花眼"，听力也出现了下降。

（2）记忆的变化。近期记忆差，易遗忘，表现为常忘事；远期记忆保持效果好，常能对往事准确而生动的回忆；理解记忆尚佳，机械记忆进一步衰退。

（3）情绪和人格的改变。情绪趋于不稳定，表现为易兴奋、激惹、喜欢唠叨，情绪激动后需较长时间才能恢复。人格上表现出以自我为中心、猜疑、保守、情绪性、内倾性和顺从性等特点。两性出现同化趋势，男性爱唠叨，变得女性化；女性更爱唠叨，变得更加女性化。

（二）老年期常见心理健康问题

1. 孤独心理

退出工作岗位、子女离家、亲友来往减少、信息来源减少使得老年人出现与世隔绝的感觉，感到孤独无助。

2. 恐惧心理

最大恐惧是面对死亡的恐惧。尤其对体弱或身患重病的老人，常表现出惊恐、焦虑、失望、不知所措。

3. 情绪不稳定

情绪不稳定表现为易兴奋、易激惹、情绪多变，多疑、喜欢唠叨，容易与人争论。情绪激动后的恢复需要较长时间。

（三）老年期心理保健

1. 增强体质、减少疾病，提高健康水平

衰老和多病不仅给身体带来痛苦和不适，同时影响睡眠，导致焦虑、抑郁、无用感等负面情绪，加重老人的孤独、寂寞等情绪。积极参加体育锻炼，保持身体健康是心理健康的前提。

2. 维持和睦的家庭关系

有病能及时诊治，经济上有保障，父慈子孝，使得老有所依，经济上和情感上都有支持，防止老人出现自卑、失落感。

3. 维持与社会接触

通过各种方式走向社会，维护必要的人际关系，从社会生活中寻找友谊、精神寄托和生活动力。发展新的社会角色，获得价值感、成就感，赢得尊重，增强老年人的自尊心和荣誉感。

4. 保持兴趣和爱好

坚持用脑、坚持学习，不断学习新事物；可以去做兼职，充当顾问或从事某些与公共利益有关的活动。

5. 正确面对死亡

接纳死亡是生命的必然过程，不回避、不幻想、不恐惧，坦然面对。同时，子女应在生活上积极照料老人，对老人多关心、多体贴、多进行情感上的交流，老人有病应及时为其医治，使老人感觉家庭的温暖和生活的安全。

【知识链接】

The individual psychological development is concerned with the individual's changes in psychological functioning, which occur from conception across the entire life span.

Physical development during the life span: there are two tremendous developmental stages during the whole life, in which one is fant stage and another is puberty. Some physical changes in late adulthood are consequences of disuse, not inevitable deterioration.

Cognitive development across the life span: Piaget divides the cognitive development into four stages, which include sensorimotor, pre-operational, concrete operational and formal operational. But today, many of Piaget's theories are being altered by ingenious research paradigms that reveal infants and young children to be more competent than Piaget had thought.

Psychosocial development across the life span: Erikson conceptualized the life span as series of crises with which individuals must cope. The psychosocial development of a person is the history of the person about how he or she develops in the relationships with others: the parents, the siblings, the peers, the teachers and so on.

第三节　群体心理健康

群体，是指有某些相同的心理、文化而以特定的方式组合在一起，进行活动且相互制约的人们的共同体。群体心理健康对个体心理保健具有十分重要的意义。从群体角度研究心理健康，首先是家庭中的心理健康，其次是学校和工作单位中的心理健康。

一、家庭心理健康

家庭是最基本的社会群体。家庭主要成员的言行作风是家庭和睦和每个成员心理保健发展的关键。家庭心理健康包括婚姻情感、亲子关系、家族成员关系等几个方面。

（一）家庭教育

家庭教育是一种有目的、有组织、有计划地传授社会经验和发展智力的方式，对下一代的言语、行为、思想品德及人格的成长至关重要，它通常是父母或其他年长者在家庭中对子女施行的教育，是家庭的重要功能之一。

要充分发挥家庭教育对人的心理健康的积极作用，家长应注意 3 个方面的内容：①要加强自身修养，为孩子成长创造一个团结、和睦、民主的家庭气氛，使他们获得丰富多彩的生活。家长以身作则，培养孩子尊老爱幼、爱学习、爱劳动、乐于助人的良好品德；②经常同孩子交流思想，了解他们的心理感受及所遇到的困扰；③具备一定的生理学、心理学、教育学方面的知识，全面了解自己孩子心身发育特点，制定有针对性的措施，促进孩子的人格健全发展。

（二）家庭关系

家庭关系主要由夫妻关系、亲子关系、邻里关系、长幼关系等组成，家庭成员间关系是否融洽、协调，直接影响每位成员的心身健康。

1. 夫妻关系

夫妻关系在整个人生中是维持最久远也是最重要的人际关系，是构成家庭关系的核心。它不仅是美满人生最主要的组成部分，也是心理健康的重要条件。夫妻之间应做到 6 个方面：①夫妻之间互相尊重；②要做到真正平等；③注意保持自己的吸引力；④夫妻双方对爱情要忠贞；⑤正确处理夫妻冲突；⑥和谐地过好性生活。

2. 亲子关系

随着年龄的增长，父母要用发展的眼光去观察和认识发育成长中的孩子，做孩子的良师益友，在尊重和理解的心理气氛中，使子女乐意倾诉衷肠，相互了解，真实情感得以交流。对子女的正当需要，应恰当地予以满足，对于不能立即实现的或过高的要求也要耐心引导，不要动辄训斥打骂。树立民主家风，鼓励子女参与家政，倾听他们的独立见解，表扬孩子的创见，培养和发展孩子的社会责任感和家庭义务感。同时，夫妻要经常交换意见，统一认识，注意对子女教育的一致性。如果发生意见不一致时，不要在子女面前争执，而应互相维护威信。

二、学校心理健康

学校生活是人生极为重要的一个阶段。学风、校风、班风、师生关系、同学关系，以及教育和管理方式，都会对学生的成长产生重要影响。学校的教育不应止于知识与技能的传授，而应以形成完整的人格，实施综合素质教育为最终目的。因此，加强学校心理健康工作，是一项构筑健康心灵的工程。

加强学校心理健康工作，要开展心理健康教育和咨询辅导，建立健全学校、家庭、社会相配合的心理健康网络。提高学校心理健康水平，要树立良好的校风，处好师生关系，做好教学和学习辅导工作，培养学生健全的人格。

1. 气氛

良好的校风、学风具有潜移默化的作用。民主平等、团结合作、遵章守纪、活泼愉快的气氛，对于鼓励学生独立思考、勇于探索，养成乐观开朗的性格，学习良好的社会功能和建立良好的人际关系等，都是必不可少的。

2. 教师言行

教师言行对学生影响甚大，特别是低年级学生。教师为人师表，言行举止要令人敬佩和赞许，才能做到言传身教，教书育人。

3. 学习负担过重

学生压力感和情绪紧张，会导致睡眠障碍、注意力不易集中、记忆力下降、学习效率下降、成绩退步，甚至失去自信。应注意提高教学效果，合理安排作息，积极参加文体活动。必要时，给予放松训练等心理治疗。

4. 考试焦虑

考试焦虑现象在大、中、小学生中都很常见，它的产生与学习负担过重、对成绩的期望过高等因素有关。焦虑可使人产生心理紧张、头痛失眠、食欲不振、怯场晕场等表现。考试的屡次失败往往会让人抑郁不安，失去学习兴趣，甚至感到自卑失望。

5. 学校恐惧症

学校恐惧症是一种焦虑障碍，它的产生可能与遗传素质、适应不良、父母期望过高、教师过分严厉、同学之间的纠纷有关。应改善家庭关系和师生关系，引导他们参加有益的活动，克服孤独感和退缩心理，必要时需进行行为矫正。

三、职场心理健康

工作单位作为社会群体，对每个成员的心身健康至关重要。工作中会有种种因素导致人际关系紧张，成为影响心身健康的应激源。其中，主要有5种情况：①工作环境，如不良的工作环境、工作的超负荷与低负荷、倒班、人身危险；②工作单位的职责不清或职责冲突；③职业的发展，包括提升过快、过慢、职位不当、无法实现抱负；④工作中的人际关系；⑤组织结构气氛等。因此，重视职业心理健康不仅能提高劳动工作效率，而且能维护和促进职工的心身健康。

（一）工作特点对人的影响

简单、重复操作容易引起抑制和疲劳；变动频繁、无章可循的工作，会造成生活节律紊乱，容易引起睡眠障碍、精神不安、食欲不振等症状；昼、夜倒班者要经过较长时间的调节适应；工作无计划、没有心理准备，全凭上级的临时指挥，难以发挥主动精神，容易引起疲劳和厌倦；紧张、危险的工作，注意力持续高度集中，心理过度紧张，责任感压力过重，易罹患神经症、哮喘、指震颤和痉挛、消化不良、消化性溃疡和慢性皮肤病；环境污染（如超量的噪音、振动、粉尘、气味、高温、冷冻、潮湿、拥挤、放射性等理化刺激的延续）会影响人的生理和心理状态，改变人的情绪和行动。

（二）心理疲劳

生理因素和心理因素是交互作用的，心理上的疲劳往往能加重生理上的疲劳。强体力劳动如矿山、井下、森林、高温等环境的工种，如果业余生活只用于恢复生理疲劳，而没有足够的文体活动，便会加重心理疲劳。某些药物对消除疲劳和调节厌倦情绪有积极效应，但不能解决根本问题，甚至会产生对药物的依赖性。心理上的不满、烦恼可增加易疲劳感，并使厌倦情绪加重。因此，正确的认知与评价、意志的调节具有重要意义。

（三）人与工作的相互适应

一个人如果长期不能满足和适应工作的要求，不能胜任某一岗位职务，就会产生强烈的、持久的心理应激，严重时亦可与其他因素共同作用使人患病。另外，人不单只是为了谋求物质资料而工作，还要满足社会和精神的需要，否则，同样会对人产生重要的影响。

总之，职场心理健康应该注意5种情况：①优化工作环境，改善工作条件，消除污染；②合理组织劳动，防止心理疲劳；③减轻劳动强度，提倡劳逸适度；④处理好各种人际关系，如上下级关系、同事关系等；⑤提高个体工作的满意度，包括奖励制度的完善实施、参与管理、职责到位等。

第四节 心理保健

随着社会现代化进程的加快，物质文明的迅速提高，科学技术的高速发展，人们的生活节奏更加紧张，社会中的人际关系日益复杂，生存竞争的压力有增无减，威胁人们心理健康的因素也越来越多，心理疾患和精神疾病也就更加复杂多样。因此，我们在维护身体健康的同时也要注意心理保健，这无论是对自身素质的优化，还是对人生价值观的实现，都有着极其重要的作用和深远的意义。

一、心理保健的原则

（一）培养良好的自我意识

自我意识，是指对自己的认识和评价，包括对自己心理倾向、个性心理特征和心理过程的认识与评价。正是由于人具有自我意识，才能使人对自己的思想和行为进行自我控制和调节，使自己形成完整的个性。"人贵有自知之明"，全面而正确的自我认知是培养健全的自我意识的基础。只有有了正确的自我认知，一个人才能正确地自我悦纳、积极地自我体验、有效地自我控制，才能很好地适应现实环境，力求事业的发展和自我的实现。良好的自我意识可以使人不退缩、不畏惧、不自卑，具有良好的自控能力，能根据自己的能力，独立恰当地做出决定，能很好地掌握和支配自己的行为。

（二）保持良好的社会适应能力

社会适应能力，是指人对复杂多变的社会环境做出适合生存的反应能力。一个人如果没有良好的社会适应能力，就会对其心理健康带来很大危害，进而影响个人的长远发展。良好的社会适应能力能使个体与客观环境保持良好的接触，在社会实践和生产实践过程中，能主动、有效地适应各种现实生活环境。对生活中的各种问题采取不退缩、不逃避、不幻想、正视现实的方式，切实地予以处理。

（三）建立良好的人际关系

人际关系，指社会人群中因交往而构成的相互联系的社会关系。良好的人际关系是心身健康、生活美满和成就事业的基础。要想成功地建立良好的人际关系，就要在社会生活中掌握和遵循人际交往的平等、相容、互利和信用原

则。要加强交往，主动交往，在初次交往时要给别人留下良好的第一印象；要
善于换位思考，真诚关心帮助别人；要学会赞美和尊重别人，和同事坦诚相
处，善于听取和接受别人的意见，努力为自己营造与构建一个良好的人际关系
网络。

（四）要积极参与劳动实践

劳动促进个体的发展，包括躯体和心理两个方面。通过劳动实践可以保持
与现实的紧密联系，纠正不切合实际的空想，并在劳动中增进人们的友谊。劳
动可以消除忧虑和摆脱过分的自我注意，使生活内容丰富而充实。通过劳动可
以促进个体的发展，充分体现个人的生存价值，从而对生活充满信心。

二、心理保健的对象和范围

（一）心理保健的对象

（1）社会人际交往困难，影响正常生活、学习者。

（2）工作压力大，无力承受不能自行调节者。

（3）初涉世事，对新环境适应困难者。

（4）经受挫折后，精神萎靡不振者。

（5）过分自卑，心情长期压抑者。

（6）经历重大生活事件后，心灵创伤无法自愈者。

（7）生活中遇到重大选择，犹豫不决者。

（8）家庭婚姻障碍，希望积极改善者。

（9）下岗、退休心情苦闷，不能自我调节者。

（10）患有疾病，心理压力大者。

（11）睡眠出现障碍者，经常厌食或暴食者，有性心理障碍者。

（二）心理保健的范围

心理保健的范围主要有4个方面。

1. 教育心理保健

美国的各大、中、小学校一般都设有心理保健和辅导的机构或部门，一些
专职的心理学工作者在其中工作。他们的工作任务是解决师生的各种心理问题
和障碍，如新生入学后的适应问题、学习困难和学习障碍、师生关系、同学关
系的调适、有关报考学校及选择专业的指导、业务活动的选择、如何提高学习
效率、如何进行智力开发及不良行为的矫正等。

2. 选择职业的心理保健

对就业者来说，心理保健包括对自己能力、特长、职业兴趣、发展潜力等

的测查，以及有关职业分析、素质要求、录用条件等信息的指导咨询。对于雇主来讲，他们关心的是如何评定、筛选、调配、安置应聘者，以及如何提高生产和工作效率。

3. 家庭、婚姻问题的心理保健

家庭婚姻问题的心理保健包括家庭成员间关系的调适、家政管理、夫妻相处、性问题，以及离婚、再婚、婚外恋、老人赡养、子女教养等方面。

4. 临床心理保健

临床心理保健主要针对各种心理疾病，包括精神病、神经症、情绪障碍、行为障碍、人格问题等。

三、心理保健与心理治疗的区别

心理保健与心理治疗联系非常紧密，两者的理论方法基本一致。两者主要的区别在于以下 5 个方面。

（1）心理保健的对象主要是正常人、正在恢复或已康复的患者；而心理治疗的对象主要是有比较严重心理障碍的人。

（2）心理保健，着重处理的是正常人所遇到的各种问题，诸如日常生活中的人际关系问题、职业选择问题、教育问题、婚姻家庭问题等；心理治疗的适应范围，主要是神经症、性变态、行为障碍、心身疾病、康复中的精神病患者等。

（3）心理保健用时较短，一般进行 1 次到几次咨询即可；而心理治疗较费时，由几次到几十次不等，甚至更多，需经年累月方可完成。

（4）心理保健在意识层次上进行，更重视教育性、支持性、指导性，着重找出已存在于求助者自身的某些内在因素，并使之得到发展，或在现成条件的分析基础上提供改进意见；心理治疗主要在无意识领域中进行，且具有对峙性，重点在于重建患者的人格。

（5）心理保健是更为直接地针对某些有限的具体目标而进行的；心理治疗的目的则比较模糊，其目标是使人的异常行为发生改变和进步。

四、心理保健的方法

心理保健，是指通过语言、文字等媒介，给保健对象以帮助、启发和教育的过程。通过心理咨询保健，可以使保健对象在认识、情感和态度上有所变化，解决其在学习、工作、生活、疾病和康复等方面出现的心理问题，从而更好地适应环境，保持心身健康。

以下是 7 种简便易行的心理保健方法。

1. 倾诉法

适时倾诉可使人获得内心情感与外界刺激的平衡。当遇到不幸、烦恼和不顺心的事之后，切勿忧郁压抑，把心事深埋心底，而应将这些烦恼向值得信赖、头脑冷静、善解人意的人倾诉。当你把你的忧愁告诉别人，你就只剩下半个忧愁；你把快乐告诉一个朋友，你就得到双倍的快乐。

2. 转移法

转移法，就是把注意力从引起不良心境的事情转移到其他事情上，这样可以使人从消极情绪中解脱出来，从而产生积极愉快的心理反应。当一个人心理不平衡、有苦恼时，如果你能到环境优美的地方去游览一番，心情马上会得到改善。另外，看看电视、听听音乐、散散步，读一些使人轻松愉快的书，也是帮助我们转移注意力的好方法。

3. 发泄法

发泄法，就是当一个人生气或悲伤时，通过适当途径把自己的不满或忧愁发泄出去。这一点是转移法做不到的，转移注意力的方法适应于比较容易排解的情绪，对待那些难以排解的情绪应该采用合理发泄的方法。发泄的方法和途径很多，可以通过跑步、打球、唱歌、写日记、写信等方式，将体内因不快乐聚结起来的能量向外界宣泄。我们往往有这样的体验：一旦自身的负性情绪得以发泄，内心便会产生一种如释重负的感觉，心情变得舒畅。在宣泄的过程中，还要非常注意一个"度"，也就是宣泄要适当，不能缓解了情绪，伤害了身体。

4. 暗示法

暗示法，是指通过自身语言、形象与想象等方式对人施加影响，并逐渐强化的心理过程。自我暗示将使自己的心境、情绪、意志、兴趣、思想、行为及生活过程都发生某种变化。积极的自我暗示，对增强人的抗病能力和其他能力方面，常能起到积极正面的作用。选准最佳时机，有意识地利用语言、动作、回忆、想象及周围环境中的各种物体等对自己实施积极暗示，可以消除负性情绪，减缓心理紧张，使心理保持平静和愉快。例如，背诵名人名言、回味成功经历、精心打扮自己等。

5. 忘却法

忘却法，是指忘却不愉快，保持心理平衡。忘记烦恼、忧愁，忘记苦涩，忘记他人对你的伤害，忘记朋友对你的背叛，忘记脆弱的情怀，忘记你曾有的羞愧和耻辱……这样你就会变得乐观豁达起来。人生的道路是曲折坎坷的，对于荣辱、富贵、贫穷、诽谤、嫉妒、酸楚等社会附加物，一笑置之，那么你就得到了解脱，心理就得到了平衡。忘却有害无益的人和事，可以拥有快乐的人生。

6. 难得糊涂法

郑板桥"难得糊涂"4 个字可以说是驰名古今，广为流传，具有顽强的生命力。究其原因，不仅在于它意思模糊，可做多种理解，适用于各种职业不同心态的人表达胸怀；还在于它蕴含哲理，表现了一定的生活辩证法。用在心理保健上，是心理环境免遭侵蚀的保护膜。在一些非原则的问题上适当"糊涂"一下，无疑能提高心理承受能力，避免不必要的精神痛苦和心理困惑。

7. 精神胜利法

精神胜利法是一种有益心身健康的心理防御机制。当事业、爱情、婚姻不尽如人意而受伤时，当利益上得不到合理的对待而郁闷时，当因生理缺陷遭到别人嘲笑而自卑时……用"阿Q精神"调适一下失衡的心理，可以为自己营造一个祥和、豁达、坦然的心理氛围。

复习思考题

一、名词解释

心理健康

二、简答与论述题

1. 心理健康的标准是什么？
2. 幼儿期心理保健的原则是什么？
3. 简述青少年的心理特点。

第十一章 患者心理与医患关系

第一节 患者角色与求医行为

患者心理（mind of patient），是指患者在生病或产生病感后伴随诊断、治疗和护理过程所发生的一系列心理变化。

一、患者角色

（一）基本概念

疾病（disease），是指以结构、机制和理化的病理改变为特征，以症状和体征的形式表现出来的一种影响人体组织和器官功能的生物学过程。患者（patient），是指躯体或精神患有疾病的特殊人群，是生理或心理功能处于不正常状态的人。只有当个体具备求医行为、受到社会认可和有特定社会文化背景的认同这3个基本条件时才能称为患者。患者角色（patient role）又称患者身份，是指被医师和社会确认的患病者应具有的心理活动和行为模式。

（二）患者的角色特征

1. 完全或部分免除患者的社会职责

根据患者疾病的严重程度不同，免除职责的程度也不尽相同。

2. 寻求帮助

患者寻求医疗、护理帮助和情感支持。

3. 不必对疾病负责

患病不是患者个人的意愿，患病后患者不能靠主观意愿治愈疾病，而处于被帮助的状态。

4. 恢复健康的义务

患病后患者有义务配合医务工作，进行适宜的锻炼，促进自身康复。

由于患者脱离了平时生活和工作中不同社会角色的责任和义务，因此，改变了以往的社会行为，但是患者有责任和义务尽快使自己康复，重返社会，承担起原有的正常人的社会角色。

二、患者的角色转变

当个体被明确诊断患有某种疾病时，其原有的心理和行为模式及社会对他的期望和责任就会发生相应的变化，这就需要患者的角色发生转变，也就是一个人从病前的社会心理平衡重新达到患病后新的社会心理平衡的适应过程。一般患者角色转变的类型有以下 6 种。

（一）角色缺如（role scarcity）

角色缺如，是指患者意识不到有病，或因不能接受现实而否认病情的严重程度，往往影响疾病的康复。多发生在常态角色向患者角色转化时，或发生在疾病突然加重时。自信心强、自认为能把握自己的人，因疾病会影响就业、入学或婚姻等，均易处于一种矛盾冲突中而不愿承担患者角色。

（二）角色冲突（role conflict）

角色冲突，是指个体在适应患者角色过程中与其病前的各种角色发生心理冲突，产生焦虑不安、烦躁易怒等。在社会上，人总是充当着多种不同的社会角色，患病意味着要从正常的社会角色向患者角色转化。当某种非患者角色强度超过求医动机时，患者就容易发生心理冲突，进入患者角色发生困难。

（三）角色恐惧（role horror）

角色恐惧，是指患者因对疾病缺乏正确的认识，对自身健康过度悲观而产生的焦虑和恐惧，导致"有病乱投医"或拒绝就医的行为。因此，对角色恐惧患者，应通过各种方法让患者了解疾病的病因及发病机制，必要时进行有效的心理治疗和药物治疗。

（四）角色适应（role adaptation）

角色适应，是指能客观、冷静地面对患病的现实，主动关注自身疾病，遵循医嘱，并主动采取必要的措施减轻病痛，促进疾病的康复。

（五）角色强化（role intensification）

角色强化，是指患者已适应了患者生活模式，虽然躯体疾病已康复，但患者对自己的能力表示怀疑，对承担原来的社会角色恐慌不安，不愿重返原来的生活环境，使患者角色向常态角色转化困难。

（六）角色减退（role reduction）

由于强烈的感情需要，或因环境、家庭、工作等因素，或由于正常社会角色的责任、义务的吸引，使已进入的患者角色行为减退，往往表现为患者不顾病情而从事力不能及的工作或活动，从而影响疾病的治疗。

对于上述各种患者角色变化，医务人员要予以足够重视，防止医疗、护理、关怀等行为成为有碍患者角色承担的负面因素。医护人员在进行治疗、护理的同时，注意创造条件促使患者角色转化，随着疾病的好转、康复，使患者从心理上逐步摆脱患者角色，恢复其应当承担的社会角色。

三、患者的求医行为

求医行为（medical help jerking behavior），是指人们发觉症状后寻求医疗帮助的行为。一个人患病后，有寻求医疗帮助的权利和遵医治疗的义务。学习求医的原因、类型及影响求医行为的因素，有益于做好患者心理治疗工作，使患者尽早得到有效的治疗，直至完全恢复健康。

（一）求医的原因

1. 生理原因

当个体自我感觉不适或疼痛，不能适应日常工作、学习等活动而个人又无法解除时，根据自己的经验和逻辑判断产生到医院寻求医疗帮助的动机。

2. 心理原因

随着社会经济的发展、生活节奏的加快，人们的学习、工作和生活压力不断增加，越来越多的人出现紧张、焦虑、抑郁、恐惧等过度和持续的心理反应。为了提高个人的生活质量，很多人便产生了寻求医疗保健帮助的动机，有时甚至成为求医的主要原因。

3. 社会原因

随着现代医学模式的转变，人们已经注意到疾病发生过程中社会因素的作用。人们的生活、工作环境及失业、事故、社会犯罪等社会因素均会影响人体的健康，导致社会公害病、传染性疾病及其他疾病的发生，从而使人们产生求医行为。

（二）求医的类型

人的行为是受意识支配的，求医行为的产生，可能是自身，也可能是他人或社会作用的结果。一般可将求医行为分为 3 种类型。

1. 主动求医型

当个体感到身体不适或产生病感时，在自我意识支配下产生求医动机，主动寻求医疗服务，称为主动求医行为。它是社会生活中最多的求医类型。随着人们生活水平和医疗技术水平的提高，医疗保健的需求逐年增加，主动求医者在就诊人员中所占比例逐年增多。此外，社会经济的发展也促进了社会群体健康意识和个体自我健康意识的增强，使人们不断追求生活质量，提高身体健康水平，主动求医意识增强。

2. 被动求医型

自我意识尚未发育成熟、意识丧失或缺乏自知力的患者，由他人做出求医决定而产生的求医行为，称为被动求医行为。在婴幼儿、儿童期的个体，需要家长通过观察发现异常而采取的求医行为，就是被动求医行为。昏迷、意识不清的患者和缺乏自知力的精神病患者需要他人做出求医的决定，也属于被动求医。可见，被动求医型行为的主要特点是本人无法做出求医的决定，而由他人决定。

3. 强制求医型

某些对社会人群健康有严重危害的特殊患者，虽本人不愿求医，社会需对其给予强制性医治，为强制求医行为。例如，对某些患有烈性传染病，有伤人、自杀行为倾向的精神病，艾滋病等的患者，为保证社会其他人群的健康利益，同时也是对患者个人负责，均需采取强制求医措施。

影响求医行为的因素是多方面的，主要受个体对疾病的认知程度、以往求医经历、人格特征、承受医疗费用的能力、医疗保健设施、社会经济发达程度等多种因素制约。多种因素综合作用产生性质和程度不同的求医行为。

第二节　患者的需要

需要是人的心理活动的源泉，也是人的心理活动的动力，患者也是如此。人在健康时往往能够主动去满足自己的各种需要，而在患病后，个体从一般的社会角色进入患者角色，往往无法按照通常的方式去满足自我的各种需要，而且因社会角色的变化还会产生不同于正常人的新的需要。当患者的某些需要没有被满足或没有被全部满足时，就会导致各种各样的心理冲突，出现各种心理反应。所以，医护人员应了解并帮助患者满足其心理需要，促进疾病的康复。

一、患者的一般需要

需要（need），是个体对某种目标的渴求与欲望。凡是患病的人，大都希望尽快明确诊断；希望得到较高水平和较好条件的治疗；需要获得安全感；需要得到他人的支持、安慰、尊重和热情关怀等，这就是患者共同的需要，主要包括 6 个方面。

（一）患病期间的生存需要

人们在身体健康的时候，对饮食、空气、水、排泄、睡眠及躯体舒适等生存的需要很容易得到满足，患病后这些基本生存需要的满足则受到阻碍或威胁。不同种类的疾病及病情严重程度对生存需要的影响程度不一样。例如，吞咽障碍患者对食物需要的满足就会受到影响，呼吸困难患者对吸入氧气和呼出二氧化碳的需要受到影响等，不仅直接影响生理功能，对情绪也有极大影响。患者最基本的生理需要，还包括解除疾病痛苦和恢复身体健康。

（二）安全感的需要

疾病本身就是对安全需要的威胁。安全感是患者最普遍、最重要的心理需要，患病时患者的日常生活秩序受到干扰，生命安全受到威胁容易产生不安全感。丧失安全感常使患者害怕独处，唯恐发生意外，从而体验到深深的孤独，热切期盼亲人的呵护。

生病后，患者需要了解自己的病情，希望得到医师的可靠、确切、安全的治疗且无痛苦，希望自己的生命不再受到威胁等。患者往往把安全感和早日康复视为求医的最终目的。医护人员应尽可能地避免任何一个可能影响患者安全感的行为，对任何诊断、治疗措施，都应尽量与患者沟通，耐心地说明解释，以减少患者的疑虑和恐惧，增强患者的安全感。通过医务人员亲切的关怀，尊重照顾患者的需要。当患者感到医务人员在用最好的、最正确的方法全力的救治他时，他们的安全感和希望便会增加，焦虑便会减少，情绪得到稳定，从而充满信心地主动配合医务人员的医疗行为。

（三）被接纳的需要

患病入院后，患者的心理活动变得更加复杂，此时，需要被关心和接纳就是他们面临和急需解决的问题。患病住院后与亲友分离，接触新异的检查与治疗，患者特别需要医护人员和亲人的关怀、同情和理解；同时，患者入院后改变了原来的生活规律和习惯，进入一个全新的陌生环境，往往需要尽快地熟悉新的环境，主动地协调与周围病友的关系，改善与医务人员的关系，以便被新的群体所接纳；患者需要与病友沟通，使自己在情感上尽快被病友接纳。除了与医护人员和病友交往外，患者还需要与家庭成员沟通、与同事和朋友保持联系和交往。另外，患者需要社会联系和交往。因此，医务人员应尽可能主动地与患者接触，满足患者的心理需要，帮助患者形成和保持积极的心理状态，让患者感到新环境的安全、值得信任，帮助患者尽快恢复健康。

（四）被尊重的需要

一般来说，每个患者都希望自己得到他人的理解和应有的尊重，特别是希望赢得医务人员更多的重视、关怀和良好治疗服务。疾病可能干扰患者尊重需要的满足。为了满足尊重的需要，不同社会角色的患者常有意或无意地透露和显示自己的身份，让别人知道他们的重要性，期望医护人员给予他们特殊的照顾。

当患者被尊重的需要得不到满足时，患者常会感到自己成为别人的负担或累赘，自信心降低，产生自卑、无助感，或者变得不满和愤怒，因而可能对尊重的需要会强于健康人。患病期间，患者需要得到人格的尊重，需要保密隐私。另外，向患者提供与疾病有关的诊治信息及获得患者的知情同意，也体现了对患者的尊重。因此，医护人员应当尊重患者、避免伤害患者自尊心的事情，例如，以床号代替姓名呼唤患者，在公开场合议论患者的隐私、无视患者的存在等。医护人员必须以高尚的医德行为、亲切和蔼的态度、高超的技术，来保证实现患者的权利与义务。对待每一个患者必须亲切而有礼貌、主动热情、合理公平。否则，就会影响患者的治疗信心，从而对医务人员会产生不信任感。

（五）对信息的需要

在现代社会中，瞬息万变的信息对个体心身发展有着重要的影响，同样对患者的疾病治疗和康复具有重要的导向作用。患者对信息的需要，主要是对有关自身疾病信息的需要。进入医院的患者，突然改变了以往的生活规律和习惯，了解新环境的相关信息就变得非常必要。患者不仅需要了解医院的各种规章制度、治疗设备及治疗水平等方面的情况，还需要了解疾病的诊断、治疗、预后、医师的治疗计划、手术效果及如何配合治疗，主管的医师和护理人员的技术水平等相关信息；对医院以外的其他有关信息也急于想获得，如家庭、工作单位的情况，诊断和治疗疾病的医疗费用支付等问题。患者了解以上这些信息，会增强战胜疾病的信心，增强与医护人员的合作意识，从而有利于治疗和康复。总之，患者进入医院后，需要得到来自医院、社会及家庭信息的刺激和情感支持。对患者提供适当的信息不仅可以消除患者的疑虑，还可避免产生一些消极的情绪反应，保证患者能积极配合医疗活动，促进疾病尽快、良好的恢复。如果患者得不到诸如诊断、治疗、处置等方面的信息，往往会使患者感到茫然和焦虑不安，惶惶不可终日。因此，医务人员同患者进行积极主动的交流，有助于增加患者对医务人员和医院的信任，有助于建立良好的医患关系，促进疾病的早日康复。

（六）需要适当的活动

患者的需要是多方面的，也是丰富多彩的。我们不能简单地把患者的需要仅仅看成对疾病的治疗与休养。患者住院后，其生活限于一个狭小的范围内，个人感兴趣的事情都不同程度地减少，因此，常常会感到无事可干、度日如年。尤其是对那些事业心较强和担负一定职务的人，更是如此。因此，安排患者适当的活动对疾病的康复就非常必要。

患者是千差万别的，患者的心理需要会以各种方式表现出来，若得不到满足便会导致一些"越轨"行为，或者经常表示不满，违反院规和医嘱。如果不从患者心理需要的角度去考虑，医务人员很可能对一些患者产生反感，这种对抗情绪对患者的心身健康是大为不利的，所以，医护人员应认识和了解患者的心理需要，根据具体患者的心身特点加以引导和解决，这对患者疾病的康复是十分重要的。

患者在患病期间，常常同时有数个需要，也会有多个动机并存，因此容易被多种动机困扰而难于取舍产生动机冲突，如双趋冲突、双避冲突、趋避冲突。患者的动机冲突常是多层面、相互交错的，不能轻易得到解决的冲突，往往会造成各种不良的心理反应，影响患者的遵医行为和疾病的康复。医务人员应该利用自己的专业知识帮助患者确定其优势动机，缓解患者的内心矛盾与冲突。

二、门诊患者的需要

来门诊看病的患者大都希望顺利就诊，希望得到自己称心的医师诊治，希望减少检查中的麻烦和痛苦，希望自己的疾病尽快得到明确的诊断和妥善治疗等。

三、急诊患者的需要

急诊患者突出的心理需要是能尽快得到妥善的抢救和治疗，还希望减轻痛苦、不留伤残和保障生命安全。

四、住院患者的需要

住院患者进入一个陌生而又特殊的"社会"，他们一是需要医护人员的关心和重视；二是需要尽快熟悉病友，并被病友接纳为新集体的一个成员；三是需要治疗条件、生活条件好，适应新环境顺利；四是需要病房生活安静、和谐、亲切而活跃；五是需要来自家庭和社会的信息刺激和情感支持；六是希望治病安全、顺利、痛苦少等。

上面仅仅是对患者需要的举例分析，实际上患者的需要多种多样，极为复杂。从某种意义上讲，医护人员的全部工作都是为了满足患者的需要。所以，只有针对患者的具体需要，或是满足，或是说服限制，或是劝止，才能真正使患者感到被理解、受尊重和接受正在进行的满意的治疗。

第三节　患者的心理特征

当一个人患病之后，只要意识清楚，就有心理活动，这是不言而喻的，但患者与健康人的心理活动有相同之处也有不同的地方。健康人的心理活动主要是适应社会生活，而患者则更多地指向自身与疾病。多项研究表明，患者在患病期间普遍存在一些心理特征。人的生理与心理功能是相互联系、相互影响的。心理的问题可以影响个体的躯体健康，同样，躯体的损伤或疾病反过来也会直接或间接地造成患者的心理紊乱或心理问题，表现出一些相应的心理特征。因此，医务人员应掌握患者的心理特征，给予患者适当的心理调适，让患者正确地面对疾病。

一、患者的认知特征

在感知方面，意识清醒的患者可能表现迟钝，也可能过于敏感，以致产生错觉和幻觉。由于受到疾病应激的影响，记忆力常有下降。患者的思维，尤其是逻辑思维能力也可受到损害。

人生病后，不但躯体上发生变化，心理上也承受着折磨，总希望得到别人的同情和支持，得到医护人员的认真诊治和护理，盼望着早日康复，这种期待心理促使患者四处求药、八方投医。他们寄托于医术高超的医师，寄托于护理工作的创新，寄托于新方妙药的出现，幻想着医疗奇迹的出现。总之，患者期待着康复、期待着生存。这种追求未来健康的美好想象，就是期待心理。那些期望水准较高的患者，往往把家属的安慰、医护人员的鼓励视为病情减轻，甚至是即将痊愈的征兆；当病情加重时，又期待着高峰过后即将出现好转；当进入危险期时，又期待着有起死回生、转危为安的可能。这种心理是患者渴望生存的精神支柱，是一种积极的心理状态，客观上有益于疾病的治疗。医务人员要给患者以希望和心理支持，增强战胜疾病的信心，减轻患者的无助感，发挥其主观能动性，从而促进疾病的康复。

二、患者的情绪变化特征

在各种心理变化中，情绪变化是多数患者在患病中不同程度地体验到的最常见、最重要的心理变化，包括情绪活动特征的变化和情绪反应。

（一）情绪活动特征的变化

情绪活动，包括情绪活动的强度、稳定性、持续时间和主导心境。患者情绪活动特征的变化主要表现在 4 个方面。

1. 情绪活动的强度

在许多情况下，患者对消极情绪刺激的反应强度大于正常人。例如，对因疾病影响而处于焦虑状态的患者来说，微弱的刺激便足以让他变得惊恐不安。少数患者情绪反应减弱，甚至对许多刺激无动于衷，就意味着患者的病情可能较沉重或有严重的心理障碍。

2. 情绪活动的稳定性

有些患者生病后变得易激惹，情感脆弱，易受伤害，有时甚至为一些微不足道的小事而"毫无道理"地激动不已，或气愤争吵，或悲伤哭泣。

3. 情绪活动的持续时间

受病痛影响，消极的情绪体验持续时间较长，而积极的情绪体验往往一闪而过。

4. 情绪活动的主导心境

患者主导心境常常较健康时差，一个在病前经常保持轻松、乐观、愉快的主导心境的人，在病中可变得紧张不安，或郁郁寡欢、萎靡不振。

（二）情绪反应

面对疾病对健康的威胁和疾病导致的痛苦和影响，患者常常会产生情绪反应，主要有焦虑、恐惧、抑郁和愤怒。

1. 焦虑

焦虑是一种对象不明、不可名状的担心和害怕。引起焦虑的因素很多，例如，患者对疾病的病因、转归和预后担忧，对某些检查和治疗产生焦虑和恐惧。他们希望对疾病做深入调查，但又怕出现可怕的后果；他们反复询问病情，但又对诊断半信半疑，忧心忡忡。患者会表现为为一点小事吵吵嚷嚷或抑郁哭泣，睡不好觉，吃不好饭，动辄生气；也会有些反常行为，例如，有的人突然梳洗打扮，有的人挥笔大量写信，有的人玩命吃东西，有的人长时间向外眺望，有的人蒙头大睡，等等。

轻度的焦虑有利于疾病的治疗，完全消除焦虑是很困难的。但高度焦虑或持续性焦虑反应的患者，医务人员应予以格外重视，设法帮助他们减轻心理负担。在接触患者时，医务人员要主动、热情、认真地进行检查，通过交谈了解患者焦虑的原因，采取各种心理疗法给予解决。对不同年龄的患者，有针对性地给予心理指导，建立良好的医患关系、病友关系。对有关检查和治疗方法给予简要介绍，让患者有一定的心理准备是减轻焦虑的好方法。

2. 恐惧

引起恐惧的原因，主要有害怕疾病所带来的一系列影响，害怕疼痛及病后的生活或工作能力受影响等。患者恐惧情绪与认知评价有关，认为对自己刺激、影响越大的因素，越是恐惧它的到来。不同年龄、性别的患者社会经历不同，对疾病的恐惧及对治疗方法的恐惧是不同的。儿童患者的恐惧多与黑暗、陌生、疼痛相联系；成年患者的恐惧多与住院、损伤性检查、手术疼痛和后果、将来的生活能力等相联系。老年患者的恐惧常伴随有疑虑，对诊断、治疗方法及治疗效果的怀疑，担心误诊误治、药物的副作用及手术的后遗症等。

医务人员要认真分析患者恐惧的原因和促成因素，通过倾听、观察及语言交谈，针对患者的具体情况，给予解释、安慰，改变患者的认知，达到减轻或消除患者恐惧情绪的目的。

3. 抑郁

患病意味着失去健康，同时还可能失去身体器官的完整性、姣好的容颜和身体形象、独立、隐私，还有前程、工作、爱情和经济上的损失等。人生病后，可能会产生"反应性抑郁"，这往往与生病后诸多的丧失有关，它是一种闷闷不乐、忧愁压抑的消极情绪。可表现为少言寡语、忧愁、压抑、悲观、失望、自怜、绝望，对周围的事物反应迟钝，失去生活的乐趣，也有人会产生轻生的念头。患者的抑郁情绪，主要是由治疗不顺利、不理想，缺乏治疗的信心和勇气所致，也同患者年龄、家庭因素有关系。抑郁的症状会增加确诊的难度，降低患者的免疫功能，从而增加治疗的难度或加重病情，甚至导致新的疾病发生。抑郁情绪还会减少患者所能获得的社会支持，妨碍患者同医务人员的合作。

医务人员要提供有希望的治疗信息，给予患者更多的解释、开导，尽可能消除或减轻患者的躯体症状，逐渐树立治疗信心与勇气；增加患者的娱乐活动内容，转移患者的注意，鼓励患者与病友经常接触，参与病区的其他活动。

4. 愤怒

当一个人在追求某一目标而遇到障碍、受到挫折时，就会产生愤怒。患者的愤怒反应多见于治疗受挫的患者。治疗受挫的原因很多，例如，医疗条件限制，医务人员的服务态度差、技术水平低，个人身体状况差或患上难以有效治疗的疾病，或由于医院管理混乱使患者产生许多意见又难以投诉与解决等。在医疗工作中，医务人员应理解和体谅患者的愤怒反应，进行适当的引导；还要向患者家属说明，患者的愤怒反应与攻击是治疗受挫所致，此时，患者更需要周围人的体谅与关心。对于少数因不合理要求得不到满足而愤怒的患者，医务人员更需要冷静处理。

三、患者的意志行为反应特征

（一）意志变化

患病后配合医护人员的工作是对患者意志的考验。例如，疾病本身及诊断治疗带来的痛苦与不适，患者某些不良行为或生活习惯的改变等，都是对患者意志的考验。有些患者不能对自己的决定和行动予以合理的调节，表现为盲从、被动或缺乏主见；有些患者则缺乏坚毅性，稍遇困难便动摇、妥协，失去治疗信心；还有些患者变得缺乏自制力，感情用事。

由于疾病使患者的自理能力下降，加之渴望得到周围人的帮助与关心，患者便产生依赖心理，这有益于患者接受和顺应患者角色，是一种正常的心理反应。然而，如果患者变得过度依赖，则可能是意志变化的一种表现，应当积极地加以干预。

（二）行为反应

患者常见的行为反应有依赖行为、不遵医行为、攻击行为和退缩行为等。

1. 依赖行为

患者在患病时会受到亲人和周围人的照顾，成为人们关心、帮助的对象，很容易产生依赖行为。有些患者对自己日常行为和生活管理的自信心不足，被动性增加，事事都要依赖别人。此外，患者的行为可变得幼稚，为引起别人的注意故意呻吟不止，见到亲友来访，会一反常态变得异常亲热；或病前性格大胆泼辣，此时却变得提心吊胆、小心翼翼、犹豫不决、畏缩不前。患者的严重被动依赖行为对疾病是不利的，姑息迁就患者的依赖行为难以培养患者与疾病作斗争的坚强信念。医务人员应尽量发挥患者在疾病过程中的积极主动性，对严重依赖者应给予必要的心理干预。

2. 不遵医行为

医治疾病不仅仅是医护人员一方的工作，患者积极主动的配合也至关重要。不遵医行为的原因有医源性因素、药物及医疗技术因素和患者本身的个性因素。首先是对医护人员及医疗部门的不够信任，例如，医疗环境差，医护人员工作态度差，对患者漠不关心，技术质量低下；或存在严重的医德医风问题（如"红包"问题、"大处方"问题），致使患者不相信医护人员而不遵从医嘱。其次，患者缺乏医学知识或既往治病的体验，如果医务人员不注意与患者进行必要的解释和沟通，则易因信息阻碍致使患者不执行医嘱。另外，药物的副作用、治疗过程中的痛苦体验、他人或病友的暗示作用及经济过重的负担等也是不遵医嘱行为产生的原因。调查中，也发现神经症患者、部分慢性病患者和轻症患者及有一定社会地位的人，或懂一些医疗知识的患者，或个性独立性较强的人常容易自作主张，不遵医嘱。

3. 攻击行为

治疗受挫与愤怒可导致攻击行为。攻击的对象可以是使自己受挫的人或事物，称作"外惩型"；也可以是自身，如果一位患者认为治疗受挫是因为自己没听医师的话，便可导致自怨、自责、自恨、自伤，甚至自杀，称作"内惩型"。患者基于某种原因不能或不便对致挫源实施直接的攻击，而将攻击矛头转向无关的人或事物，称作"转移性攻击"。

4. 退缩行为

退缩行为是指患者因疾病而继发的一种心理和行为障碍，常表现为患者以往的日常活动或行为受到抑制、社会功能退缩或出现社会性孤独等。一般情况下，此时患者的自尊和安全感下降，有回避性的行为。

医务人员应当从形成患者攻击行为的挫折心理入手，了解患者产生心理挫折的真实原因，有的放矢地帮助患者化解矛盾，给予心理支持。以冷静、理智的方法对待患者攻击行为，必要时采取心理疏导、改善认知等心理干预措施。

四、患者的人格变化特征

一般认为，人格具有稳定性的特点，然而"稳定"是相对的，在某些条件下（如长期患病），一个人的人格也可能发生某些变化。

（一）心理活动过程中的人格变化

一个人的人格对其心理活动过程有着重要的影响；反过来，对心理过程特点的分析可以提示一个人的人格特征。因此，通过患者的认知、情绪和意志行为的变化，可间接地推测患者的人格变化。例如，患病后变得过分依赖或易激惹表示患者的性格变得较少独立性、较多依赖性，或易感情用事、情绪不稳定。另一些患者提出过分的要求，或要求过多，明知无用也要求医师或家属去做某些事以寻求心理安慰，则表示他们的意志缺乏自制力，不善于抑制与自己的治疗目标相违背的愿望、动机与行为，这就表示他们的性格变得以自我为中心、过于放纵自己。

（二）自我概念的变化

人格的一个重要侧面，是自我概念（self concept）。自我概念对个人的心理与行为起着重要的调控作用，包括自我认识（自我评价）、自我体验（自信与自尊感）和自我监控等方面。一个人患病，尤其是首次患病后，其自我概念常会发生变化。其主要变化及原因有 3 个方面。

（1）疾病所造成的应激反应损害了患者的自主感和自负感，使患者对自己控制生命的能力缺乏信心，从而产生无助和依赖感。

（2）疾病使患者丧失了许多东西，患者感到忧郁、悲哀，导致自我价值感或自尊心的降低。

（3）疾病的应激往往使患者担心自己不能应对外界的挑战，从而使自信心下降。

第四节　各类患者的心理与调适

由于患者患病的种类不同，诊治、护理情境有别，再加上所处的环境因素各异，很难表述各种情况下的患者心理变化特点。本节主要介绍急性病患者、慢性病患者、外科手术和临终患者的心理与调适。

一、患者心理问题的基本调适方法

心理调适，主要是针对患者的认知活动特点、情绪问题及行为和个性改变，同时还要考虑不同疾病、不同年龄和性别患者的心理生理反应特点，采取综合性的干预措施，减轻或缓解患者的心理问题，促进疾病的治疗康复。临床上主要采用 4 种方法。

（一）支持疗法

患病后，不同的时期中各种不同的情况变化往往会导致患者出现这样或那样的心理反应或心理问题。因此，医务人员和亲友要多了解患者的不良精神因素及各种应激，充分理解和尊重患者。鼓励患者倾诉，耐心倾听患者的痛苦与忧伤，帮助患者疏导负性情绪，鼓励患者培养积极乐观的情绪；帮助患者建立社会支持系统，树立战胜疾病的信心；给患者提供有关的信息，建立良好的医患关系，指导患者调整各种不良的生活方式和习惯，帮助患者科学地安排生活，消除各种心理社会压力。

（二）健康教育与咨询

健康教育的内容广泛，包括疾病的基本知识、紧急情况的处理和应对策略、病情的监测及生活管理等。通过各种形式的健康教育可增加患者对疾病和自身健康状况的了解，减轻患者的焦虑，增强战胜疾病的信心。健康教育可以给患者提供有关疾病和康复的医学知识，帮助患者了解患病后可能出现的心理问题、婚姻生活问题等，通过适当的心理调适或咨询解决心理问题，从而提高生活质量，例如肿瘤、糖尿病等疾病患者及其家属往往有焦虑、忧郁等心理问题，影响家庭和个人生活质量及患者的康复，通过健康教育可以帮助患者及家属正确认识疾病，解决心理困扰。

（三）认知治疗

认知模式，是指对事物的认识和评价。患者对疾病和症状的认识与评价的不同，产生的心理反应及强度就不同。认知模式与患者的个性特征及社会文化背景有关，错误的认知会歪曲客观事实和阻碍疾病的康复进程。

医务人员要积极主动地了解患者的认知模式，并采取认知治疗的方法帮助患者识别自己的不良情绪和认知系统里的问题，然后，通过各种认知治疗技术，帮助患者改变观察问题的角度，赋予问题不同的解释，努力达到纠正错误的认知，重建合理的信念和认知模式，使患者的情绪和行为问题得到改善。临床上常常采用艾利斯的理性情绪疗法和贝克的认知治疗技术纠正患者的不良认知，将科学、客观和正确的康复知识介绍给患者，促进不良认知的改变，从而促进疾病的康复。

（四）行为治疗

在临床上，患者出现各种情绪问题及生理功能失调的现象非常普遍，医务人员应及时应用行为治疗的技术，有效地帮助患者减轻这些症状，促进疾病的康复。

二、各种患者的心理特征与调适

临床各科疾病种类繁多、病因复杂，病情轻重不一，病程长短各异。有些疾病呈急性起病，病情危重，如肝破裂、脑挫裂伤等急危重病；有一些疾病起病隐匿，病情呈慢性经过，如高血压、冠心病、恶性肿瘤、糖尿病等。在疾病的不同时期，由于各种情况的不同，患者的心理变化也有不同的特点，但也存在一定的规律。医务人员应了解和掌握不同时期的患者心理变化，通过各种方法帮助患者缓解冲突，减轻心理负担，促进疾病的康复。以下主要介绍临床上常见的几类患者的心理特征。

（一）急性病患者的心理特征与调适

1. 急性病患者的心理特征

急性病起病急骤、病情发展迅速凶猛，急性病患者往往对患病缺乏足够的思想准备，且没有足够的时间来安排好自己的工作或学习及家庭生活，就被送进医疗机构进行急诊抢救治疗。因此，这类患者面临较其他患者更为特殊的心理应激情境，会产生一些具有一定特点的心理反应和行为改变。其心理反应有4种情况。

（1）焦虑。急性病患者急性起病、病情发展迅猛，往往缺乏足够的思想准备，从而导致患者产生严重的焦虑等心理反应和行为改变。

（2）恐惧反应。绝大多数急、重病患者需进入抢救室接受抢救治疗，严重者可能很快死亡，神志清醒的患者目睹了紧张的抢救过程或见到他人死亡的情境，会感到极度的恐惧，引发严重的心理应激反应，造成内心的不安和恐惧。同时，患者对抢救室的各种医疗设备也会产生恐惧心理。有些疾病本身就会给患者带来巨大的心理压力，如心肌梗死患者可因持续性剧痛而产生濒死的恐惧心理；消化道大出血患者看到自己大量呕血、便血时精神极度紧张，更加重了患者的恐惧心理。由于突发事故引起的躯体损伤患者可能会出现情绪性休克，表现为沉默不语（无主诉）、冷漠、呆滞，甚至昏厥。还有的急性期患者常因恐惧而出现行为退化，表现为行为情感幼稚、哭闹不安、易激惹，不配合医护人员的诊疗护理工作等。

（3）沮丧心理。即当个体维护健康和正常生活的愿望受挫时出现的情绪低落状态。急性病不仅使个体的心身严重受损，而且严重的症状使人灰心和沮丧。另外，患病后个体不能按照常规进行正常的学习和工作，生活出现暂时的无序状态，原有的适应模式被打破，稳定的心理失去平衡，就会出现垂头丧气、忧心忡忡，甚至悲观绝望，导致抑郁、沮丧。

（4）接纳现实。随着病程的延续，患者渐渐"习惯"了疾病状态，适应了医院的环境。另外，周围有许多"同病相怜"的人相互安慰，医护人员、家人和朋友的关心，让患者逐渐进入患者角色，接纳现有的状况，进而积极配合诊治和护理工作。

2. 急性病患者的心理调适

急性病患者大多病情危重，需要紧急处理，患者的心理反应往往非常强烈，会有许多负性情绪。因此要消除负性情绪，使患者和家属理智面对所处的情境，全力配合医护人员诊疗和抢救工作，使患者早日脱离危险期。

（1）医护人员的心理素质和医疗技术水平，对急性期患者的心理反应起着关键作用。医务人员积极、快速、有序地投入抢救和治疗，可以减轻或消除患者的紧张心理。医务人员沉着、冷静和果断，语言文明、态度和蔼，可以增加患者和家属的安全感和信任感。

（2）对患者提供积极支持与治疗，理解和尊重患者及其家属的情绪和行为反应，耐心倾听他们的诉说，有目的地与他们交谈，理解和同情他们的苦衷，允许他们发泄自己的情绪，耐心地安慰和鼓励患者，帮助患者正确对待疾病，积极配合各种检查和治疗措施，促使疾病稳定和早日康复。

（3）医护人员要主动与患者交流，及时和患者沟通，向患者和家属提供与疾病有关的信息。不仅要告诉病情相关的消息，还应用和蔼、亲切和幽默的语言传递安全和能够获得救治的信息。同时，鼓励他们多与亲人、朋友和同事等沟通，倾诉内心的感受，从而得到安慰、支持与鼓励。

（二）慢性病患者的心理特征与调适

慢性病指病程长达 3 个月以上，又无特效治疗的疾病，如高血压、糖尿病等。随着我国人民生活水平的不断提高及医疗保健事业的不断发展，人们平均寿命逐渐延长，慢性病患病机会及绝对数目也日趋增高，给国家和社会带来巨大的经济负担。目前，慢性病已逐渐成为危害广大人民健康的主要疾病。因此，医务人员了解慢性病患者的心理特征及心理调适的知识，对减轻或缓解患者的心理压力，提高患者生活质量具有十分重要的意义。

1. 慢性病患者的心理特征

影响慢性病患者心理的因素，除了病因复杂、病程长、病情时好时坏、易反复、疗效欠佳，甚至终生带病外，还有因病而丧失或部分丧失社会生活能力、人格改变及社会适应不良等的问题。为此，其心理变化复杂，主要表现为以下 5 种情况。

（1）抑郁心境。抑郁心境是指因心理压抑而产生的较持久的不良心境。长期的慢性病使患者工作和日常生活受到极大影响，甚至丧失劳动力，使事业、家庭和经济等蒙受损失，认为自己是他人的累赘，自我实现的需要无法被满足，意志被消磨，外加疗效欠佳，不良情绪与日俱增，丧失治疗信心和生活热情，甚至产生消极意念。表现为食欲不振、失眠、少语、自责、郁郁寡欢、孤独和悲观失望，甚至有"生不如死"的轻生念头。

（2）怀疑与不遵医行为。慢性病的病因多较复杂，疗效也不理想，更不像外科手术那样立见成效。因此，慢性病患者或处于慢性期的患者常因疗效不明显，而怀疑治疗方案或治疗水平。患者往往要求其他医师会诊，有的擅自到院外治疗，有的抗拒治疗，甚至有的自行更换自认为有效的药物等，这都会影响患者疾病的诊疗效果。

（3）归因转移。归因转移是一种消极的防御机制，指个人欲望得不到满足或受挫时，总是将原因归于他人，怨天尤人，以减轻痛苦。例如，向医护人员及家属提出过高的医护要求，怨他人没有尽力照顾，医护人员未精心治疗和护理，导致人际关系紧张。

（4）药物依赖或拒药心理。由于长期服用某种药物，使患者产生依赖心理，有时因病情稳定需要停用或因病情需要换用其他药物时，患者会变得非常紧张和担心，甚至出现一些躯体反应；有些慢性病患者由于过分担心某些药物的副作用，对药物的使用产生恐惧心理，甚至出现拒绝遵守医嘱或偷偷地将药扔掉，导致疾病治疗困难。

（5）患者角色强化。慢性病患者一旦进入患者角色，便逐渐习惯了别人的关心和照顾，由此"继发获得性受益"更强化了患者在心理上对疾病的适应，从而长期依赖他人的照料，妨碍了疾病的好转。

2. 慢性病患者的心理调适

不良的心理问题会影响疗效，导致病程迁延，影响患者的健康。因此，在对慢性疾病的治疗过程中应加强心理调适。慢性病患者的综合治疗是一个长期的过程，要有一个科学合理的治疗计划。除了常规的医学治疗以外，还应该积极采取各种有效的干预方法，促进疾病的康复。

（1）健康教育与咨询。在慢性病治疗过程中，对患者进行必要的健康教育与咨询，帮助患者进行自我健康管理，包括学习与疾病和健康有关的常识、饮食管理和运动锻炼等。

（2）心理健康辅导。对患者进行心理健康辅导，及时干预心理问题，主要干预方法有3种。①支持性心理治疗。慢性病病程长、病情容易反复，所以，要充分理解和尊重患者，给予心理支持和安慰，帮助患者建立社会支持系统，树立战胜疾病的信心；②情绪管理。帮助患者学习识别和觉察自己的情绪变化，培养积极乐观的情绪，让患者意识到保持积极乐观的情绪有利于机体的康复；③认知行为治疗。帮助患者建立合理的认知模式，让患者运用更加合理的思考模式来评价自己的疾病、生活和工作，发展有效的应对策略来应付生活中的变化，学习适应性的行为，使患者保持良好的心态，提高患者对慢性病综合干预计划的依从性。

（3）加强信息沟通。通过建立相互参与型的医患关系，促进医患沟通，调动患者积极性。激励患者对诊治和护理的信心，促使患者积极配合医疗和护理工作，改善应对疾病的消极心理，增强战胜疾病的勇气。

（4）做好解释与指导。在良好医患心理沟通的前提下，向患者解释心理状态和疾病的关系，以及不良心境对健康的影响，使患者主动配合治疗，强化遵医行为。

（5）加强社会支持。建立一个治疗、休养和生活的和谐环境，缓解或消除患病的消极情绪，增强机体的抗病能力和战胜疾病的信心。

（三）手术患者的心理特征与调适

手术无论大小对躯体都是一种创伤，接受手术的患者无疑会产生各种各样的心理反应，从而影响手术的效果和术后的康复，严重的消极心理反应可直接影响手术效果，并增加并发症的发生率。因此，医务人员应了解手术患者的心理特点，采取相应的心理干预措施，消除或减轻患者的消极心理反应，帮助其顺利渡过手术难关，取得最佳手术治疗效果。

1. 手术患者的心理特征

手术患者的心理特征，主要指患者手术前、手术中和手术后的心理活动情况，它为医护人员从事心理调适干预工作提供依据。

（1）术前患者的心理特征。手术是一种有创性的医疗手段。在手术前，患者由于对手术缺乏了解，对手术成功和效果信心不足，害怕术中疼痛，甚至死亡等，可引起一系列明显的心理应激反应，因而感到焦虑、担忧和恐惧。签订手术同意书，往往使部分患者陷入"趋避冲突"的矛盾中，患者既想手术，又怕手术。有的患者挑选技术过硬的手术医师；有的患者拖延手术日期或拒绝手术；有的患者因过度紧张，刚进手术室便大汗淋漓、心跳加快、血压变化，不得不暂缓手术；甚至有的患者在术前就写好遗嘱，做了后事安排。

手术前的紧张、焦虑会不同程度地影响手术治疗的效果。轻度焦虑有利于机体生理功能的协调，治疗效果较好；而严重焦虑者预后差。对手术及医师有过度的依赖心理，对手术危险及术后并发症等缺乏足够的心理准备的无焦虑患者预后不佳。另外，术前患者常对今后工作和未来生活感到忧虑，产生悲观、绝望或内疚等情绪体验，有的甚至产生愤怒、仇恨或敌意和攻击行为。总之，手术前的这些心理反应都会影响到手术治疗的效果，医务人员和患者亲友应予以重视。

（2）术中患者的心理特征。在手术中，患者对手术过程的恐惧和对生命的担忧都会影响患者的治疗效果和疾病的预后。手术中的微小变化都可能影响患者的心理状况，医护人员的不适当话语可能起一种不良的暗示作用，成为导致患者不良心理反应的重要因素。

（3）术后患者的心理特征。手术后的患者多有疾病痛苦解除后的轻松感，但当患者渡过手术关，脱离了生命危险后，便可能进入沮丧、失望、失助、忧虑和悲观的心理反应阶段。尤其当手术使部分生理功能丧失或体貌改变时，当一时不能生活自理、长期卧床、难以学习和工作时，以及手术治疗效果达不到患者的期望时，就会导致一些不良的心理反应，如易激惹、躯体症状多、睡眠障碍、食欲减退等，从而影响手术治疗的预后。

2. 手术患者主要的心理干预措施

及时有效地干预和处理手术前后的各种心理反应，增强患者对手术的心理应对能力，使之具有良好的心理状态，维持其心理平衡，有利于手术患者的躯体和心理康复。

（1）术前患者的心理干预。术前患者心理反应因人而异，个体差异甚大，因而应根据患者的术前心理反应、应对方式、病情和手术性质等灵活地采用心理干预措施。

1）掌握和提供信息。手术前，要及时给患者提供有关医院规章制度及个人生活料理等手术前需要准备的信息；耐心地与患者进行交谈，听取他们的意见和要求，以估计患者的心理反应、手术动机及应对方式，建立起良好的医患关系。及时向患者和家属提供有关手术的信息，详细耐心地介绍患者的病情，帮助患者了解手术的意义、程序和可能引发的并发症等，阐明手术的重要性和必要性，尤其要对手术的安全性做出恰当的解释，使患者正确认识和面对疾病和手术，顺利渡过难关。

2）行为控制。减轻患者术前焦虑的方法有 3 种：①采用放松训练能有效对抗焦虑，减轻术前焦虑和术中痛苦感；②示范法，指让患者学习手术效果良好的患者是如何克服术前焦虑和恐惧的，调动患者克服术前焦虑的积极心态，帮助患者渡过危险；③通过催眠暗示可以降低患者的心理应激程度，帮助其顺利度过手术期，达到最佳康复。还可以采用分散注意法、认知行为疗法等减轻心理压力，解决术前负性心理应激反应。

3）挖掘社会资源。加强患者的社会支持，尽量安排患者与手术成功的患者同住一室，安排家属和朋友及时探视，安慰和鼓励患者，增强对疾病治疗的信心，减轻患者的术前焦虑、恐惧等心理反应，增强战胜疾病的信心。

4）创建良好环境。理想的手术室环境有助于消除或缓解患者的消极心理反应。

总之，通过减轻恐惧，将患者的焦虑调控在中等水平，调动机体的潜能。对调控失败的过度焦虑患者，可适当给予抗焦虑药物，防止睡眠剥夺；对满不在乎、无任何焦虑反应的患者，应帮助患者认清过度心理依赖的危害性。

（2）术中患者的心理干预。患者在清醒状态下接受手术时，术者及助手应注意语言，尽量用术语交谈，防止导致患者恐惧、担心和焦虑。不讲与手术无关的话题，以免患者误解。遇到意外时要保持冷静，以免产生消极暗示，造成患者紧张和恐惧。对实施全麻手术的患者，事先要对其说明麻醉的基本步骤和安全性，消除患者对麻醉的恐惧，取得患者的合作。

（3）术后患者的心理干预。根据患者具体病情和心理反应采取合理的干预方法。

1）反馈手术信息。在麻醉苏醒后，应立即告之手术的有利信息，给予鼓励和支持，减轻心理负担。在病情许可的情况下，把切除的病灶让患者看，特别是让家属过目，使他们看到病根已除而感到欣慰。但当手术不顺利或病灶未能切除时，应注意保护性医疗措施，一般只告诉家属。

2）处理术后疼痛。术后及时了解疼痛的情况，给予镇痛药减轻疼痛。鼓励患者运用术前学到的放松技术来缓解疼痛，或让患者听自己喜欢的音乐等。

3）心理疏导。通过心理疏导，帮助患者克服焦虑、抑郁等消极情绪。根据患者的病情特点、手术情况及术后检查情况来正确评价手术治疗效果，让患者感到自己正在康复之中。

4）做好出院准备。病情基本恢复后，应向患者详细介绍出院后自我保健的知识，如活动、工作和饮食等方面的注意事项等。若术后效果不好或预后不佳，不宜太早把真实情况告诉患者，以免对患者心理打击过大。对部分生理功能丧失（如子宫、卵巢切除）或身体残缺（如截肢）的患者，术后应给予积极的心理支持，帮助他们克服困难和适应新的生活，使其勇敢地面对新的人生。

第五节　医患关系

临床工作不仅是医疗活动过程，而且是医患双方交往的过程。良好的医患关系可以使者更好地配合治疗，促进患者的遵医行为，提高治疗的有效性，还可以调节患者的心理状态，使患者在治疗中情绪良好，心态平和。医务人员学习医疗过程中的一般人际关系和医患关系的理论与模式，以及临床工作中人际交往的基本原则与技巧，可以更好地服务于患者。

一、医患关系概述

（一）概念与意义

人际关系（interpersonal relationship），是人类社会关系的基本成分，指在社会人际交往过程中发生、发展和建立起来的人与人之间的关系。

医患关系（doctor-patient relationship），是指医护人员在给患者提供医疗服务过程中与患者建立的相互关系，是医疗人际关系中的关键。医患关系的实质是医护人员以自己的专业知识和技能帮助患者摆脱病痛、预防疾病、保持健康的过程。医患关系的主要特征有3个方面。

（1）医患关系是以治疗疾病、维护健康为目的的医疗活动关系，是医患交往的核心内容。

（2）医患关系是医护人员运用专业知识和技能帮助患者的一种人际关系。

（3）医患关系是以患者为中心的人际关系。一切医疗过程和医患交往过程都要作用于患者，以解决患者的健康问题为目的，因此，对医患关系的评价应以其对患者的作用和影响为标准。

（二）医患关系的重要性

传统的医疗活动仅以各种检查和检验数据来诊断疾病，忽视了医患关系，往往会造成许多不良后果。医学模式的转变使现代医学更加重视医患关系的作用。良好的医患关系是临床诊疗活动顺利进行的基础。良好的医患关系的作用主要体现在以下3个方面。

1. 医患关系是医疗活动顺利开展的基础

每一种疾病都处于不断发展、变化的动态过程中，医护人员除了日常问诊外，必须及时掌握病情变化的反馈信息。良好的医患关系可以增强患者对医务人员的信任感，帮助医务人员更好地采集病史资料，提高患者对医嘱的依从性，争取患者在医疗活动中的配合。如果医患之间缺乏充分的交流和信任，就会影响收集患者的病史资料和变化信息，严重的甚至将延误病情。

2. 医患关系会影响患者的求医和遵医行为

医患关系的体验会影响患者的求医行为。患者在就医时，通过与医师交流能够解除自己心身的痛苦，产生一种积极愉快的情绪体验。患者的这种良好的就医经验，使其在再次生病时愿意寻求医师的帮助。同时，从治疗过程看，患者的依从性如何、是否遵从医嘱、执行医疗方案都将取决于医患交往的程度。例如，现代医学采用了许多新技术、新方法对患者进行检查治疗，这些都要求患者充分配合，如果没有患者的密切配合，就难以充分发挥其医疗效果。

3. 良好的医患关系具有治疗效果

良好的医患关系也是治疗手段之一。融洽的医患关系能营造良好的心理氛围和积极的情绪反应，对疾病的治疗可以起到良好的效果。例如，对于脑血管和心血管疾病的患者，积极稳定的情绪状态起着其他治疗手段所无法替代的作用，是临床心理治疗常用的方法之一。此外，融洽的医患关系不仅能消除疾病所造成的心理应激，同时对医患双方的心身健康也是十分必要的。

二、医患关系的影响因素

医患关系是一种特殊的人际关系，社会认知和人际吸引理论与人际关系的形成有密切关系，对医患关系的影响也是显而易见的。

（一）社会认知

社会认知（social cognition），是个体对自己或他人的心理状态、行为动机和意向做出的感知、判断、推测和评价等一系列的心理过程。社会认知的结果是医患关系建立的基础。良好的医患关系可以消除患者的不良心理反应，调节情绪状态，提高抗病能力，促进疾病的早日痊愈。首因效应、晕轮效应和刻板印象等对医患关系的建立具有明显的作用。

（二）人际吸引

人际吸引（interpersonal attraction），是人与人之间产生的彼此注意、欣赏、倾慕等心理上的好感，促进人们相互接近并建立感情的过程。人际吸引是人际交往的前提和基础。

产生人际吸引的原因有 6 个方面：①相近吸引，指在时间及空间上的接近产生的吸引；②相似吸引，是以彼此相似或一致性特征（如价值观、兴趣、爱好等）为基础的吸引；③互补吸引，指交往双方的需要及期望互补时，产生的强烈吸引；④相悦吸引，是指使人感受到的心理上愉快满足的感觉产生的吸引；⑤仪表吸引，是由人的身材、容貌、衣着、打扮、风度等仪容仪表产生的人际吸引；⑥敬仰性吸引，是因单方面对某人某种特征的敬慕而产生的人际吸引。

三、医患关系的模式

萨斯（T. Sxas）和霍华德（M. Mohade）于 1956 年提出，将医患关系分成 3 种基本模式：主动—被动型模式、指导—合作型模式、共同参与型模式。临床上，应当根据患者的实际情况、医疗设施和治疗方法，采取适当的医患关系模式。

（一）主动—被动型模式

主动—被动型模式，也称为支配服从模式，这类模式中，医务人员处于完全主动地位，具有绝对权威，患者则处于完全服从地位，如患者已处于昏迷、休克或全麻醉手术的过程中，以及婴幼患儿、垂危患者、老年患者等。患者此时没有主动性，完全听任医务人员的处置。但对于普通的患者，这种模式难以发挥患者的积极性，没有主动配合治疗是其最大的缺陷。

（二）指导—合作型模式

这一模式中，医务人员与患者同处于主动位置，但医师具有主动性，他们对治疗方案提出决定性措施，患者则按其吩咐执行。所不同的是患者除了尊重医务人员的决定外，也可以提出自己的问题，寻求医务人员的解释和帮助，具有一定的主动权。当前临床上常见这种模式。

（三）共同参与型模式

这一模式中，医务人员与患者同处于平等的相互作用的位置，他们相互需要，共同参与。该模式多见于慢性病患者，由于其病程长、疗程反复，患者对自身疾病及其治疗方法有所了解。同时，医患之间经过一定时间的交往，双方之间有所了解，因此患者对疾病的治疗有强烈的参与感，彼此之间能够发挥双方的积极性，其特点是注意调动患者的主动性。

在实际的医疗活动中，医务人员同患者间的医患关系类型也不是固定不变的，随患者病情的变化，可以由一种模式转化为另一种模式。例如，一个因昏迷而入院治疗的患者，最初应按主动—被动模式处理，随着病情的好转和意识的恢复，可逐渐转为指导—合作模式，最后，患者进入康复期，适宜的模式应该是共同参与。

四、医患交往技巧

（一）医患交往的基本原则

医患关系是一种工作关系。医患交往中应注意 3 个基本原则。

1. 平等、尊重原则

在医患关系中，医师往往处于支配和主导地位，属强势人群；患者处于被动、从属地位，属弱势群体。医务人员应尊重患者的人格、权利，主动了解患者在交往中的体会感受，平等地与患者交流，才能融洽医患关系，顺利完成医疗过程。否则，将使医患交往难以进行。

2. 诚信原则

医患交往中应诚实守信，建立良好的医患关系，保证医护工作的顺利进行。医务人员了解疾病的进程及发展，在医疗活动中应遵守医疗规则，及时履行告知义务，真诚服务患者。

3. 有利患者健康原则

在医疗活动中，医患交往应服从帮助患者恢复健康的目的。医务人员的言谈举止，应有利于患者对病情的了解，有利于调整患者的心态，有利于患者恢复健康，应避免因医务人员的失误导致患者医源性的心理问题。医务人员在履行告知义务时，应考虑患者的心理承受力，控制某些医疗信息的传播范围，避免造成患者剧烈的情绪波动。

（二）医师角色行为

在医疗活动中，不同的社会角色构成了复杂的医疗人际活动网络，医际行为是这个网络中各种角色行为的社会互动。医际行为对于医院整体医疗水平的提高、服务质量的改善、医护人员的培养和成长、疾病的转归和患者的康复都具有重要的医学意义和社会意义。

（1）医师角色（medical care），就是指医疗保健系统中拥有医疗卫生知识、医疗技能和诊断、处置患者的权力，从事诊断、治疗及预防疾病的专业技术人员。根据医师角色的社会规定性（即服务对象的广泛性、服务技能的特殊性、服务态度的中立性）和医师本身的内在特征，医师角色可以分为全面型、偏专型、经验型、偏劣型4种类型。

（2）医师角色的职责具有双重性，一是对患者负责，二是对社会负责。总体上两者的目标是一致的，但有时也会发生矛盾和冲突。医师作为一个社会角色而存在，有自身的权利。医师的权利主要来自医师的职业特征，即医学上的判断力和相应的社会规范。

（3）医师角色的主要权利有3种：①诊断权和处方权。医师有权制定和执行治疗方案，这是法律赋予医师最基本的权利。②决定对患者采取各种有效的措施，如观察、住院治疗、隔离等。根据患者病情的变化、轻重和疾病的种类等，医师可做出自主的决定，例如，对传染病患者和精神病患者，医师为了对社会安全和社会人群的健康负责，对患者采取隔离措施。③有权宣告患者是否死亡。医师必须从纯医学角度，按照公认的死亡标准，判断患者是否死亡。

（4）医师拥有受到尊重、得到适当报酬的权利。医师应该得到患者、家属和社会的认可与尊重，但医师不能擅自扩大权利范围或滥用职权。权利和义务是相辅相成、不可分割的。

（5）医师的基本义务就是尽最大努力使患者得到及时、全面和正确有效的治疗，主要有3个方面：①解除患者的痛苦。这是社会对医师最基本的角色期望，也是人道主义生命伦理原则对医师的基本要求。②保护和尊重患者的权益，包括生理权益和心理权益。例如，医师应向患者说明治疗方案；诊疗时尽可能避免暴露患者身体隐秘部分，不得取笑患者生理缺陷；了解患者心理病因，消除患者不良心理反应，满足患者的某些心理需要等。③医疗保密义务，包括替患者保守秘密（患者隐私）。

（6）医师的职业道德，是医师基于社会责任对待自己职业的思想境界，包括对患者的态度和对同行的态度。对患者而言，医师必须贯彻患者第一的原则，在本职工作中，对待患者要一视同仁，而不管患者的职业、地位、经济条件、民族、性别等如何；对患者要有高度的同情心，充分理解患者的痛苦，给予他们必要的心理安慰；对患者要有高度的责任心。另外，诸如尊重患者的人格、对患者的隐私保密等，都是医师职业道德的范畴。对同行而言，一个重要的原则是尊重他人，在同行之间开展互帮互学、互相合作、取长补短、合理的医技竞争，是医师的职业道德的基本要求。

（三）医患交往的基本技巧

交往（communication），是一种信息交流，也是交流双方获得心理满足的过程。对于医护人员来说，掌握必要的交往方式和技巧是十分重要的。一般认为，交往过程主要以言语性交往和非言语性交往两种方式进行。

1. 言语性交往

言语沟通，即用语言来传递信息，又称口头信息交流。在医疗过程中，言语交往用来了解病情、患病的个人及其家庭和社会背景，传递医师的医嘱等信息。其沟通是多层面的。

（1）科学性沟通。医学是与人的生命、疾病、健康打交道的专门学问，理所当然地要求医务人员与患者的谈话符合医学的科学性（如客观、真实、准确、全面、严谨等）。医患沟通不能囿于医学角度，还必须考虑当代社会、伦理、法律的科学要求。

（2）完整性沟通。医患沟通的完整性包含两个方面：一方面，医务人员要把话说完整，有头无尾，藏头露尾，容易使患者产生怀疑；另一方面，要让患者把话说透。临床上，因语言不完整导致误诊误治的案例屡有所见，究其主要原因，莫不与医务人员缺乏耐心、不够细心密切相关。

（3）礼貌性沟通。礼貌待患是对医务人员最起码的要求。社会公德要求医务人员使用国家倡导的一般性礼貌用语，如"您""请""对不起""没关系""谢谢""再见"等。俗话说："良言一句三冬暖，恶语伤人六月寒。"医务人员出言不逊，其结果轻则伤害患者自尊心，使人反感，医患之间无法沟通；重则加重病情，引起死亡等医疗事故，遭人唾骂。

（4）安慰性沟通。患者来院就医，既想解除肉体上的痛苦，又盼卸去心理上的负担；不仅希望得到医务人员的治疗，而且希望从医务人员的语言中得到安慰，这种心情有时甚至胜过对药物的期望。即便是一句平常的安慰话，也可能获得意想不到的好效果，因此，安慰性语言也是医患沟通的技巧之一。

（5）谨慎性沟通。语言对人的心理状态能起特殊的作用，医务人员在同患者沟通时，务必谨言慎语。一方面，注意言谈措辞。要多用积极鼓励的语言，忌用消极攻击的语言。另一方面，要注意说话场合。医务人员除了在与患者沟通时要说话谨慎外，在办公室交接班或其他场合与人交谈时也要谨慎小心，避免伤害服务对象。再者，注意医疗保密。医疗保密是一个非常复杂的课题，其实质是对患者采取保护性措施，但因涉及社会政治、经济、法律、伦理等多方面的矛盾，难以尽述，需要医务人员具体问题具体分析。

（6）艺术性沟通。语言是一门艺术。艺术性沟通，是指医务人员能够生动、形象、幽默地运用语言表达自己的思想和感情。艺术的语言能给人美的享受，能引人发笑，促进健康。民谚说："欢笑使人少，烦恼催人老。"人们要排除危害身体健康的不良情绪，最佳药品莫过于用艺术的语言来引发幽默风趣的欢笑。

2. 非言语性交往

一些人类学家认为，在任何一种人际沟通中，有超过 2/3 的信息是以非言语的形式传递的。非言语交流在传递比较微妙的感受、情绪上，往往比言语方式更真切有效。作为医务人员，必须了解各种非言语行为的表现形式和含义，善于利用非言语行为促进医患沟通。非言语行为主要包括面部表情、身体语言、人际距离和声音特征等。

（1）面部表情。面部表情是人的情绪和情感的生理性表露，一般是随意的，但又可以受自我意识的调节和控制。在某种情况下，人们即使可以做出掩盖真情实感的表情，也只是暂时的、有限的。医务人员对患者的表情是以道德情感作为基础的，当然也与个人习惯和表达能力有关。至于患者的表情，只要注意观察，很容易总结出规律。因此，医务人员应善于表达与患者沟通的面部表情，细心体察患者的表情。有时医务人员话语不多，仅微微一笑，往往比说很多话更起作用，所以说"微笑是最美好的语言"。

在面部表情中，最重要的是目光的接触。眼睛是心灵的窗口，它既可以沟通情感，也可以折射出个体的心理特征，从而影响对方的言行。人们对于自己喜欢的人，更多地用目光接触；对自己不喜欢的人，目光接触的时间很少。但长时间的注视、冷眼凝视，则是敌意、仇恨的表示。另外，在交谈过程中，听话的一方目光飘忽不定，表明他心不在焉，对谈话内容不感兴趣；对说话者的注视，则是对所说的话感兴趣，说话人有吸引力的表示。医患交往的过程中，目光接触可以帮助我们了解双方之间的心理动态变化，保持思路一致、语言同步。临床上，患者对医务人员的凝视多数是表达出求助的内心意愿，以寻求医务人员的帮助。

（2）身体语言。身体语言，主要包括身体的姿态、位置和动作等，常常暴露出一个人情绪状态的很多信息。交流中，最起作用的是手势和躯体姿势。在医患沟通中，医务人员可以恰当地使用挥手、耸肩、点头、摇头等身体语言。例如，患者看到医务人员在手术开始前对其诚恳友善地点头，患者的温暖和安全感就会油然而生。同时，医务人员可以恰当地与患者进行身体接触。心理学研究表明，身体的接触有时会产生良好的效果。在医院这一特殊的环境中，医务人员主动和善意的身体接触使患者乐于接受并对其治疗有益。例如，医务人员紧握重症或重危患者的手，会给他们带来极大的心理安慰和支持；轻拍或轻按患者的肩头，表示对患者的信任和自己对治疗的信心；身体检查后，为患者整理一下衣服，双手紧握出院患者的手以示祝贺等。这些有益的身体接触，都会使患者感到医师的善意和关怀，增强战胜疾病的信心和勇气。

（3）人际距离。人与人之间的朝向和距离决定了双方交往的亲密程度和深度，尤其在互不相识的初级阶段更为重要。有研究者将人际距离分为 4 种：亲密距离，约 0.5 米以内，一般为亲人、夫妻间的距离，可感觉到对方的气味、呼吸，甚至体温；朋友距离，也称个人距离，为 0.5～1.2 米，是朋友之间聚会、对话的距离；社交距离为 1.2～3.5 米，是一般认识人之间交往的距离；公众距离为 3.5～7 米，是陌生人、上下级之间的距离。

医务人员与患者接触的过程中，要注意人际距离对沟通的影响。大家不难想象，当一个危重患者向我们寻求帮助的时候，如果医师出于各种因素考虑，转过身子后退几步，必然会给对方产生消极的影响和心理上的压力。医务人员对患者可采用朋友的距离，但对孤独自怜的患者（包括儿童和老年患者），可以适当地缩短距离，促进医患的情感沟通，使患者感到医护人员的可亲可信，其安全感会油然而生。

（4）声音特征。声音特征，主要是指音量、音调、语速等，也叫作副语言。副言语为言语交往过程赋予了生动而又深刻的含义。一个人的音调及说话速度，尤其是富于感情的叙述，与其谈话内容同样重要。通常，说话速度快代表着紧张和激动，而说话速度慢则代表着冷漠与沮丧。音调是热情的一个指针，声音则是传达许多主要情绪的工具。因此，医务人员在运用副语言时应自然和蔼，要尊重患者的人格，富有爱心。切不可对患者冷嘲热讽，或对患者带有偏见。

3. 交往中应注意的问题

（1）避免使用伤害性言语。伤害性言语给人以强烈的负性刺激，从而通过皮层与内脏相关的机制扰乱内脏与躯体的生理平衡，如果这种刺激强度过大或持续时间过长，则会加重病情。例如，医务人员一句漫不经心的话就可能会导致医源性疾病的发生。伤害性言语在临床上主要表现 3 种情况。

1）直接伤害性言语。这是对患者的无端指责、威胁、讥讽和患者最害怕听到的语言。例如，一位老年冠心病患者在治疗过程中动作缓慢，被护理人员当众训斥一顿，几分钟后加重了心力衰竭，经抢救无效而死亡；一位未婚先孕者，心理上原来就有较大的压力，在人工流产手术中受到医师的讥讽，导致严重的心理创伤，回家后自杀身亡。

2）消极暗示性言语。多数患者缺乏医学知识，及时理解一些医疗常识，也是知其然而不知其所以然。医护人员有意无意的消极暗示性语言会加重患者原有的焦虑、恐惧心理，造成严重的消极情绪和心理障碍。例如，某患者因子宫肌瘤严重贫血，行全子宫切除手术，其术前已经是顾虑重重，多次提心吊胆询问护理人员手术后遗症等问题，护理人员冷冰冰地说："这谁也说不准，子宫切除后总是有区别吧。"结果这个患者拒绝了手术，延误了疾病治疗。

3）窃窃私语。在医院诊治过程中，患者总是渴望及时了解自己的病情，也时常留意医务人员的言谈举止，并与自己的病情"对号入座"。因此，医护人员如在患者面前窃窃私语，往往使其听到片言只语而胡乱猜测，或者根本没有听清楚造成错觉，都将给患者带来痛苦和造成严重后果。

（2）善于使用正性语言。美好的语言，不仅使人心情愉快，感到亲切温暖，而且还有治疗疾病的作用。医务人员应该注意语言修养，讲究语言艺术，重视语言在交谈中的意义。在临床交谈中，要注意以下3点。

1）安慰性言语。医务人员对患者的安慰，特别是对刚入院患者，其效果是十分显著的。此外，还要根据不同的患者与病情，使用有针对性的安慰性的言语，可使患者倍感亲切。

2）鼓励性言语。医务人员对患者的鼓励，实际上是对患者的心理支持，它对调动患者的积极性，与疾病作斗争是非常重要的。尤其是对慢性病患者和长期卧床不起、信心不足的患者，要多采用恰如其分的鼓励。

3）劝说解释性言语。在诊治过程中，医师一方面要尽可能让患者对自己的病情有所了解，对患者提出的问题和所采取的治疗手段要及时给予解释。同时，对患者应该做而一时不愿做的事，要经过耐心劝说后使其顺从。

第六节　医疗纠纷防范

一、医疗纠纷定义

医疗纠纷（medical tangle），是指医患双方对医疗后果及其原因产生分歧而向医疗单位、卫生行政部门或司法机关提请处理所引起的纠纷。广义而言，凡患者或其家属对诊疗护理工作不满，认为医务人员在诊疗护理过程中有失误，对患者出现的伤残或死亡，以及诊疗延期或痛苦增多等情况，要求卫生行政部门或司法机关追究责任或赔偿损失的事件，在未查明事实真相之前，统称为医疗纠纷。随着人们法律意识的不断提高，目前，医疗纠纷发生率呈上升趋势，严重影响和干扰了医院的日常工作，基层医院也不例外。

二、医疗纠纷发生的原因

（一）医院责任方面的原因

1. 执行制度不严

在工作中，医务人员违反医疗制度、操作规程，造成输错血、用错药、不及时书写病历、不认真履行谈话和签字等必要的手续，出了意外不请示、不报告等，从而造成医疗缺陷引发医疗纠纷。

2. 技术水平不高

医务人员忽视临床"三基"（基础知识、基础理论、基本技能）训练，基础知识不牢固，基本功不扎实，对医疗技术不是精益求精，造成漏诊、误诊。

3. 工作责任心不强

医务人员不注重病史询问和全面体格检查，过于相信自己的经验，或只按常规行事而不考虑特殊情况，对上级医师交办的事项不及时落实。

4. 医德医风差

个别医务人员职业道德观念淡薄，为了经济利益，开大处方、查大项目、"搭车开药"、收受患者红包，致使患者及家属对医院不满。

5. 说话用语不当，不重视医患沟通

医务人员往往只重视手术、治疗，忽视患者的心理需求，不能详细地告知患者检查、治疗方案及其目的、意义和可能的医疗风险。医务人员的语言不严谨，语言表达不准确，说话太简单，很容易造成患者及家属的误解。

6. 服务态度不好

医务人员在患者就诊和治疗过程中语言生硬、态度冷漠。这些对患者心理是一种极大的刺激，不仅引起患者及其家属的反感，也会对医务人员产生种种疑虑和偏见，一旦病情有变化，都会与服务态度不好相提并论，产生纠纷。

（二）患者方面因素

（1）患者对专业医学常识了解甚少，不理解医学是个高风险职业，医务人员尽最大努力治疗某些疾病也只能达到一定程度治疗效果，不可能包治百病。但是，患者对医疗效果的期望值过高，一旦出现难以预料的问题时，就对医疗过程或医务人员的技术水平进行怀疑、抱怨，不能理解。

（2）患者及家属无理取闹，极个别患者及家属借医疗纠纷之名，无视法律的尊严和医院的特定场所，无理取闹，拒交医药费，企图达到"小闹小赔""大闹多赔"的目的，甚至对医院实行敲诈勒索，其行为造成了医院工作的混乱。

（三）社会方面因素

目前，我国社会医疗保障制度还不完善，城乡居民对医疗费用承担能力低

下，是医疗纠纷日益增多的基础。由于行业特性造成医患双方掌握的医疗信息不对称性，社会视患者为"弱势群体"。有些病例在事实未查清之前，新闻媒体过早曝光，或因了解情况不全在报道时偏袒一方。媒体对医疗纠纷不全面的报道，助长患者及家属的对抗心态和势力，造成不良影响。同时，社会上有一批人以策划、组织并参与患者家属到医院闹事为业，往往使本已复杂的纠纷陷入泥潭。执法机关在干预、协助处理医疗纠纷中执法力度不够，致使医院陷入被动局面。

三、医疗纠纷的防范

近年来，随着《执业医师法》《医疗事故处理条例》和举证责任倒置等相关医疗法规的颁布实施，以及公民对法律意识的不断增强和对医疗服务需求的逐渐提高，医患之间对医疗服务认识上的偏差和误解日益增大，使医疗纠纷逐年上升，处理难度越来越大。作为医疗机构和医务人员也应该持有正常的心态，多做批评和自我批评。在医疗活动中要积极创造良好文化环境，为患者提供优美的就医环境，树立"以人为本"的服务理念，从既往发生的医疗纠纷中汲取经验教训，积极改善自己的服务态度，提高医疗质量和服务水平，避免医疗纠纷的产生。

（一）加强职业道德教育

医务工作者应该树立"救死扶伤、忠于职守、爱岗敬业、满腔热忱、开拓进取、精益求精、乐于奉献、文明行医"的职业风尚。加强医务人员职业道德教育，树立忠于职守、尽职尽责、全心全意为人民服务的敬业精神。切实改善医务人员的服务态度，转变服务观念，在言语、行为和举止上讲究文明礼貌，对待患者一视同仁，树立"患者至上，廉洁行医"的观念。

（二）增强法律观念

医院管理者和医务人员要加强法律法规的学习，在法制日臻完善的今天，医务人员要运用法律武器更好地依法从医、文明从医、为民行医，认真学习《中华人民共和国执业医师法》《医疗事故处理条例》《病历书写规定》等法律法规，运用法律武器，不断增强侵权损害赔偿意识，增强自我保护意识，从源头上自觉防范医疗纠纷的出现，从而提高预防差错、事故的警觉性和责任感。必须严格遵守法律法规、各项规章制度和诊疗操作规程，按照执业范围行医，在患者及家属的授权范围内行医。违法将承担相应的法律责任。

（三）强化质量管理

医疗质量事关患者的身体健康和生命安全。医疗纠纷的发生与医疗质量的高低关系密切。要提高医疗质量、对医疗安全有保障、减少医疗纠纷的发生，就要切实保障医疗质量，对影响医疗质量的各个环节进行有效的监控。医院应该健全医疗服务质量管理体系，坚持"预防为主"的原则，制定切实可行的防范和处理医疗纠纷的预案，狠抓基础质量、环节质量和终末质量的三级管理，堵塞管理漏洞，做到防患于未然，狠抓"三基、三严"的培训，才能确保医疗纠纷不发生或少发生。

（四）提高病历书写质量

病历是疾病的诊治经过及疗效的原始记录，是进行医学研究的原始资料，也是判断医务人员的医疗行为是否得当的法定证据。它不仅涉及医学技术问题，还涉及日后可能发生的医疗纠纷赔偿问题。发生纠纷后，病历将成为认定医疗机构及其医务人员的民事法律责任的一种重要依据。鉴于病历在医疗及法律诸方面的重要作用，医务人员要高度认识病历在医疗纠纷处理中的法律地位，加强书写病历基本功的训练，提高病历书写质量，确保病历书写的客观、及时、真实、完整。

（五）重视和谐的医患关系

加强医患及医师与家属沟通是确保医疗质量，减少医疗纠纷的重要环节。良好的医患沟通，建立和谐的医患关系，不仅能增加患者对医疗技术局限性和高风险性的了解，加深对医师的信任，还可以疏导患者的社会心理问题，促进疾病的转归。医患沟通不仅仅是告诉患者患的是什么病，怎么治疗，更重要的是要体现出医护人员对患者的人文关怀。多一点同情，多一些耐心，多一份真诚，让患者感到温馨、安全。

（六）要加强防范意识

强化防范意识对预防医疗纠纷至关重要。在充分认识医疗纠纷危害的同时，必须提高医院医务人员防范医疗纠纷的自觉性。在为患者服务的过程中，从一言一行、每一环节做起，努力做到接待患者热心，诊治患者细心，解释病情耐心，技术操作精心。只要真正做到让患者和家属放心、满意，就能有效地、最大限度地预防医疗纠纷的发生。

（七）坚持落实"十不准"

医务人员防范医疗纠纷，在诊疗过程中要坚持落实"十不准"。

（1）不准以任何借口推诿患者。坚持首诊医师负责制，推行全程优质服务，忠于职守，急患者所急，及时接诊，耐心解释，百问不烦。

（2）不准以任何方式、任何理由索要、收受患者及其家属的财物，要洁身自好，严于律己，廉洁奉公。

（3）不准接受患者及其家属的宴请，要晓之以理，婉言谢绝。

（4）不准在医疗服务中拿回扣、好处费和实物。要遵守财经纪律，廉洁行医，大公无私；业务工作中，正常让利要如实交公。

（5）不准巧立名目乱开方，乱检查，乱收费；要因病施治，合理检查，合理用药，合理治疗，合理收费，不给患者增加不必要的负担。

（6）不准借患者名义给自己或他人开"搭车药"；要尊重患者，不谋私利。

（7）不准出具假证明，要依据事实，严格标准，不徇私情；做到不开"人情方"，不出具将自费药品作为公费与劳保医疗报销的药费收据。

（8）不准无故刁难患者，不准与患者及其家属吵骂、打架；要举止端庄，态度和蔼，语言文明，热情周到，有问必答。

（9）不准搞第二职业或私自将患者转到其他医疗机构检查、治疗、手术等，从中获利；要爱院如家，热爱岗位，立足本职，求实奉献，扎实工作。

（10）不准酒后诊疗患者；要端正思想，严谨作风，规范行为，认真负责，注重塑造自身良好形象，为患者提供优质服务。

复习思考题

一、名词解释

患者角色　医患关系

二、简答与论述题

1. 患者角色适应问题的表现类型有哪些？

2. 患者的一般心理需要有哪些？

3. 简述如何防范医疗纠纷的发生。

参考文献

［1］ 汪向东，王希林，马弘，等．心理卫生评定量表手册［M］．北京：中国心理卫生杂志社，1999.

［2］ 杨凤池．医学心理学［M］．北京：高等教育出版社，2015.

［3］ 吴均林，林大熙，姜乾金，等．医学心理学教程［M］．北京：高等教育出版社，2001.

［4］ 中华医学会精神科分会．中国精神障碍分类与诊断标准［M］．济南：山东科学技术出版社，2001.

［5］ 许又新，吕秋云．现代心理治疗手册临床医诊疗全书［M］．北京：北京医科大学出版社，2001.

［6］ 郭庆科．心理测验的原理与应用［M］．北京：人民军医出版社，2002.

［7］ 王祖承．精神病学［M］．北京：人民卫生出版社，2002.

［8］ 沈渔邨．精神病学［M］．5版．北京：人民卫生出版社，2011.

［9］ 唐宏宇，郝伟．精神病学［M］．北京：科学技术文献出版社，2003.

［10］ 孙学礼．医学心理学［M］．成都：四川大学出版社，2003.

［11］ JONGSMA A E, PETERSON L M. 成人心理治疗方案［M］．傅文青，李茹，译．北京：人民卫生出版社，2003.

［12］ 蔡焯基．精神病学［M］．北京：北京大学医学出版社，2003.

［13］ 高良武久．森田心理疗法实践［M］．北京：人民卫生出版社，2004.

［14］ 刘新民，孙红，聂晶．医学心理学［M］．2版．北京：人民军医出版社，2003.

［15］ 马立骥，张伯华．心理咨询学［M］．北京：北京科学技术出版社，2005.

［16］ KOLSKI T D. 危机干预与创伤治疗方案［M］．梁军，译．北京：中国轻工业出版社，2004.

［17］ 姜乾金．医学心理学（七年制）［M］．北京：人民卫生出版社，2005.

［18］ 江开达．精神病学［M］．北京：人民卫生出版社，2005.

［19］ 卡普兰．心理测验原理、应用及问题［M］．5版．西安：陕西师范大学出版社，2005.

［20］ 樊富珉．团体心理咨询［M］．北京：高等教育出版社，2005.

［21］中国心理卫生协会．心理咨询师（三级）［M］．北京：民族出版社，2005.

［22］郑日昌．心理测验与评估［M］．北京：高等教育出版社，2007.

［23］姜乾金．医学心理学［M］. 4 版．北京：人民卫生出版社，2007.

［24］姚树桥，孙学礼．医学心理学［M］. 5 版．北京：人民卫生出版社，2008.

［25］张银玲．护理心理学［M］．北京：人民卫生出版社，2009.

［26］郜韧辉．防范医疗纠纷　促进医患和谐［J］．江苏卫生事业管理，2009，20（1）：41.

［27］张玉兰．以人为本探索处理医疗纠纷技巧与防范方法［J］．中国病案，2009，10（7）：22 － 23.

［28］裴艳春．医疗纠纷的成因及防范［J］．中国误诊学杂志，2009，9（12）：2892.

［29］戴秀英．医学心理学［M］．北京：人民卫生出版社，2010.

［30］MYER R A. Assessment for Crisis Intervention：A Triage Assessment Model ［M］. Belmont，CA：Wadsworth/Thomson Learning，2001：157.

［31］KENNETH F. Crisis Intervention：A Handbook of Immediate Person － to － Person Help ［M］. 5th ed. Charles C ：Thomas Publisher，LTD，2007：7 － 14.